有料·有趣 有用 有互动
一网尽扫 学习无忧

护理微信教学平台

请打开手机微信，直接"扫一扫"上面的二维码，或者查找公众号"护理专业资源库"添加关注即可。

传 医护领域最新资讯动态

融 国家职业教育护理专业教学资源库内容

汇 护理专业多门主干课程

集 护理专业主要知识点、技能点

聚 微课、图片、动画、视频、虚拟仿真等全媒体资源

智 能题库系统，支持护考自测、错题汇总、智能出题

创 新资源配套方式，全面支持移动学习与翻转课堂教学要求

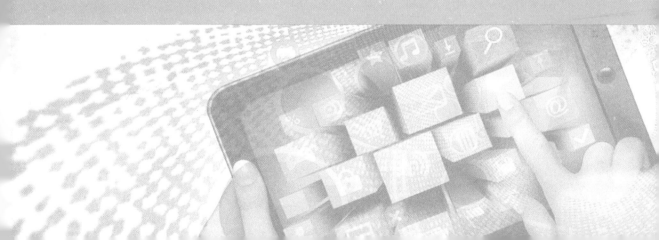

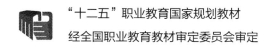

"十二五"职业教育国家规划教材

经全国职业教育教材审定委员会审定

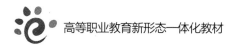

高等职业教育新形态一体化教材

SHEQU HULI

社区护理

（第2版）

董宣 主编

高等教育出版社·北京

内容提要

本书为"十二五"职业教育国家规划教材。本书内容包括社区与社区卫生服务、社区健康人群保健、传染病与慢性病社区预防与护理、家庭访视、社区精神卫生保健与护理、社区急性事件的预防与处理等传统的社区护理知识，同时考虑到护理人员工作发展的需求及社区护理工作的实际需要，适当增加了环境与健康、医学统计学、流行病学的相关内容。强调以社区、家庭和居民为服务对象，妇女、儿童、老年人、慢性病病人、残疾人等为服务重点，突出社区卫生服务这条主线，使读者初步掌握开展社区护理服务所需基本知识和理论，为进一步了解社区护理服务的内容、掌握社区护理服务的基本技能而奠定基础。

本书配套相关数字资源，使用者可用手机微信扫一扫书中所附二维码，观看相关知识点和技能点的小视频，也可扫描每章后二维码实现在线自测。

本书可作为应用性、技能型人才培养护理专业的教学用书，也可作为护理工作者的参考用书。

图书在版编目（ＣＩＰ）数据

社区护理／董宣主编. －－2版. －－北京:高等教育出版社,2015.3(2016.12重印)

ISBN 978－7－04－042227－6

Ⅰ.①社…　Ⅱ.①董…　Ⅲ.①社区－护理学－高等职业教育－教材　Ⅳ.①R473.2

中国版本图书馆 CIP 数据核字(2015)第 037858 号

策划编辑　肖　娴	责任编辑　肖　娴	封面设计　李小璐	版式设计　于　婕
插图绘制　杜晓丹	责任校对　陈旭颖	责任印制　毛斯璐	

出版发行	高等教育出版社	网　　址　http://www.hep.edu.cn
社　　址	北京市西城区德外大街 4 号	http://www.hep.com.cn
邮政编码	100120	网上订购　http://www.landraco.com
印　　刷	三河市华骏印务包装有限公司	http://www.landraco.com.cn
开　　本	787mm×1092mm　1/16	
印　　张	18.5	版　　次　2008 年 12 月第 1 版
		2015 年 3 月第 2 版
字　　数	430 千字	印　　次　2016 年 12 月第 5 次印刷
购书热线	010－58581118	定　　价　32.00 元
咨询电话	400－810－0598	

本书如有缺页、倒页、脱页等质量问题,请到所购图书销售部门联系调换

版权所有　侵权必究

物　料　号　42227－A0

《社区护理》（第2版）编写人员

主　　编　董　宣

副 主 编　汪　鑫　陈　彬　冯小君

编　　者（以姓氏汉语拼音为序）

陈　彬（大连大学附属中山医院）

陈晓玲（河南医学高等专科学校）

陈雪萍（杭州师范大学护理学院）

董　宣（天津医学高等专科学校）

冯小君（宁波卫生职业技术学院）

李传富（淮北职业技术学院）

李红梅（山西医科大学汾阳学院）

马连娣（天津医学高等专科学校）

汪　鑫（九江学院医学院）

王桂林（天津市河东区向阳楼街社区卫生服务中心）

尹文清（襄阳职业技术学院医学院）

张琳琳（哈尔滨医科大学大庆校区）

郑开梅（天津医学高等专科学校）

编写秘书　马连娣

出版说明

　　教材是教学过程的重要载体,加强教材建设是深化职业教育教学改革的有效途径,推进人才培养模式改革的重要条件,也是推动中高职协调发展的基础性工程,对促进现代职业教育体系建设,切实提高职业教育人才培养质量具有十分重要的作用。

　　为了认真贯彻《教育部关于"十二五"职业教育教材建设的若干意见》(教职成〔2012〕9号),2012年12月,教育部职业教育与成人教育司启动了"十二五"职业教育国家规划教材(高等职业教育部分)的选题立项工作。作为全国最大的职业教育教材出版基地,我社按照"统筹规划,优化结构,锤炼精品,鼓励创新"的原则,完成了立项选题的论证遴选与申报工作。在教育部职业教育与成人教育司随后组织的选题评审中,由我社申报的1 338种选题被确定为"十二五"职业教育国家规划教材立项选题。现在,这批选题相继完成了编写工作,并由全国职业教育教材审定委员会审定通过后,陆续出版。

　　这批规划教材中,部分为修订版,其前身多为普通高等教育"十一五"国家级规划教材(高职高专)或普通高等教育"十五"国家级规划教材(高职高专),在高等职业教育教学改革进程中不断吐故纳新,在长期的教学实践中接受检验并修改完善,是"锤炼精品"的基础与传承创新的硕果;部分为新编教材,反映了近年来高职院校教学内容与课程体系改革的成果,并对接新的职业标准和新的产业需求,反映新知识、新技术、新工艺和新方法,具有鲜明的时代特色和职教特色。无论是修订版,还是新编版,我社都将发挥自身在数字化教学资源建设方面的优势,为规划教材开发配备数字化教学资源,实现教材的一体化服务。

　　这批规划教材立项之时,也是国家职业教育专业教学资源库建设项目及国家精品资源共享课建设项目深入开展之际,而专业、课程、教材之间的紧密联系,无疑为融通教改项目、整合优质资源、打造精品力作奠定了基础。我社作为国家专业教学资源库平台建设和资源运营机构及国家精品开放课程项目组织实施单位,将建设成果以系列教材的形式成功申报立项,并在审定通过后陆续推出。这两个系列的规划教材,具有作者队伍强大、教改基础深厚、示范效应显著、配套资源丰富、纸质教材与在线资源一体化设计的鲜明特点,将是职业教育信息化条件下,扩展教学手段和范围,推动教学方式方法变革的重要媒介与典型代表。

　　教学改革无止境,精品教材永追求。我社将在今后一到两年内,集中优势力量,全力以赴,出版好、推广好这批规划教材,力促优质教材进校园、精品资源进课堂,从而更好地服务于高等职业教育教学改革,更好地服务于现代职教体系建设,更好地服务于青年成才。

高等教育出版社

2015年1月

第 2 版前言

社区护理是护理专业高等职业教育课程体系中一门重要的专业课,用于社区人群健康保健,为社区居民提供连续、协调、全面的健康服务与照顾。其目的是维护与促进社区居民的健康。

《社区护理》第 2 版是"十二五"职业教育国家规划教材。本版教材根据社区卫生服务、社区护理领域新发展,结合编者的教学经验,在保持第 1 版基本框架的基础上进行了修订,使之更有利于培养符合社区护理岗位需求的护理人才,更便于教学的使用。

本书立足于社区护理工作的实际需求,以社区卫生服务为主线,强调社区护理是社区卫生服务的重要组成部分。较详尽介绍目前开展的社区护理工作,同时考虑到护理人员工作发展的需求及社区护理工作的实际需要,适当地增加了环境与健康、社区人群健康的流行病学调查和健康资料的统计分析相关内容,以提高社区护士解决社区人群健康问题的能力。

本书第二章按照新的《职业病分类和目录》修订了职业病种类的相关内容;第六章和第七章则结合社区卫生服务的工作实践和《国家基本公共卫生服务规范(2011 年版)》的要求,对慢性病概述、高血压和糖尿病的社区预防与护理,居民健康档案管理等内容进行了重新编写。其余章节也根据广大教师与学生使用第 1 版教材后的意见和建议,做了适当修正。

本书主编为董宣,副主编为汪鑫、陈彬和冯小君。绪论、第一章(1~3 节)编者为董宣,第二章编者为董宣和马连娣,第一章(第 4 节)编者为张琳琳,第三章、第四章编者为汪鑫和陈彬,第五章编者为尹文清,第六章编者为马连娣、陈雪萍,第七章编者为陈晓玲、马连娣,第八章、第九章编者为冯小君,第十章编者为郑开梅、李传富,第十一章编者为李红梅。本书配套视频资源来源于安徽医学高等专科学校朱霖、纪艳;金华市中心医院周晓;宁波卫生职业技术学院董丽芳、董燕艳;宁波市康宁医院高树贵;永州职业技术学院龚晓艳、唐玲芳、肖新丽、刘蓉、胡宇琳、周艳云、蔡健和刘雪娟。在此对他们及其所在单位领导表示衷心感谢!

鉴于编者水平有限,本书不足之处在所难免,恳请各位读者批评指正。

董 宣
2015 年 1 月

第1版前言

社区护理学是护理专业高等职业教育课程体系中的一门重要的专业课,用于社区人群健康保健,以全科的方式为个人、家庭、社区提供连续性、协调性、全面的专业服务与照顾,其目的是维护与促进健康。

本书是为适应高等职业教育的发展,适应技能型人才的培养,为高职高专护理专业学生编写的教材。

本书立足于社区护理工作的实际需求,以社区卫生服务为主线,强调社区护理是社区卫生服务的重要组成部分。较详尽介绍目前开展的社区护理工作,同时考虑到护理人员工作发展的需求及社区护理工作的实际需要,适当地增加了环境与健康、医学统计学、流行病学的相关内容。以提高社区护士解决社区健康问题的能力。本书在介绍社区护理的理论与方法的同时,力求结合社区护理的具体实践,以达到思想性、科学性、先进性、启发性与适用性。

全书包括绪论及十一章内容,书后附有课程标准。主要介绍了社区、社区卫生服务、社区护理、社区护士、社区护理程序;社区护理中应遵循的公共卫生原则,阐述预防医学的策略和措施、环境卫生、职业卫生、统计学、流行病学的相关内容;以人群为服务对象的社区护理,阐述妇女、儿童、中老年人保健;慢性病、传染病的社区防治与护理;社区精神卫生保健与护理;以家庭为单位、以社区为范围的社区护理,阐述家庭访视与家庭护理、社区急性事件的预防与处理。

本书主编为董宣,副主编为汪鑫、冯小君。绪论、第一章(1~3节)、第二章编者为董宣(天津医学高等专科学校),第一章(第4节)编者为张琳琳(大庆医学高等专科学校),第三章、第四章编者为汪鑫(九江学院医学院),第五章编者为尹文清(襄阳职业技术学院医学院),第六章编者为陈雪萍(杭州师范大学护理学院),第七章编者为陈晓玲(河南医学高等专科学校),第八章、第九章编者为冯小君(宁波卫生职业技术学院),第十章编者为郑开梅(天津医学高等专科学校),第十一章编者为李红梅(山西医科大学汾阳学院护理学系)。在此对他们及其所在单位领导表示衷心感谢!

编 者

2008 年 5 月

目　录

绪　论

【学习目标】

　　1. 掌握社区护理的作用。

　　2. 熟悉社区护理的工作内容。

　　3. 了解社区护理的发展过程。

　　4. 通过社区护理课程的学习,建立在"大卫生"观指导下的社区护理概念。

【参考学时】　1 学时

一、社区护理的发展过程

　　社区护理是在护理学、医学、社会学、公共卫生学等相关学科理论基础上,为适应公众的健康需求,在护理实践过程中逐步形成的一门应用性学科,是护理专业高等职业教育课程体系中的重要专业课程。随着我国社会经济的不断发展和人民生活水平的提高,人们对生活质量的追求也越来越高。对卫生服务的需求已不仅限于疾病的治疗,疾病的预防和健康保健更多地受到人们的关注。疾病谱和死因谱改变,医学模式与健康观的改变,人口的快速增长与老龄化,以及生态环境、人群生活方式相关的慢性疾病对健康危害日益严重都对卫生保健工作提出了新的更高的要求。护士职责从传统的"帮助病人恢复健康"转向"促进健康、预防疾病、恢复健康、减轻痛苦"。社区护理是社区卫生服务的重要组成部分,是实现人人享有初级卫生保健目标的基础环节。学习社区护理课程,掌握社区护理方式和内容,对于发展我国社区卫生服务,坚持预防为主、防治结合的方针,方便居民就医,减轻费用负担,建立和谐医患关系,提升社区护理质量等具有重要意义。

　　社区护理的发展起源于西方国家,经过了相当艰辛的路程,根据其发展过程,可分为以下四个阶段。

(一)早期发展阶段

　　1669 年,圣文森保罗(St. Vinvent De Paul)在巴黎创立了"慈善姊妹社",为病人及贫困人员提供帮助,使其能达到自强自立。这是历史上社区访视护士的开始。

(二)地段访视护理阶段

　　1859 年,英国利物浦市的威廉·勒思朋(William Rathbone),因为妻子患病而获得良好的家庭护理,因此提倡家庭护理运动,在当地开创"地段护理服务"制度。并到南丁格尔护士学校请求合格护士的协助,后来,又与利物浦皇家医院合办护士训练学校,毕业后称为"保健护士"。1885年在美国纽约成立"地段访视社",后统一命名为"访视护士协会"(Visiting Nurses Association)。地段护理主要对家庭贫困患者的护理及家属的指导,护士人数很少,主要是志愿人员。

(三)公共卫生护理阶段

1893年,丽黎安·伍德女士(Lillian Wald)在纽约的亨利街成立服务中心,提供当地所需的各项护理服务。她第一个提出公共卫生护士(public health nurse)的概念,被称为现代公共卫生护理的开创人。提倡妇幼卫生及全民的卫生保健运动。认为护理人员可以在社区当中工作,从事社区和家庭评估,确定社区居民的要求,并尽力提供服务,为社区居民解决问题,致力于学校卫生护理和社区护理的发展。

(四)社区护理阶段

进入20世纪70年代后。世界各国的护士开始以社区为范围,以促进健康、控制疾病为目标,提供医疗护理与公共卫生护理服务。认为社区护士应关心整个社区的居民健康,包括生病在家疗养的人及健康人,并且从事社区护理的人员应该与各种卫生保健人员密切合作,以促进社区卫生事业的发展及居民的健康。美国护理学会将这一服务模式称为社区护理,从事社区护理的工作人员称为社区护士。1978年,世界卫生组织(WHO)对社区护理给予了充分的肯定,从此,社区护理在世界各国迅速发展起来,成为社区卫生服务的重要内容之一。

近年来,我国大力发展社区护理专业,社区护理作为护理专业的重要专业课纳入教学计划,一些院校开设了社区护理专业。1996年5月,中华护理学会在北京举办了"全国首届社区护理学术会议",提出要发展及完善我国的社区护理,重点是社区中的老年护理、母婴护理、慢性病及家庭护理等。随后,国内一些城市先后成立了社区护理服务机构,主要从事各项社区护理工作,同时,社区卫生服务中社区护理工作占了很大的比重,对搞好社区卫生服务起到了重要的作用,受到社区居民的广泛好评。但从目前的发展情况来看,我国的社区护理尚处于发展阶段,今后大力发展社区护理教育,以培养能为公众提供简单、快捷、方便、经济的社区保健服务的护理人员,满足人们对社区护理的需求。

二、社区护理的工作内容

社区护理是社区卫生服务的重要组成部分,其工作主要是围绕社区卫生服务展开的,可概括为以下几方面内容。

(一)临床护理

社区护士负责社区常见疾病的护理,大部分一般性疾病需要在社区医疗机构治疗,所以社区护士应有娴熟的临床护理技能,才能取得居民的信任,做好社区护理工作,对这一点,社区护士应有清醒的认识。

(二)社区健康教育与健康促进

社区健康教育与健康促进是控制疾病、提高健康水平的重要措施,随着人民生活水平的提高与疾病谱的改变,越来越多的疾病与生活方式和生活环境密切相关,通过健康教育与健康促进的实施,采取干预措施,是提高居民健康水平的重要措施。

(三)传染病的防治与护理管理

在预防传染病方面,社区护士必须熟知各种常见的传染病类型及传播方式,传染病的流行情况、传染病的预防及管理方法等。早期发现病例,并迅速将疫情呈报到相关的卫生部门,防止疫情的扩大。

(四)慢性病的防治与护理管理

社区护士在慢性病的防治工作中扮演着非常重要的角色,应了解社区常见慢性病的危险因素,预防措施,加强慢性病的管理。提供治疗与咨询服务,康复服务,社会工作服务,居家护理及长期照护的服务。

(五)社区人群的保健护理服务

社区护士应对全社区的居民提供保健服务,其中社区中的老人、儿童、妇女、残疾人属于社区重点保健人群。需在护理评估的基础上,对社区居民进行健康保护,达到预防疾病、增进健康的目的。

(六)社区精神和心理卫生保健护理

社区护士在精神和心理卫生保健护理方面的主要工作包括对个人、家庭成员及特定人群的心理评估,确认心理健康问题,帮助社区居民掌握减轻压力的方法,保持精神和心理健康。

(七)院前急救护理

社区护理人员通过开展相关社区健康教育,普及院前急救知识,提高社区居民的自救互救的能力及水平,提高社区现场的急救能力及救护质量。

(八)临终关怀及护理

社区护士对临终病人,应从生理、心理及社会方面做好护理工作,减少病人的痛苦,提高病人临终阶段的生活质量,并为病人家属提供临终关怀及护理服务。

(九)其他的护理服务

其他护理服务包括职业人群保健与护理,学校卫生保健与护理,康复护理等。

三、社区护理的作用

社区护理是社区卫生服务的重要组成部分,发展规范社区护理事业,对于搞好我国社区卫生服务,提高人民健康水平,合理利用卫生资源具有重要的作用。社区护理作为护理学的外延,其发展有利于护理领域的进一步拓展。社区护理的作用如下。

（一）社区护理是应对社会老龄化的重要策略

第二次世界大战后,各国的社会经济条件普遍改善,加之公共卫生事业迅速发展,促进了人类的长寿。一些国家进入"老年型社会"行列。我国在北京、上海、天津等许多大城市率先进入老龄化城市以后,从 2000 年起,全国老年人口已达到 1.26 亿,正式宣告进入老龄化社会。

人口老龄化给社会造成了巨大的压力:一方面,社会劳动人口比例下降,老年人赡养系数明显增大;另一方面,老年人本身对衣食住行、医疗保健以至自身发展等方面的特殊需要又要求全社会给予特别的关注。社区护理能够发展各种综合性、经常性的日常照顾,满足老年人医疗保健的需求,帮助他们全面提高生活质量,使其得以安度晚年。

（二）社区护理对控制慢性病起重要作用

20 世纪中期以来,传染病和营养不良症在疾病谱和死因谱上的顺位逐渐下降,其位置由慢性退行性疾病、生活方式与行为疾病等所取代。与不良生活习惯、环境污染等因素密切相关的慢性非传染性疾病已成为成年人早残和早死的主要原因。出现了疾病谱的改变。各种慢性病的病因和发病机制十分复杂,往往涉及多种外因和内因,而"生活方式与行为"是其重要的因素。慢性病大部分是长期患病,甚至终身带病。慢性病的这些特点,导致医疗保健服务需求相应改变。要求医疗保健服务时间是长期而连续的;服务地点要求以家庭和社区为主,没有必要每次都到医疗中心由专家诊治;服务内容要求生物、心理、社会、环境全方位;服务类型要求照顾重于医疗干预。这些需求正是社区护理的主要工作内容,因此,大力发展社区护理服务是控制慢性疾病的重要措施。

（三）社区护理顺应了医学模式转变的历史潮流

所谓医学"模式"(model),是指医学整体上的思维方式或方法。长期以来,生物医学模式一直是医学科学界占统治地位的思维方式,为人类的健康做出了巨大的贡献,但是,随着疾病谱变化,生物医学模式的片面性和局限性日益明显。

生物 - 心理 - 社会医学模式的概念是由美国医生 G. L. Engle 于 1977 年首先提出的,它认为人的生命是一个开放系统,通过与周围环境的相互作用及系统内部的调控能力决定健康状况。社区护理的工作方法与思维方式强调综合性照顾,适应医学模式转变的需要。

（四）社区护理有利于降低过高的医疗费用

20 世纪中叶以来,世界许多国家都面临医疗费用的高涨问题,其主要原因为高技术医学的发展和人口老龄化。高技术医学的发展和老年人对医疗需求的增加,使医疗投入急剧增长,这一结果令社会不堪重负。一些本可以在基层得到解决的常见病、多发病、慢性疾病平稳期的病人纷纷涌向大医院,造成了卫生资源的极大浪费,医疗费用居高不下。通过开展社区护理服务,可以将许多健康问题解决在社区,从而控制医疗费用的过快增加,合理使用卫生资源,减少个人及社会的经济负担。

（五）社区护理能促进护理学科的发展

社区护理的发展使护理学科的内涵与外延及工作范围都有了较大的变化,出现了从个体向人群、从医院模式向大卫生模式、从疾病护理向保健和健康促进转变的趋势。为广大护理人员提供了一个充分发挥聪明才智的新领域,也在专业理论知识、操作技能、管理能力等方面对护理人员提出了更高的要求。这对加快向现代护理模式的转变、促进护理学科的自身发展与外延、提高护理队伍建设水平都将起到积极的推动作用。

四、社区护理发展中存在的问题

（一）缺乏社区护理的专业人才

在社区卫生服务中,大部分护理人员主要从事治疗性工作,难以开展其他活动。缺乏社区护理的基本知识与技能,对社区护理的特点及工作方法了解不够,这制约了我国社区护理事业的发展,社区护理专业人才短缺的问题应该引起足够的重视,并逐步加以解决。

（二）建立相关政策,加强管理

由于我国的社区护理尚处于起步阶段,各地的发展也不平衡,需要建立相关政策,规范社区护理工作,如社区护士的教育培训,非医疗工作的酬劳等问题。加大对社区护理财力方面的支持,在社区护理工作中所需要的用房、交通、通信、护理仪器及设备配备方面加大投入。加快建立社区护理的服务标准及质量控制标准,以保障社区服务对象及护士双方的利益。加强管理,建立相应的考核内容与考核方法。

（三）加强社区护理专业的教育与培训

在社区卫生服务中,社区护士的任务与职责不断扩大,在工作实践中承担着更多的角色,社区卫生服务中的许多任务是由社区护士完成的。目前,我国社区护理专业的教育与培训不足,与社区护理工作要求与发展有较大的差距,要通过加强对护理人员进行有针对性的教育、培训,包括在校的课程教育、毕业后教育、继续教育等,使之成为既有扎实的医学理论知识,临床护理技能,又有较强的社区护理能力的社区护士,以适应社区护理事业的发展需求。

【复习思考题】

1. 什么是大卫生观?
2. 社区护理与医院护理有什么区别?
3. 社区护理在卫生保健体系中的作用是什么?

（董 宣）

第一章 社区卫生服务与社区护理

【学习目标】

1. 掌握社区、社区护理、社区卫生服务、全科医学、家庭、三级预防的概念,社区环境与社区人群健康,社区护理的特点。

2. 熟悉全科医学的特点,社区卫生服务的工作范围,家庭生活周期对健康的影响,社区护理程序。

3. 了解社区的要素,家庭的功能,三级预防在社区卫生服务中的地位与作用。

4. 对我国社区卫生服务现状与发展有初步的认识。

【参考学时】 5 学时

第一节 社区与社区卫生服务

一、社区的概念与功能

(一) 社区的定义

"社区"的概念最早由德国社会学家腾尼斯(F. Tonnies)在 1887 年出版的《社区与社会》一书中提出,随后美国学者罗密斯(C. P. Roomis)译成英语为 community。在我国,社区一词由费孝通于 20 世纪 30 年代从英文翻译成中文并第一次使用,其为社区下的定义:社区是若干社会群体(家庭、氏族)或社会组织(机关、团体)聚集在某一地域里所形成的一个生活上相互关联的大集体。1987 年,在阿拉木图召开的初级卫生保健国际会议上将社区定义为:以某种形式的社会组织或团体结合在一起的一群人。近年,我国民政部又将其定义为:社区是指聚居在一定地域范围内的人们所组成的社会生活共同体。

作为一种地域性社会实体的社区,与一般的行政区有联系,也有区别。有的行政区与社区在地域上可能是重合的,如某些乡、镇、街道,它既是一个行政区,同时其主要的社会生活是同类型的,故又是社区。行政区是为了实施社会管理,人为划定的,边界清楚。社区是人们在长期共同的社会生产和生活中自然形成的,其边界是模糊的。同一社区可被划入不同的行政区,而同一行政区内也可包含着不同的社区。

(二) 社区的构成要素

由于社区是具有某种互动关系和共同文化维系力的人类群体进行特定社会活动的区域,

因此,我国目前所称的社区在城市一般是指街道,在农村则指乡、镇或自然村。但无论是城市还是农村的社区都至少包含以下几方面的主要构成要素。

1. **地域要素** 社区是一个有明确边界的地理区域,它是社区存在的基本自然环境条件,为社区提供了生存空间与资源,同时也制约着生活在这一地域内人们的生产与生活,在这个区域人们从事着各种社会活动,实现着人与自然的统一。

2. **人口要素** 社区要有一定数量的人群,这些人口不是孤立的、没有联系的个人,而是按一定结构形成社会关系、组织起来共同从事社会活动、并在进行不同程度沟通和互动的人群。社区人口要素的内容包括社区人口的数量、构成和分布。

3. **有相应的生活服务设施** 社区的生活设施是社区成员的生活与生产所必需的物质条件。如住房、托儿所、养老院、卫生服务设施、办公场所、居民生活服务设施、交通通讯设施、文化娱乐设施等。社区设施的完善程度及运行质量好坏是衡量一个社区发达程度的重要指标。

4. **特有的文化背景、生活方式及认同意识** 这是社区得以发展和存在的重要因素,它是人们在社区这个特定的环境中长期从事物质与精神活动的结晶。它深入社区生活的各个方面,深刻地反映在人们的精神生活领域中,一个社区的生活方式、风俗习惯、心理特征、行为模式、价值观等体现着社区文化,是人们产生对社区认同感、归属感的重要基础。

5. **相应的社区管理制度及管理机构** 每个社区都建立相应的社区管理制度及管理机构,明确规定本社区群体、组织和成员遵守的规范和准则,以保障社区的正常运行。

二、社区环境与社区人群健康

社区是一个复杂的系统,从整体上看,人群的健康受到不同层次的影响而具有多重性和复杂性的特征。从社区的宏观层次分析,社区与人群健康的关系受到整个社区及其相邻的周边社会大环境的根本性影响,包括自然环境和社会环境的影响。

(一)社区自然环境与社区人群健康

社区自然环境是指人类周围的客观物质条件,如空气、水、土壤、动物、植物、气象条件、地理环境、人口数量等,其与社区人群健康的关系如下。

1. **地理位置与人口数量** 社区所处的位置,包括地质、地貌、水文、气候、动植物、土壤等都对社区人群的健康有影响。例如,地震灾害、气象灾害、泥石流、沙漠化、森林火灾、环境污染等,无不直接威胁着社区人群的生命和健康。社区人口数量对人群健康的影响也是显而易见的,若社区人口数量过多,超过社区人口容量时,必然会出现住房拥挤、秩序混乱、服务设施及卫生资源的相对不足等影响人群健康的状况。

2. **环境污染** 大规模的工农业生产在给人类社会带来巨大物质财富的同时,也带来了环境污染问题,环境质量急剧恶化,如煤和石油的燃烧过程可产生二氧化硫、三氧化硫、氮氧化物、一氧化碳,生产过程产生的废水、废气、废渣,大量使用农药对环境所造成的广泛污染,核设施事故造成核物质泄漏产生放射性污染、噪声、振动、微波、激光、热污染等。痛痛病、水俣病等公害病的出现及各种职业中毒、恶性肿瘤的发生率居高不下,都表明环境污染是对人类健康造成危害的重要因素。

3. **其他** 社区的交通状况与社区人群的生活息息相关,甚至影响人们的就医行为,人们可能由于交通不便而未能及时就医,最终导致疾病抢救和治疗的延误。社区的安全保障对居民身心健康都有影响,例如,安全建筑、安全设施、安全管理、安全制度等都与人们安全感的满足有关。

(二)社会环境与社区人群健康

社会环境是指人类在自然环境的基础上,通过长期有意识的社会劳动所创造的人工环境。人类健康受到社会文化、经济、人口、生活方式、行为习惯、卫生服务等因素的影响(相关内容见第二章第四节)。

三、社区卫生服务及工作范围

(一)社区卫生服务概念

1996 年 12 月,中共中央、国务院召开了新中国成立以来第一次全国卫生工作会议,讨论通过并于 1997 年 1 月公布了《中共中央、国务院关于卫生改革与发展的决定》(以下简称《决定》)。《决定》中明确指出发展社区卫生服务(community health service),动员全社会和全体人群积极参加,提高全体人群的素质和健康水平;并指出"改革城市卫生服务体系,积极发展社区卫生服务,逐步形成功能合理、方便群众的卫生服务网络"。1999 年国务院十部委在联合下发的《关于发展城市社区卫生服务的若干意见》中,将社区卫生服务明确定义为:社区卫生服务是社区建设的重要组成部分,是在政府领导、社区参与、上级卫生机构指导下,以基层卫生机构为主体、全科医师为骨干,合理使用社区资源和适宜技术,以人的健康为中心、家庭为单位、社区为范围、需求为导向,以妇女、儿童、老年人、慢性病病人、残疾人等为重点,以解决社区主要卫生问题,满足基本医疗卫生服务需求为目的,融预防、医疗、保健、康复、健康教育、计划生育技术服务等为一体的,有效的、经济的、方便的、综合的、连续的基层卫生服务。

从上述定义可以看出,社区卫生服务具有如下特点。

1. 社区卫生服务是由政府领导的公益性事业,维护社区居民的健康,不以赢利为目的,其许多服务内容属于公共卫生服务范围。

2. 社区卫生服务以家庭为单位,很多以主动性服务、上门服务的方式服务于社区居民。

3. 社区卫生服务是社区建设的重要组成部分,强调其服务场所在社区。

4. 社区卫生服务以居民的需求为导向。

5. 服务内容是融预防、医疗、保健、康复、健康教育、计划生育技术服务六位一体的全方位的服务,而不仅仅是疾病的治疗。

6. 服务应使居民在经济上能够承担并能方便的接受。

(二)社区卫生服务的工作范围

社区卫生服务工作范围包括以下内容。

1. 社区预防服务　开展社区居民健康调查,进行社区诊断,向社区管理部门提出改进社区公共卫生的建议及规划,对社区爱国卫生工作予以技术指导;有针对性地开展慢性非传染性疾病、地方病与寄生虫病的健康指导、行为干预和筛查,以及高危人群监测和规范管理工作;负责辖区内计划免疫接种和传染病预防与控制工作。提供精神卫生服务和心理卫生咨询服务。

2. 医疗服务　运用适宜的中西医药及技术,开展一般常见病、多发病的诊疗;提供急诊服务;提供家庭出诊、家庭护理、家庭病床等卫生服务;提供会诊、转诊服务;提供社区临终关怀服务。

3. 保健服务　提供妇女、儿童、老年人、慢性病病人、残疾人等重点人群的保健服务,个人与家庭的连续性的健康管理服务。

4. 提供康复服务　提供慢性病病人的康复服务,残疾人的康复服务。

5. 健康教育　开展社区健康教育与健康促进工作,普及相关卫生知识,通过干预改变影响居民健康的生活行为与生活方式。

6. 开展计划生育咨询、宣传并提供适宜技术服务。

(三)我国社区卫生服务体系

我国社区卫生服务体系是由社区卫生服务指导中心、社区卫生服务中心、社区卫生服务站三级构成。

1. 社区卫生服务指导中心　由二级甲等及以上医院承担,主要任务是:社区卫生服务人员的业务进修、医学院校毕业生毕业后教育、接受社区卫生服务中心的转诊病人、社区卫生服务的科研与教学工作等。

2. 社区卫生服务中心　社区卫生服务中心一般与城市街道办事处所管辖的范围一致,提供社区基本公共卫生服务和社区基本医疗服务。至少设日间观察床 5 张;根据当地医疗机构设置规划,可设一定数量的以护理康复为主要功能的病床,但不得超过 50 张。设置临床科室、预防保健科室、医技及其他科室;建筑面积不少于 1 000 m²,布局合理,充分体现保护患者隐私、无障碍设计要求;具备开展社区卫生服务工作的基本设备。社区卫生服务中心以辖区内每万人至少配备 2 名全科医师,医护比为 1:1。

3. 社区卫生服务站　社区卫生服务站的服务人口一般为 10 000 ~ 15 000;建筑面积不少于 150 m²,布局合理,充分体现保护患者隐私、无障碍设计要求;至少配备 2 名执业范围为全科医学专业的临床类别、中医类别执业医师,每名执业医师至少配备 1 名注册护士;有与开展的工作相应的基本设备;具备基本药物 120 种以上,包括常用急救药品与中成药。

第二节　全科医学的基本内容介绍

全科医学又称全科/家庭医学(general practice/family medicine),诞生于 20 世纪 60 年代。是整合了现代生物医学、行为科学和社会科学的最新研究成果,用以指导全科医师从事基层医疗保健第一线服务的知识技能体系。

自 20 世纪 50 年代后期起,随着科学技术与经济的发展,世界上一些发达国家完成了第一次卫生革命,进入第二次卫生革命时代,出现了社会人口老龄化,疾病谱、死因谱改变,医疗费用高涨等问题。基层医疗保健的重要性重新显现,为了解决所面临新的健康问题,逐渐建立了一个崭新的医学学科——全科医学。这一新型学科于 20 世纪 80 年代后期传入我国,1993 年11 月中华医学会全科医学分会成立,标志着我国全科医学学科的诞生。

一、全科医学的概念与基本特征

（一）全科医学的概念

全科医学是一个面向社区与家庭，整合临床医学、预防医学、康复医学及人文社会学科相关内容于一体的综合性医学专业学科，其范围涵盖了各种年龄、性别、各个器官系统及各类疾病。其主旨是强调以人为中心、以家庭为单位、以整体健康的维护与促进为方向的长期负责式照顾，并将个体与群体健康照顾融为一体。

全科医学主要研究、解决社区常见的健康问题，为社区、个人、家庭提供连续，综合，便捷的基本卫生服务的新型医学学科。

（二）全科医学的基市特征

几十年来经各国专家的共同努力，全科医学的知识体系、行动范围、临床方法和研究领域都已基本界定，因其秉持系统整体论的哲学观点，研究重点为健康和疾患相关的整体性的个人与家庭问题，这就区别于其他临床学科，形成自己的鲜明特色。全科医学的基本特征如下。

1. 是第一线的、以门诊为主体的卫生保健服务　全科医学立足于家庭与社区，以开展有规律的门诊服务为基础，不受时间、地点、场合限制地为社区全体居民提供方便、及时、有效的服务。社区中所遇到的健康问题主要是常见病、多发病，早期、未分化和功能性问题，全科医生需用简单、便宜、有效的检查与治疗手段来解决这些问题。

2. 以人为本的服务　提供以健康为目标的人性化服务，重视人胜于重视疾病，它将病人看作有个性、有感情的、有需求的社会人，而不仅是疾病的载体；其服务目标不仅是治疗有病的组织、器官，更重要的是维护服务对象的整体健康。医生应将服务对象视为重要合作伙伴，熟悉其生活、工作、社会背景和个性类型，从"整体人"的生活质量的角度全面考虑其生理、心理、社会需求，以便提供适当的服务，使其积极参与健康维护和疾病控制的过程。例如，同为糖尿病患者，其对疾病的担忧程度就可能很不相同，对医疗服务的需求也会有所差异，对某人要耐心解释，增强其战胜疾病的信心；对另一人则应具体指导，使其重视疾病对健康的危害。在全科医疗实践中，只有提供个性化、人格化的照顾，才能为病人所乐于接受，并显示良好的效果。另外，其服务对象既包括病人，也包括健康人，既包括就诊者，也包括未就诊者。

3. 综合性服务　这一特征是全科医学的"全方位"或"立体性"的体现，即：服务对象，不分年龄、性别和疾患类型；服务内容，包括医疗、预防、康复和健康促进；服务层面，涉及生理、心理和社会文化各个方面；服务范围，涵盖个人、家庭与社区，要照顾社区中所有的单位、家庭与个人，无论其在种族、社会文化背景、经济情况和居住环境等方面有何不同；服务手段，可利用一切对服务对象有利的方式与工具，包括现代医学与传统医学，例如，传统中医的许多治疗方法在全科医学实践中发挥着重要的作用。

4. 持续性服务　全科医学是从生到死的全过程健康服务，其持续性表现如下。

（1）人生的各个阶段，从生前至死后的人生各阶段都可覆盖在全科医疗服务之下，包括婚姻咨询、孕期保健、生后各阶段的保健、当病人去世后，全科医生还要顾及其家属居丧期的保健，乃至某些遗传危险因素和疾病的持续性监测问题。

（2）健康－疾病－康复的各个阶段，全科医学对其服务对象负有一、二、三级预防的不间断责任，从健康促进、危险因素的监控，到疾病的早、中、晚各期的长期管理。

（3）任何时间地点，无论何时何地，包括服务对象出差或旅游期间，甚至住院或会诊期间，全科医生对其都负有持续性责任，要根据病人需要事先或随时提供服务。

由于持续性服务是全科医学的一个十分重要的特征，需要通过一些特定途径来实现这种服务，包括建立家庭保健合同，建立预约就诊制度，建立慢性病的随访制度，建立完整的健康档案等。

5. 协调性服务　为实现对服务对象的全方位、全过程服务，全科医生应成为协调人，成为动员各级各类资源服务于病人及其家庭的枢纽，可为需要的病人提供转会诊服务；要了解社区的健康资源，必要时可为病人联系有效的社区支持；熟悉病人及其家庭，利用家庭资源为社区居民健康服务是全科医学实践的重要内容。上述各种健康资源的协调和利用使全科医师可以胜任其服务对象的"健康代理人"角色。一旦社区居民需要，能够调动各种健康资源，为居民提供医疗、护理、精神等多方面的服务。

6. 可及性服务　全科医疗是可及的、方便的基层医疗照顾，它对其服务对象应体现出地理上的接近、使用上的方便、关系上的亲切、结果上的有效，以及价格上的合理等一系列使人易于利用的特点。在实施全科医学服务时，应在服务地点、内容、时间、质量及服务价格等方面考虑当地居民的可及性，使广大居民感受到这种服务是可方便利用的服务。

7. 以家庭为照顾单位　家庭相关理论是全科医学的重要理论基础，如果忽略"家庭"这一要素，全科医学将失去其鲜明的专业特色。家庭是全科医师的重要服务对象，又是其诊疗工作的重要场所和可利用的有效资源。

"以家庭为单位的照顾"主要涉及以下内容：第一，家庭与个人健康之间存在着密切的联系，健康的个人应生活在健康的家庭之中。为了维护家庭及成员的健康，全科医学将家庭作为重要的服务对象。第二，家庭生活周期理论是家庭医学观念最基本的构架，家庭生活周期的不同阶段存在不同的重要事件和压力，若处理不当而产生危机，则可能对家庭成员造成健康损害。因此，全科医师应熟知家庭结构、家庭功能、家庭生活周期等知识，改善其家庭功能，以便预防、发现、干预家庭压力事件对家庭成员的健康危害。第三，要善于动员家庭资源，协助对疾病的诊断与长期管理。

8. 以社区为基础的服务　全科医师生活在社区中，只有与社区居民有效沟通和接触，才能保证服务的可及性。以社区为基础的照顾要求充分了解社区，以社区人群的卫生需求为导向，并充分利用社区资源，为社区居民提供服务；全科医师在诊疗服务中，既要利用其对社区背景的熟悉去把握个别病人的相关问题，又要对从个体病人身上反映出来的群体问题有足够的敏感性，了解其所处群体可能发生的重大健康问题，评估其对个体病人的负面影响；设法提出合理的社区干预计划；全科医师在社区中扮演协调者的角色，充分利用各种社区资源，为社区居民提供优质的卫生服务。

9. 以预防为导向的服务　全科医学对个人、家庭和社区健康的整体负责与全程管理，必须采取以预防为导向的服务；全科医学根据服务对象生命周期的不同阶段中可能存在的健康问题，提供相应的一、二、三级预防；同时还根据需要与可能，为社区居民提供某些公共卫生服务。

10. **以生物－心理－社会医学模式为基础** 全科医学秉持整体论、系统论的思维方式,注重对健康问题的整体观察、认识与处理。处理健康问题时既关注病人的疾病,也注意病人的家庭、职业、经济状况、健康观念等背景资料。并对这些问题作出反应和干预。现代社会面临身心疾患日益增多的现象,全科医师应熟练掌握生物－心理－社会医学模式所提供的各种方法,评价与处理居民的社会、心理问题,利用家庭与社会各方面资源,从整体上给居民以健康照顾。

11. **团队合作的工作方式** 全科医师通过与他人协调配合,形成了卓有成效的综合性工作团队。团队合作的常见形式包括门诊团队、社区团队、医疗－社会团队及康复团队等,由社区护士、公共卫生护士、康复医师、营养医师、心理医师、口腔医师、专科医师(如外科、骨科、儿科、五官科等)、中医师、理疗师、接诊员、社会工作者、护工人员等与全科医师协同工作。其中,社区护士是全科医师完成社区家庭医疗工作的主要助手,其主要服务对象是需要在社区长期管理的慢性病病人(如糖尿病)、老年病人、出院病人及残疾人等,服务内容包括社区预防、门诊治疗、各类重点人群保健、残疾人康复、家庭访视、家庭护理、病人小组活动指导、居民及病人教育等。社区护士和全科医师的比例一般为1∶1。同时,在基层医疗与各级各类医疗保健网络之间,存在着双向转诊和继续医学教育的团队合作关系,这种关系保证了全科医师协调性服务的开展和服务水平的持续提高。

12. **强调医患关系的重要性** 全科医师在为社区、家庭、个人的连续性服务中与之形成了朋友式的医患关系,是居民的利益代言人与健康维护者,改变了以往医患关系中"医师权威"的模式,医师与病人处于完全平等的地位上。医师与病人及家庭成为完全信赖的朋友,医师应明确自身的态度、行为与良好的医患关系是病人恢复健康的重要条件。良好的医患关系可增加病人的遵医嘱性及战胜疾病的信心,调动病人的内在潜力,充分发挥医师自身的非技术因素在治疗过程中的重要性。

二、全科医疗

(一)全科医疗的概念

全科医疗是一个对个人和家庭提供持续性与综合性卫生保健的医学专业,它是一个整合了生物医学、临床医学与行为科学的宽广专业。家庭医疗的范围涵盖了所有年龄、性别、每一种器官系统及各类疾病实体。全科医疗是全科医学理论应用于病人、家庭和社区照顾的一种基层医疗专业服务。这是一门整合了其他许多学科领域内容为一体的临床专业;在应用医学专业的内容时,还强调运用家庭动力学、人际关系、咨询及心理治疗等方面的知识提供服务。

(二)全科医疗与专科医疗的联系

在布局合理的金字塔形卫生服务网络结构中,全科医疗与专科医疗之间呈现一种互补与互助的关系,表现如下。

1. **各司其职** 大医院不再需要处理一般常见病,而集中于疑难急重问题诊治和高科技研究;基层机构则应全力投入社区人群的基本医疗保健服务。病人的一般问题和慢性病可以就近获得方便、便宜且具有人性化的服务,若需要专科服务时可以通过全科医师的转诊,以减少就医的不便与盲目性;由于分工明确,全科医疗和专科医疗在病人照顾及医学发展中可以各自发挥所长。大医院的门诊部不再拥挤嘈杂,其主要功能是在特定的时间内根据预先的约定接待基层转诊的病人。医疗保险系统则可因此而获得一支强大的"守门人"队伍,从而减少浪费,提高医疗资源利用上的成本效益。

2. "接力棒"式的服务 在实际上实行了以基层医疗做"守门人"制度的地方,其卫生服务是一种"接力棒"式的服务模式,根据病人需要,组织起家庭、社区和医院之间的"一条龙"服务系统,提供"无缝式"的快捷医疗照顾。全科医疗和专科医疗间建立了双向转诊关系等相应的制度,以保证服务对象获得最有效、方便、及时与适当的服务。

(三)全科医疗与专科医疗的区别

1. 专科医疗和全科医疗负责健康与疾病发展的不同阶段 专科医疗负责疾病形成以后一段时期的诊治,其对病人的管理责任仅限于在医院或诊室中,一旦病人出院或就诊结束,这种管理责任即终止。全科医疗负责健康时期、疾病早期乃至经专科诊疗后无法治愈的各种病患的长期照顾。全科医疗对于病人的管理责任是无止境的,只要病人与医师签约,医师就应关照其健康问题而无论时间地点;病人回家以后是否继续保持遵医行为,其家庭或社区环境是否有利于病人治疗与康复,这仍应属于全科医师的管理范围。

2. 服务内容与方式上的不同 专科医疗处于卫生服务的金字塔上部,其所处理的多为生物医学上的重病,往往需要动用昂贵的医疗资源,以解决少数人的疑难问题。全科医疗处于卫生服务的金字塔底层,处理的多为常见健康问题,其利用最多的是社区和家庭的卫生资源,以低廉的成本维护大多数居民的健康,并干预各种无法被专科医疗治愈的慢性疾患及其导致的功能性问题。全科医疗与专科医疗在具体特性上的区别见表1-1。

表1-1 全科医疗与专科医疗在具体特性上的区别

特 性	全 科 医 疗	专 科 医 疗
服务人口	较少而稳定(约1:2 500)	大而流动性强[1:(5万~50万)]
照顾范围	宽(生物-心理-社会功能)	窄(某系统/器官/细胞)
疾患类型	常见问题	疑难急重问题
技术	基本技术,不昂贵	高新技术,昂贵
方法	综合	分科
责任	持续性,生前→死后	间断性
服务内容	一体化	医疗为主
态度/宗旨	以健康为中心,全面管理	以疾病为中心,救死扶伤
	以人为中心,病人主动参与	以医生为中心,病人被动服从

三、家庭与健康

家庭是个人健康与疾病发生、发展的重要背景,了解家庭与健康的关系是社区卫生服务中开展以家庭为单位的服务的前提和保障。

（一）家庭的定义

家庭是通过生物学关系、情感关系或法律关系联系在一起的一个群体。关系健全的家庭至少应包含 8 种家庭关系，即婚姻关系、血缘关系、亲缘关系、感情关系、伙伴关系（相伴相爱）、经济关系、人口生产与再生产关系、社会化关系（承担培养合格的社会成员责任）。

（二）家庭类型

家庭的类型可分为核心家庭、扩展家庭和其他家庭。

1. 核心家庭　由父母及其未婚子女组成的家庭，也包括无子女夫妇家庭和养父母及其养子女组成的家庭。核心家庭的特点是人数少、结构简单、关系单纯，对亲属关系的依赖性较少；同时可利用的社会资源也少。

2. 扩展家庭　由两对或两对以上的夫妇及其未婚子女组成的家庭，是由核心家庭及夫妇单、双方的父母或亲属共同构成的，又可分为主干家庭与联合家庭。

（1）主干家庭　由一对已婚子女及其父母、未婚子女或未婚兄弟姐妹构成的家庭。

（2）联合家庭　又称复式家庭，由至少两对或两对以上同代夫妇及其未婚子女组成的家庭，包括父母与几对已婚子女及孙子女构成的家庭（几世同堂）。

扩展家庭具有人数多、结构较复杂、关系较繁多的特点，家庭功能受多重相互关系的影响；但家庭内外资源多，可用性增大，家庭遇到危机时，有利于提高适应度，克服危机。

3. 其他家庭　包括单身家庭、单亲家庭、同居家庭、群居体及同性恋家庭等。这些家庭虽然不具备传统的家庭形式，但也表现出家庭的主要特征，执行着类似的功能。

（三）家庭的功能

家庭作为个体与社会的结合点，同时又与这两个方面发生联系，因而，家庭功能具有满足家庭成员个人与社会最基本需求的功能。家庭功能具有多样性、基础性、独立性的特征，随着社会文化发展而变化，但最基本的功能是满足家庭成员在生理、心理、社会等各个层次的需要。家庭的功能包括以下内容。

1. 抚养和赡养　通过供给成员饮食、衣服、住所、温暖、保护、休息等，满足成员最基本的生理需要。

2. 满足感情需要　满足人的爱与被爱的需要，成员之间联系着用血缘和姻缘关系加固的情感纽带。

3. 满足生殖和性需要　生育子女，传宗接代，延续种族；此外还满足人的性需要，调节控制性行为。

4. 社会化功能　将成员培养成合格的社会成员，传授社会技巧和知识，发展建立人际关系的能力，学会与人相处，胜任社会角色。

5. 经济功能　家庭是社会经济分配与消费的最基本单位。家庭只有具备充分的经济资源，才能满足家庭成员各种需要，包括医疗保健、健康促进的需要。

6. 赋予成员地位　父母的合法婚姻给予子女合法地位；此外还为成员提供社会、经济、教育、职业等方面的地位。

（四）家庭对健康的影响

家庭对健康有着重大的影响,任何家庭成员的疾病也影响着其他家庭成员的健康及整个家庭的功能,了解家庭与健康的关系是全科医学的重要任务之一。家庭对健康的影响有以下内容。

1. 遗传 有些疾病有严格的遗传性,如血友病、红绿色盲;另一些疾病具有明显的遗传倾向,如高血压、冠心病等。

2. 儿童发育 家庭作为儿童生理、心理和社会等方面成熟的条件,家庭的缺陷与儿童的躯体、行为上的疾病密切相关。如生活在父母经常打架、父亲经常虐待母亲的家庭中的儿童易形成攻击性人格;居家环境过于拥挤,母亲照顾不良是链球菌、葡萄球菌感染的原因之一。

3. 疾病传播方面 疾病在家庭中的传播多见于细菌、病毒的感染,以及各种神经症。如结核病、性病、肠道寄生虫病、皮肤感染容易在家庭中造成传播;神经质母亲的孩子也处于患类似神经性疾患的危险之中。

4. 成人发病和死亡方面 许多研究表明,婚姻情况和家庭压力事件会影响成人疾病的发生和死亡率,研究表明,丧偶后第一年中,寡妇或鳏夫的疾病死亡率明显提高,年轻鳏夫的高血压心脏病的发生率比对照的结婚组高10倍;另外,还会影响到病人及家庭对医疗服务的利用程度,一般家庭压力增加时,对医疗服务的利用也增加。

5. 疾病预后方面 家庭的支持对各种疾病尤其是慢性病和残疾的治疗和康复有很大影响。在功能良好的家庭中,病人的预后将会好得多;糖尿病患者的饮食控制中,家人的配合与监督是重要的因素;常年卧床病人的照顾,更与家人的支持密不可分。

6. 就医行为与生活方式方面 家庭成员的健康信念往往相互影响。一个成员的就医行为会受到另一成员或整个家庭的影响。家庭功能的良好程度也直接影响到对卫生资源利用的频度。家庭成员的过频就医和对医生的过分依赖往往是家庭功能障碍的表现。另外家庭成员具有相似的生活方式与习惯,一些不良习惯可能成为某一家庭成员的通病,明显影响家庭成员的健康。

（五）家庭生活周期与健康

家庭也有其发生、发展和结束的过程,其中的任何重大事件都会给其成员的心理和生理健康造成影响。不同家庭生活周期阶段可能存在着不同健康问题,应采取相应的保健、干预措施,社区医护人员应注意鉴别正常和异常的家庭发展状态,预测和识别家庭在特定阶段可能或已经出现的健康问题,及时地采取保健和干预措施,以避免出现严重后果。家庭生活周期及重要的家庭问题见表1-2。

表1-2 家庭生活周期及重要的家庭问题

阶段1	新婚
定义	男女结合,双方适应沟通(亲密-独立、自由-责任感的平衡)
重要事项	① 性生活协调;② 计划生育;③ 双方相互适应及沟通;④ 面对现实的困难;⑤ 适应新的亲戚关系

阶段 2	第一个孩子出生
定义	最大孩子介于 0～30 个月
重要事项	① 父母角色适应;② 经济压力;③ 幼儿照顾;④ 母亲产后恢复
阶段 3	学龄前儿童
定义	最大孩子介于 30 个月至 6 岁
重要事项	① 儿童身心发育;② 孩子与父母部分分离(如上幼儿园)
阶段 4	学龄儿童
定义	最大孩子介于 6～13 岁
重要事项	① 儿童身心发育;② 上学问题;③ 性教育问题;④ 青春期卫生
阶段 5	青少年
定义	最大孩子介于 13 岁至离家
重要事项	① 青少年教育与沟通;② 青少年性教育/与异性交往、恋爱
阶段 6	孩子离家创业
定义	最大孩子离家至最小孩子离家
重要事项	① 父母与子女关系改为成人际关系;② 父母渐有孤独感;③ 女主人应发展个人社交及兴趣
阶段 7	空巢期
定义	父母独处至退休
重要事项	① 恢复夫妻两人生活;② 重新适应婚姻关系;③ 计划退休生活;④ 适应与新家庭成员关系;⑤ 在精神和物质上给孩子们以支持;⑥ 与孩子们沟通问题
阶段 8	退休
定义	退休至死亡
重要事项	① 经济及生活依赖性高;② 面临患病、衰老、丧偶、死亡

第三节　社区卫生服务与三级预防

随着社会发展规律,人民生活水平的提高,疾病谱与死因谱的改变,人们的健康观也在发生着改变,社区居民关注的不仅仅是疾病,是否到医院治疗,更多的是关注自身健康保健,采取各种预防措施,防止疾病的发生。医学科学的发展已使许多疾病的危险因素与病因得以明确,可以采用各种有效措施,预防与控制疾病的发生与发展。其中健康教育、改变不良的生活方式、自我保健、家庭保健、社区保健等都取得了很好的预防效果。因此,预防服务是社区卫生工作者的重要职责。

一、三级预防的基本概念

预防医学(preventive medicine)是以人类群体为研究对象,应用生物医学、环境医学等理论,宏观与微观相结合的方法,研究疾病发生和分布规律及影响健康的各种因素,并制订疾病防治策略与措施,以达到预防疾病、促进健康及提高生活质量的目的。预防医学为人类的健康做出重大的贡献,多年来在世界范围内受到广泛重视,"预防为主"是我国卫生方针之一。预防医学遵循三级预防的原则,其内容如下。

1. 一级预防(primary prevention) 即病因学预防,主要针对发病前期,用增进健康和特殊防护措施来预防疾病的发生,也就是"防病于未然,建立并维持有益于身心健康的自然条件和社会条件"。如讲究环境卫生、社会卫生教育、保护环境、合理营养、良好的生活方式、体育锻炼、心理卫生以及预防接种、消除病因,减少致病因素,保护高发病人群,提高免疫功能等。所以,一级预防是预防的主干,是最积极的预防思想。

2. 二级预防(secondary prevention) 即发病学预防,主要针对发病早期即采取早期发现、早期诊断、早期治疗的措施,以控制疾病的发展和恶化,防止疾病的复发或转为慢性。这就要求普及和健全社会医学卫生服务网,提高医疗服务质量,建立社会高灵敏而可靠的疾病监测系统,组织对居民的定期医疗监护和建立定期的体格检查制度等项措施,来充实发病学预防的内容。

3. 三级预防(tertiary prevention) 或称病残预防,主要针对发病后期进行合理而适当的康复治疗措施,使病而不残,残而不废,采取功能性康复、调整性康复或心理康复指导。还要建立社会康复组织,开展家庭护理和社会伤残服务,使病人尽量恢复生活和劳动能力,克服病人的孤立感和社会隔离感,以减少病人身体上和精神上的痛苦。

三级预防理论概念的提出,处处体现了人类主动积极地向疾病和伤残做斗争的精神,这种理论概念越来越多地受到各国有远见卓识的医学家们赞同,并在医学实践中加以应用和充实。

二、三级预防在社区卫生服务中的地位与作用

自 20 世纪 50 年代以来,随着疾病谱、死因谱的改变,预防医学任务也发生了变化,表现在以下几个方面:从群体预防转向个体与群体相结合;从生物学预防扩大到心理、行为、社会预防;从单独预防扩大到防、治、保、康一体化的综合预防;从公共卫生人员为主体的预防转向以社区卫生人员为主体的预防;从被动预防转向主动预防。例如,大力开展的社区健康促进活动。社区卫生人员在社区卫生服务的实践中承担的预防性服务,在改善人群健康状况、减少早死和残疾等方面做出了重要的贡献。

(一)社区护士开展社区预防工作的有利条件

社区护士是开展社区预防医学工作的理想人选,具备很多的有利条件,其内容包括:社区护士的工作地点在社区,与社区居民接触最频繁,有许多提供预防医学服务的良好时机;社区护士在为居民提供社区卫生服务的过程中,对居民健康的背景资料很熟悉,这对于开展社区三级预防,维护和促进个人、家庭和社区的健康极为有利;社区护士在工作中可以提供一、二、三

级预防医学服务,更多的是一、二级预防医学服务,如健康教育、免疫接种、行为干预、社区人群保健等;社区护士与居民有良好的关系,有条件鼓励居民改变不健康的生活方式,效果较好;社区护士有较强的社会工作能力,可利用社区内外各种资源,以提供各种协调性的预防服务;社区护士所受的教育和训练使他们能在社区中提供三级预防医学服务,完成社区卫生服务,提高居民健康水平。

社区护士在社区卫生服务中应把每一次与个人与家庭的接触都看成是提供预防服务的良好时机。例如,在慢性病管理过程中,通过干预,改变人们不健康的生活习惯与行为,在治疗疾病中,讲解预防该疾病的相关知识;认识到预防医学服务是日常工作的重要组成部分,是提高社区居民健康水平采取的重要措施。

(二)三级预防在社区卫生服务中的重要作用

社区卫生服务中开展的三级预防工作与专科医院有很多不同,专科医院一般只做二、三级预防,此时健康问题已高度分化,症状与体征表现很典型,往往治疗困难,预后较差,医疗费用高。而社区卫生服务更注重一、二级预防,采取综合措施,开展健康教育与健康促进、自我保健、疾病筛查等工作,在预防与控制疾病,减少医疗费用支出,提高居民健康水平方面取得了良好的效果。社区卫生服务的职责不单是治疗病人的疾患,而是对社区全体居民的健康照顾,提供以预防为导向的服务是社区卫生服务原则之一。对病人而言,预防医学措施如慢性病管理,可使病人掌握更多的预防、治疗疾病的健康知识,采取有益于健康的行为方式,增强病人的遵医嘱性,减少疾病的危险因素,有利于病人康复,使机体健康处于较好状态;对健康人群,预防医学则是社区卫生服务的主要内容。预防为导向是社区卫生服务的重要特点,离开"预防"这一要素,社区卫生服务将是不完整的。

国外的研究表明,家庭医疗门诊中的预防服务如健康检查、健康咨询等占门诊总量的6% ~ 14%。我国对55 276人次的门诊服务的调查中,15%需要预防保健服务。可见,在社区卫生服务中预防性服务占很大的比重。社区卫生服务中重视三级预防,表现在为社区居民提供计划免疫、健康咨询、健康检查等预防医学服务,同时,还表现在医护人员应诊时的做法,对就诊的病人应主动评价健康危险因素并加以处置,将预防医学服务看做是日常工作的重要的组成部分,如对以肠炎就诊的老年人关注其是否患有冠心病,是否遵医嘱服药,是否存在健康危险因素,并据此提供有针对性的预防保健措施。

(三)目前社区实施三级预防面临的问题

如何使社区医务人员掌握和运用预防医学的知识、观点、方法、程序和模式;提高社区医务人员从事预防工作的积极性,避免只治不防所产生的后果;加深社区医务人员对预防医学重要性的理解;通过对三级预防的效率、效果和效益的评价,巩固和加强社区医务人员的预防医学信念。

（董　宣）

第四节　社区护理概述

一、社区护理的概念与特点

社区护理是社区卫生服务的重要组成部分,是护理学科中的重要分支。社区护理来源于公共卫生护理,有其特定的理论、概念、工作范围及工作方法。它是医院护理的延伸,不仅为患病的个体提供服务,而且为家庭、群体和整个社区提供健康服务。

（一）社区护理的概念

社区护理又称社区保健护理或社区卫生护理。加拿大公共卫生学会认为"社区卫生护理是专业性的护理工作,经由有组织的社会力量间的合作来开展工作,社区护理工作的重点是家庭、学校或生活环境中的人群。社区护士除照顾病人及残疾人之外,应致力于预防疾病或延缓疾病的发生,以减少疾病对人群的影响。同时对居家病人及有健康问题的病人提供熟练的护理,帮助那些面临健康危机者获得健康。为个人、家庭、社区团体及整个社区提供知识,并鼓励他们建立有利于健康的生活习惯。"美国护理学会定义"社区护理是将护理学与公共卫生学理论相结合,用以促进和维护社区人群健康的一门综合学科"。美国公共卫生护理组对社区护理的定义为"社区护理是护理工作的一部分,它是护士应用护理及相关的技巧,解决社区、家庭和个人的健康问题或满足他们的健康需要。"

我国对社区护理的定义为:以健康为中心、家庭为单位、社区为范围、需求为导向、特殊人群为重点,提供"预防、保健、基本医疗服务、健康教育、计划生育、康复"这一"六位一体"的护理。

（二）社区护理的特点

1. 以健康为中心　现代医学模式由生物医学模式向生物－心理－社会医学模式转变,是在认识和实践中的深刻变化,导致对促进健康、预防疾病的思维模式、工作方式和管理方式等一系列变化,从而提出了以健康为中心的社区护理的工作特点,具体体现在以下4个方面。

（1）促进健康　促进健康是促使人们提高、维护和改善他们自身健康的过程。需要社会动员,如政府动员,社区、家庭与个人参与的动员,非政府组织的动员,动员专业人员参与等,使增进健康和预防疾病。

（2）保护健康　保护社区居民免受有害物质的侵袭,如合理饮食、饮水卫生,预防环境污染对健康的危害性。

（3）预防疾病　预防疾病是预测可能发生的健康问题并加以防治,或尽早发现问题以降低其可能造成的伤残,在医疗护理服务中,应采取三级预防。

（4）恢复健康　使慢性疾病处于稳定状态,预防并发症的发生和急性恶化,使身体功能逐渐恢复,减少残障发生。

2. 以人群为主体　社区护理的基本单位是家庭和社区。其工作就是收集和分析社区人群的健康状况,利用护理程序,解决社区存在的健康问题,而不是单纯只照顾一个人或一个家庭。社区人群包括健康人群、亚健康人群、各种疾病患者、残疾人群和临终病人,以及家庭、团体、各年龄阶段和社会各阶层的人群。

3. 以预防保健为基础　社区护理的服务宗旨是提高社区人群的健康水平,以预防疾病,促进健康为主。按照我国传统医学的"未病先防、已病防变、病后防复"的预防思想,相对医院护理工作特点而言,社区护理工作应该通过三级预防的途径做好社区预防保健工作。

4. 独立性和自主性　社区护士的工作范围广,护理对象繁杂,社区护士可以运用流行病学的方法预测和发现人群中容易出现的健康问题。与医院护士相比,社区护士具有较高的独立性和自主性。例如,运用判断现存和潜在健康问题的能力,对社区人群进行健康护理、实施居家护理、开展健康教育等。

5. 社区护理的长期性、连续性、分散性、可及性及合作性　社区护理的长期性和连续性是指在不同时间、空间范围提供连续的一系列的整体护理;分散性是指服务对象居住的相对比较分散,使社区护士的工作范围广,对交通的便利提出了更高要求,从而提出了服务的可及性;可及性是指社区护理服务具有就近性、方便性和主动性,以满足社区居民的需求;另外,社区护理是团队工作,因为工作内容繁多,工作方式多样性,所以社区护理需要利用社区的各种组织力量和多学科的协作,并需要公众的参与来开展工作,充分体现了社区护理工作的合作性。

二、社区护士的角色与应具备的能力

社区护理的服务范围和服务形式决定了社区护士必须承担多种角色功能,包括健康意识的唤醒、护理服务、初级卫生保健、健康代言、健康咨询、健康教育、健康管理与监测以及观察与研究等。并且在不同情况和不同时间扮演不同角色。因此,社区护士必须具备较高的素质和能力,以确保在工作中灵活应用自己的知识和技能,完成各种角色所赋予的义务和责任。

(一) 社区护士的角色

1. 健康意识的唤醒者　社区护士有责任唤起社区人群自觉维护健康的意识,促使其积极主动地寻求医疗保健,改变不良生活方式及健康观念,从而提高生活质量。

2. 护理服务者　向居民提供各种护理服务。如基础护理工作、家庭访视、居家康复护理等。

3. 初级卫生保健者　社区护理的首要任务是帮助人们预防疾病,维护和提高健康水平。社区护士工作在最基层的卫生保健单位,经常进行家庭访视,与社区居民的接触机会较多,是实施预防保健工作的最优群体。

4. 健康代言人　社区护士需要了解国内外有关的卫生政策和法律。并对危害社区居民健康的环境等问题,采取措施予以解决或向有关部门上报,以保护社区居民的健康。

5. 健康咨询者　提供健康与疾病的咨询服务,解答社区居民的疑问和难题,并通过沟通技巧与居民建立信任关系,对各种有关问题提供详细解释和相关资料,指导服务对象有效地进行自我保健。

6. 健康教育者　健康教育者是社区护士的一个重要角色。主要因为社区的护理对象与医院的护理对象不同,医院的护理对象是病人,而社区的护理对象是有能力接受健康教育的所有人群。

7. 健康管理与监测者　动员组织社区各方面的积极因素,协助建立与管理社区健康网络,利用各种场合进行健康促进、疾病预防和全面健康组织工作;建立和管理社区健康信息网络,运用各类形式的健康档案资料做好疾病监测和统计工作。

8. 观察与研究者　社区护理工作要求护士具有敏锐和细致的观察能力,及时发现疾病的早期症状、儿童的生长发育问题、特殊群体问题、慢性病问题、居民不健康生活方式问题、威胁健康因素等。同时社区护士应参与和主持相关的研究,了解各种健康问题、健康行为及疾病致病因素等,帮助社区护士科学制定护理干预方案。

(二) 社区护士应具备的能力

社区护理工作特点和社区护士的角色要求社区护士必须注重培养自身各方面的能力,着重从以下几个方面培养。

1. 人际交往和沟通能力　良好的护患关系,对于了解社区护理对象和服务起到积极作用,同时也能够提高社区服务的顺从性和居民认可度。因此社区护士必须具有社会学知识、心理学知识及人际沟通技巧等方面的能力,以便更好地开展工作。

2. 敏锐的观察能力及护理评估能力　社区护士在提供各种护理服务的过程中,敏锐的观察能力及熟练的心身评估能力是非常重要的,它能使护士了解服务对象的心身状况,以提供所需的护理服务。

3. 综合护理能力　根据社区护理工作的特点和社区护士的角色,社区护士必须具备各专科护理技术和中西医结合的护理技能,才能满足社区居民的需求。

4. 基本的组织、管理能力　社区护士必须具有自信心、自控力和决断力,敢于并善于独立承担责任,控制局面,协调各种工作关系,以保证居民身心健康与服务质量。

5. 独立判断、解决问题能力　独立解决和处理问题的能力及应变能力对于社区护士非常重要。因为社区护士在很多情况下需要独立进行各种护理操作、健康教育、咨询、家庭访视等活动。

6. 预见能力　预防保健是社区护士的主要职责之一。要做好预防保健工作,社区护士应具有一定的预见能力。需要在问题发生之前,找出其潜在因素和危险因素,有针对性地制定护理干预计划,组织开展各种预防性服务。

7. 收集和处理信息的基本能力　社区护士经常运用流行病学的方法预测和发现人群中容易出现的健康问题。掌握基本的统计学知识,具备处理和分析资料的能力,协助社区进行一些相关的研究工作。

8. 应对社区突发事件的基本能力　社区护理工作经常面临着一定规模的突发事件,如传染病的突发事件、水源污染事件、食物中毒事件等,所以社区护士必须具备应对社区急性事件的基本能力。

9. 学习能力　不断获取与本专业发展有关的新知识,以便提高社区卫生服务质量,不断满足居民日益增加的需求。

三、社区护理程序

社区护士运用社区护理程序对个人、家庭和社区进行健康护理,社区护理程序是社区护理工作的主要方法。

(一) 社区护理程序的概念

社区护理程序是一种有计划、系统而科学的护理工作方法。目的是确认社区居民对健康和疾病状态的反应,制定满足社区居民需求的具体措施,实施护理,并通过社区居民行为的改变确定其有效性。

(二) 社区护理程序的步骤

社区护理程序包括评估、诊断、计划、实施和评价,这5个步骤之间相互联系,互相影响。

1. 社区护理评估(community nursing assessment) 社区护理评估是指有计划、有步骤地收集社区实际存在和潜在健康问题有关资料的过程,并对所收集资料进行整理和分析,以判断服务对象是否健康的问题,帮助社区护士做出正确的分析和诊断。社区护理评估是社区护理程序的第一步,也是护理过程的基础和核心部分,评估的质量直接影响社区护理诊断。

其步骤包括:① 收集资料;② 整理和分析资料。

2. 社区护理诊断(community nursing diagnosis) 社区护理诊断是社区护士在推断性描述的基础上对基本资料和数据进行综合,形成社区护理诊断。其特点是把诊断的重点放在社区健康而不是个人。在分析社区评估资料的基础上做出社区护理诊断。

其步骤包括:① 分析资料;② 确认健康问题、危险因素和社区居民的需求;③ 形成护理诊断。

3. 社区护理计划(community nursing planning) 社区护理计划是在社区评估、资料分析和建立诊断的基础上,制订以社区为中心的健康计划。社区护理计划的依据是:社区人群的健康需求和期望;社区健康服务的宗旨和目标;社区可能提供的资源;护理实施的服务范围和标准等。通过社区护理计划指导和督促社区护理活动。

其步骤包括:① 排列护理诊断的顺序;② 排列护理诊断顺序应遵循的原则;③ 确定预期目标;④ 制订护理措施;⑤ 书写护理计划。

4. 社区护理实施(community nursing intervention) 社区护理实施是将社区护理计划付诸行动的过程。其强调以社区为基础的综合干预。以促进健康、预防疾病的健康目标为基础,以特定社区评估和分析资料的结果为依据,以社区护理计划为指导,针对社区特定人群、家庭、个体进行开展护理活动。实施阶段,不仅需要社区护士具备丰富的社区专业知识,还需要护士具有熟练的操作技能、良好的人际沟通能力、灵敏的观察力和准确的判断能力等,这样才能保证社区护理计划协调进行,使社区居民得到高质量的医疗护理服务。

其步骤包括:① 实施前思考;② 实施前准备;③ 实施过程。

5. 社区护理评价(community nursing evaluation) 社区护理评价是一种有计划、有目的和不断进行的活动,必须以健康干预措施是否向目标发展或达到目标为依据。是按预期目标所规定的时间,将干预后社区居民的健康状况与预期目标进行比较并做出评定和修改。评价结果对社区评估、诊断和计划的制订都是至关重要的。

其步骤包括:① 建立评价标准;② 收集资料;③ 评价预期目标是否实现;④ 重审护理计划。

社区护理程序的目的是帮助社区居民满足其各种需要,达到保护健康、促进健康、预防疾病和残障的目的。科学地运用护理程序不仅能提高社区护理质量,而且能培养社区护士的逻辑思维,增强其发现问题和解决问题的能力,使业务知识和技能水平得以提高,同时运用护理程序中完整的护理记录将为护理科研与护理理论的发展奠定基础。

(张琳琳)

【复习思考题】

1. 社区及功能是什么?
2. 社区卫生服务的定义与任务是什么?
3. 简述全科医学的基本特征。
4. 简述三级预防在社区卫生服务中的重要作用。
5. 社区护理及特点是什么?
6. 简述社区护理程序。

第一章选择题

(董 宣 张琳琳)

第二章 人群健康及其影响因素

【学习目标】

1. 掌握环境污染对健康的损害、常见职业有害因素对健康的损害及救治和预防。
2. 熟悉环境保护的措施、常见空气污染物对健康的危害。
3. 了解生活饮用水的卫生要求、饮用水的净化与消毒。社会心理因素对健康的影响。

【参考学时】 8 学时

第一节 环境因素与人的健康

一、人类的环境

（一）环境

环境（environment）是指人类和生物生存的空间,在这个空间中具有各种不同性质、结构和运动状态的物质。环境与人类健康息息相关,了解环境对健康的影响、做好人群保健工作,是社区护理的重要工作内容。通常将人类的环境分为自然环境与社会环境。

1. 自然环境（natural environment） 自然环境是指人类周围的客观物质条件,如空气、水、土壤、动物、植物、气象条件等。自然环境分为原生环境与次生环境。原生环境（primary environment）为天然形成的环境条件,未受人为因素的影响。其存在着对机体健康有益的因素,如清洁的空气和水源、适宜的气候等,是对健康有益的。但也有一些原生环境因素会危害健康,如地球表面某些化学因素分布不均匀,碘过低,氟过高,会引起该地区特异的地方性疾病的发生。次生环境（secondary environment）为由于人类生产、生活及社会交往等活动,对自然环境增添了额外的污染物,引起人类生存条件的改变。如大规模的工农业生产在给人类社会带来巨大物质财富的同时,也带来了环境污染问题,环境质量急剧恶化,严重威胁着人类的健康。痛痛病、水俣病等公害病的出现及各种职业中毒、恶性肿瘤的发生率居高不下,都表明次生环境是对人类健康造成危害的主要环境因素。

2. 社会环境（social environment） 社会环境是指人类在自然环境的基础上,通过长期有意识的社会劳动所创造的人工环境。人类健康受到社会文化、经济、人口、生活方式、行为习惯、卫生服务等因素的影响。

（二）构成环境的因素

1. 生物因素（biological factor） 生物圈中各种生物都在相互依存、相互制约中生存。生物是自然环境的组成部分,与人类健康的关系密切,是人类生存的物质条件之一。但是,某些生物可成为人类的致病因素或传播媒介。例如,由病原微生物引起的霍乱、痢疾、流感、鼠疫等,接触有毒动植物,也可损害人类的健康,如误食河豚、被毒蛇咬伤,感染寄生虫病等。

2. 化学因素(chemical factor) 生物圈中空气、水、土壤等自然条件都是由比较稳定的化学组分构成的,这种相对稳定的环境是保证人类正常生活、活动所必需的条件,但由于人为的或自然灾害的影响,可使环境中的这些因素产生变化,损害人类的健康。如煤和石油的燃烧过程可产生二氧化硫、三氧化硫、氮氧化物、一氧化碳,生产过程产生的废水、废气、废渣,大量使用农药对环境所造成的广泛的污染,火山爆发等。

3. 物理因素(physical factor) 地球上的自然条件是人类生存的必要条件,生活和生产环境中的气温、气湿、气流、气压等气象条件的各种变化,阳光中的电磁辐射线及天然放射性元素所产生的电离辐射线等物理因素,均与人类的健康有密切的关系。人类的一些生产和生活活动也可改变环境条件,对人类健康产生影响,如核设施事故造成核物质泄漏产生放射性污染、噪声、振动、微波、激光、热污染等。

4. 社会心理因素(socio-psychological factor) 社会因素对人类健康产生重要影响,其内容包括社会制度、社会文化、经济状况、风俗习惯、宗教信仰、生活压力等。与健康有关的心理因素有不良情绪、性格、过度紧张等。

(三)与环境有关的几个基本概念

1. 生物圈(biosphere) 地球表层适宜人或一切生物生存的范围,其包括 11 km 深的地壳和海洋及 15 km 以下的大气层。

2. 生态系统(ecosystem) 生态系统是一个物质、能量和信息连续流动的系统,是组成生物圈的基本单位。生态系统可以很大,如海洋、河流、森林;也可以很小,如池塘、一块草地。以一个池塘为例,说明生态系统的情况:

阳光→浮游植物(藻类)→浮游动物(鱼虫)→游走动物(鱼虾)→代谢产物(微生物的作用下分解)→氮、磷、氧、碳,这些营养物质又为浮游植物的生存提供了必要的条件。

3. 食物链(food chain) 生物间以食物的形式进行物质转移的关系。在生态系统中的多种生物,一种以另一种为食,彼此形成一个以食物连接起来的索链关系,物质与能量是通过食物链转移的,如上面池塘的例子中物质与能量是通过浮游植物→浮游动物→游走动物由环境进入鱼体内的。

4. 生态平衡(ecological equilibrium) 生态系统各环节的质与量相对稳定、相互适应的状态。这种生态系统的相对平衡现象大至海洋、江河,小至一个局部范围都是存在的,任何一个环节的异常改变,其后果必将导致与之相关联最密切的某些环节发生变化,进而又引起其他环节甚至整个系统的障碍。

二、环境污染对健康的影响

环境污染(environmental pollution)是由于各种人为的或自然的原因,使环境组成发生重大变化,致使环境质量恶化,扰乱了生态平衡,对人类健康造成直接的、间接的或潜在的有害影响。造成环境污染有自然因素,如火山爆发,也有人为因素,如工厂排放的"工业三废",环境污染主要是由人为因素引起的。

（一）环境污染的来源和污染物在环境中的变迁

1. 环境污染的来源　进入环境并引起环境污染的物质称环境污染物。污染物可分为一次污染物和二次污染物，一次污染物是指由污染源直接排入环境的，其理化性状未发生变化的污染物。二次污染物是指排入环境中的一次污染物在理化因素或生物因素的作用下发生变化、或与环境中的其他物质发生反应，所形成的理化性状与一次污染物不同的新污染物。二次污染物对环境和人体健康的危害通常比一次污染物严重。如汽车尾气为一次污染物，在紫外线的作用下转变为二次污染物光化学烟雾，光化学烟雾对健康的危害远远高于汽车尾气。环境污染的来源有生产性污染、生活性污染和其他污染。

（1）生产性污染　在工农业生产过程中，工业三废（废水、废气、废渣）未经处理或处理不当；生产中产生的噪声、振动；农业生产中长期、大量使用化肥、农药；化学工业的发展，将越来越多的人工合成的化合物带入我们的环境，对环境造成污染。生产性污染是环境污染的主要来源。

（2）生活性污染　生活垃圾、污水、粪尿如未经无害化处理或处理不当可造成环境污染，产生由致病微生物所致疾病的流行与传播；生活燃料及家庭装修材料对居室环境的污染日益受到人们的重视；随着生活水平的提高，不断有新的化学品进入我们的环境，其中一些物质也会污染环境，如含磷洗衣粉大量进入水体，造成水体富营养化，某些化妆品中的重金属及微生物含量过高也会危及人体健康，家用杀虫剂及其他的一些家用化学品也是环境污染的因素之一。

（3）其他污染　交通运输工具在运行时所产生的废气和噪声；使用核材料部门所产生的放射性废弃物；通讯设备所产生的电磁辐射波。

2. 污染物在环境中的变迁

（1）环境的自净作用　指少量污染物一时性进入环境，可经过各种自然过程的作用，使污染物达到自然净化，使生态系统不致遭到破坏。主要通过下列作用完成：① 物理作用：进入环境中的污染物，可通过扩散、稀释、沉降、吸附、蒸发等途径使污染物的浓度下降。② 化学作用：污染物可通过氧化、还原、中和及其他的化学反应而达到自然净化，如高分子化合物在环境中经氧化作用而被分解，但有时经化学作用而使其毒性上升。例如，汽车尾气在紫外线的作用下，发生光化学反应，形成毒性更强的光化学烟雾。③ 生物作用：污染物在环境中，经各种微生物作用使有机物无机化，某些致病微生物也可在其他微生物的分解、拮抗作用下死亡。但是环境的自净能力是有限的。

（2）生物转化作用　污染物进入生物体内，在相应酶系统的催化作用下的代谢变化过程。大部分污染物经生物转化作用后，可使其毒性下降，但也有一些经生物转化后，其毒性上升，如随工业污水排入水体的汞，在微生物的作用下，转化为毒性更强的甲基汞。

（3）生物富集　某些污染物进入生物体内，逐渐蓄积，并通过食物链逐级转移，使生物体内污染物浓度逐级提高的作用。例如，当海水中的甲基汞浓度为 0.0001 ppm（$1\ ppm = 10^{-6}$）时，通过海水中藻类→小鱼→大鱼这一食物链的传递，在大鱼体内甲基汞含量达 $1\sim5$ ppm，人再食用这种鱼时，就会摄入大量甲基汞而中毒。

（二）环境污染对健康的影响

1. 健康效应　环境条件的变化能否造成环境与人体之间生态平衡的破坏，取决于许多条件，一方面取决于环境因素的特点、变化的强度、持续作用的时间，另一方面还取决于机体的状况和接触方式，因此在一般情况下，环境条件的异常改变，会使大部分接触者出现生理负荷增加、生理变化不明显、生理代偿的改变，少数发生疾病，个别出现死亡。即环境污染对人群健康的影响呈金字塔形分布。从预防医学的观点看，不能以出现疾病作为判断环境污染的依据，而应当观察各种环境因素对人体正常生理及生化功能的作用，及早发现临床前期的变化，积极采取预防控制措施。一般评价环境污染对人体健康的影响，可从以下几个方面考虑：① 是否引起急性中毒，如光化学烟雾、急性职业中毒。② 是否引起慢性中毒，如水俣病、痛痛病、慢性职业中毒等。③ 有无致癌、致畸、致突变作用。④ 是否引起寿命缩短。⑤ 是否引起生理、生化指标的改变。

2. 影响环境污染对人体作用的因素　环境污染对人体健康能否造成危害及危害的严重程度，取决于环境污染物的理化性质、剂量、作用时间、环境条件和个体感受性的差异等因素，现介绍如下。

（1）理化性质　污染物的理化性质决定其对人体的危害、在生物体内的蓄积、生物转化、生物富集，如 CO 的毒性远远大于 CO_2。

（2）剂量　环境污染物对机体所造成的危害决定于接触污染物的剂量。一方面表现为剂量－效应关系，它表示化学物的摄入量与某一生物体呈现某种生物作用强度之间的关系。另一方面表现为剂量－反应关系，表示一定剂量的化学物与在接受其作用的生物体中呈现某一效应，并达到一定强度的个体数目之间的关系，可用百分率表示。一般来讲，接触污染物的剂量越大，对机体的危害就越大。

（3）作用时间　许多环境污染物是有蓄积作用的，这类污染物，只有作用的时间达到一定水平，才能对机体产生损害。一般来讲，当摄入量在一定限度内污染物在体内的蓄积量与作用时间成正比。

（4）环境条件　通常环境污染对健康的影响是多种因素综合作用的结果。例如，接触石棉的工人再吸烟将大大提高肺癌的发生率，生产环境中振动可促进锰、铅、汞等毒物的毒作用，空气中的 SO_2 和飘尘可促进慢性呼吸系统疾病的发生。

（5）个体感受性的差异　发生环境污染时，人群中存在个体感受性的差异，其取决于年龄、性别、营养状况、健康状况、遗传等因素。例如，老年人和儿童对环境污染比较敏感，因儿童体内酶系统功能尚未成熟、老年人应激能力降低所致；妇女比男子对苯更敏感；缺乏血清抗胰蛋白酶因子的人对刺激性气体造成的肺损伤特别敏感。由于环境污染对所有的人都会产生影响，其中包括了因某种个体因素对该污染物特别敏感的人，即高敏感人群，这些人更易受到损害，在制定环境卫生标准时应加以考虑。

3. 环境污染对健康的损害　环境污染对健康的损害主要表现在两个方面，一类为特异性损害，另一类为非特异性损害。

（1）特异性损害　主要包括急性危害、慢性中毒、致癌作用、致畸作用和致突变作用。

1）急性危害　急性危害是指由于短时间内大量接触污染物而引起的危害。如工业生产过程中的急性中毒;洛杉矶、纽约、东京等发生的光化学烟雾事件,光化学烟雾事件是由于汽车尾气与工厂烟囱排放的废气中的氮氧化物和碳氢化物经太阳紫外线照射而形成的,可造成急性中毒,出现眼睛红痛、上呼吸道刺激、血压下降、呼吸困难等表现;1984 年印度中央邦首府博帕尔市的美国联合碳化物公司的农药厂甲基异氰酸盐泄漏 45 吨,造成严重的污染,在该市 70 万人口中,20 多万人中毒,5 万多人双目失明,2 500 多人死亡;1986 年前苏联切尔诺贝利核电站发生严重的核泄漏事件,因急、慢性放射病死亡的人数达 237 人。生物因素污染环境也可造成传染病的流行,如世界历史上发生多次介水传播的霍乱流行;我国上海市 1988 年,居民因食用被甲型肝炎病毒污染的毛蚶,而发生的甲肝大流行。

2)慢性中毒 环境污染物小剂量长时间作用于人体,由于蓄积作用,到一定程度,可引起慢性中毒。例如,在工业生产过程中产生的各种污染物,铅、汞、苯等,都可造成接触者的慢性中毒。在日本发现的水俣病及痛痛病都是环境污染造成的慢性中毒的典型事例。水俣病是世界上报告的第一种公害病,1953 年发现病例,经过 10 年的流行病学研究,1962 年才查明是由于甲基汞中毒所引起的慢性疾病,其主要表现为感觉障碍、共济失调、视野缩小、语言障碍、眼球运动异常、智力障碍、听力障碍、震颤无力,严重者可出现精神错乱、全身肌肉强直,最后消耗致死。其原因是附近的工厂将含有汞的废水直接排放到海中,汞沉积在海底的淤泥中,在微生物的作用下,汞转变为甲基汞,经过食物链,甲基汞转移至人体内,造成甲基汞中毒。痛痛病发生在日本的神通川地区,主要的临床表现为腰痛、背痛、骨关节痛,疼痛逐渐加剧,范围扩大到全身,由于疼痛而长期卧床,易出现病理性骨折,躯干可显著缩短,严重者由于长期卧床可发生肌肉萎缩、消耗衰竭或合并其他并发症而死亡,其原因是由于含镉的工业废水污染了当地的水体,农民用污染的水灌溉稻田,生产出的稻米含镉量达 0.08 ~ 0.14 mg/kg,当地居民长期食用"镉米"而中毒。大量资料表明,城市大气污染是慢性支气管炎、肺气肿、支气管哮喘等呼吸系统疾病的直接原因和诱发因素。

3)致癌作用 近些年来,恶性肿瘤的发生率呈持续上升的趋势,很多恶性肿瘤的病因学问题至今尚未完全阐明,但是环境污染是其重要的因素之一。据估计,人类恶性肿瘤80% ~ 90%与环境因素有关,已了解的环境致癌因素有:① 物理性因素:电离辐射线,如 X 线、γ 线、中子、质子等,各种电离辐射线体内外的照射可以诱发白血病、恶性淋巴瘤、皮肤癌、肺癌等癌症的发生;长期过度接受强烈紫外线的照射可诱发皮肤癌;长期反复的机械损伤也有诱发癌症的可能性。② 化学因素:如含碳的物质不完全燃烧过程中,可产生多环芳烃类化合物,其中苯并(a)芘具有致癌性;接触石棉的工人可引起肺癌和胸膜间皮瘤;接触氯乙烯的工人可发生肝血管肉瘤。另外,某些药物如已烯雌酚,吸烟的行为,食用被黄曲霉毒素污染的食物等都可能导致恶性肿瘤的发生。1998 年 3 月 WHO 所属的国际癌症研究所(IARC)对已知致癌物的再评价,认定 75 种化合物及生产过程对人有致癌性。例如,砷、铬、镍、镉、联苯氨、石棉、苯、氡、煤焦油、黄曲霉毒素等。③ 生物因素:其致癌性最常见的是病毒感染,如 EB 病毒与鼻咽癌,乙肝病毒与肝癌,单纯疱疹病毒与宫颈癌的发生有密切的关系。

4)致畸作用 妊娠期间接受放射性照射、服用某些药物(如沙利度胺)、感染风疹病毒可以干扰胚胎的正常发育造成胎儿畸形。在工农业生产的一些毒物、农药,在动物实验中也发现有致畸作用,在日本水俣病流行区,有时母亲很少出现水俣病症状,而婴儿却患有先天性麻痹性痴呆、小头畸形等。美国在越战中大量使用了"落叶剂",使畸胎率明显上升。

5）致突变作用　突变是指集体的遗传物质在一定的条件下发生突然的变异,可由化学毒物、物理因素(电离辐射)、生物因素(病毒感染)引起。

（2）为非特意性损害　不少环境污染物如铅、CO、SO_2等可有不同类型的免疫抑制作用,使人体的免疫功能下降,使一些常见病、多发病的发生率增加。另外,由于环境污染影响日照,不能经常开窗,使居室环境条件变差,也影响人体健康。

三、环境污染的防治措施

（一）环境教育、规划、法制管理

环境保护是我国的一项基本国策,关系到国家的繁荣昌盛和经济的可持续发展,应进行广泛的环境保护教育,以提高全民族的环境保护意识,认识到环境保护对维护自身健康、造福子孙后代、维持生态平衡、促进经济发展及社会进步的重要意义,使公众自觉参与环境保护活动。要做好环境规划,城市建设应实行功能分区,合理布局,积极改造老城区,对新建工业企业实行卫生监督,工业园区应安排在该城市的主导风向的下风侧和水流的下游。积极开展环境立法工作,应用法律的手段保护环境,多年来,我国制定和公布了一系列环境保护的法规、标准和条例,逐步建成适合中国国情的环境保护法制体系,为环境保护提供了强有力的法制支持。

（二）技术措施

在工农业生产过程中,加强能源利用的研究,降低能耗,积极开发太阳能、风能、水能等无害能源。改革生产工艺,采用新工艺、新技术净化处理污染物,综合利用,变废为宝,减少"工业三废"的排放量。积极预防农药的污染,研制高效、低毒、低残留的新农药,提倡对农作物害虫进行综合防治,推广生物防治技术,安全、合理使用农药。治理生活垃圾对环境的污染,做好生活污水、医院废水及城市垃圾的无害化处理。积极防治城市噪声的污染。

（三）开展环境污染对健康影响的研究

通过环境卫生监测,掌握环境被污染的现状与动向,作为环境污染对健康影响研究的基础资料,也是开展卫生监督的依据。同时开展环境流行病学调查,了解环境污染对居民健康状况的影响。应用环境毒理学的研究方法,在控制条件下进行实验观察,目的是验证污染物对机体健康的影响和作用机理,掌握剂量－反应关系,为控制环境污染提供科学依据。

第二节　生活环境与健康

一、空气卫生

空气与人体健康关系密切,清新的空气可使人感到舒适、愉快,促进健康,而空气污染则会影响人体健康,导致疾病。研究空气与健康的关系,对于维持社区居民健康、预防疾病、开展社区卫生服务、搞好社区护理工作具有重要的意义。

（一）空气特征与健康

空气是无色、无味、无臭的混合性气体,其主要成分按体积百分比为:氮气 78.10%,氧气 20.93%,氩气 0.93%,二氧化碳 0.03%,此外,还含有少量的惰性气体、水蒸气等其他物质。一般情况下空气的化学组成是相对稳定的,适于人类的生存。但是由于人为的因素,造成环境污染,改变了空气的化学组成,将会影响人类的生存状况。例如,由于工业迅速发展,使空气受到污染,空气中的二氧化碳浓度不断上升,可造成温室效应,使地球表面温度提高,全球气候变暖,南北极冰山融化,海平面上升,危及人类的生存。

在空气的物理因素中,气温、气湿、气流、气压、太阳辐射、空气负离子与人类健康密切相关,人类在长期的进化过程中,适应了地球的物理环境因素,如适量的紫外线照射可调节钙磷代谢,预防佝偻病,增进健康。空气负离子具有调节中枢神经系统的兴奋与抑制功能、刺激造血机能、降低血压、改善肺换气功能、促进气管纤毛颤动、促进细胞代谢等功能。因某种原因使空气中的负离子浓度降低,会使人感到不适,影响健康。适当的照度可预防眼睛疲劳、防止近视,提高劳动效率。光线不足使视觉器官过度紧张,易产生疲劳,导致事故发生率上升。人类早已注意到气象因素与健康的关系,冬春季易发生呼吸道疾病,夏秋季肠道疾病的发病率上升,冠心病的发病率及死亡率在1—2月份较7—8月份高,寒冷潮湿的环境易发生关节炎和呼吸系统感染。

空气如受病原微生物的污染,可随呼吸进入人体内引起疾病,造成疾病的流行与传播,如流感和非典型性肺炎。

（二）空气污染及对健康的危害

1. 概念　空气污染(atmospheric pollutant)指由于人为的因素使空气的构成和形状发生改变,超过了空气本身的净化能力,从而对人类和其他生物产生了直接的、间接的危害。

2. 来源及主要污染物　空气污染主要来源于工业生产、交通运输过程中产生的废气,如煤和石油等燃料在燃烧时产生烟尘、SO_2、CO、NO_x、烃类、重金属等,生产过程中产生的 H_2S、氨等废气,粉碎、包装、分装、运输等过程中产生或泄漏的粉尘及气、液、固体物质。生活中烹调或取暖用的炉灶,其产生的废气与工业生产中产生的废气性质上是相同的,只是数量较少而已,但由于室内空间有限,自净能力差,造成局部高浓度,对健康的危害较严重。建筑工地的扬尘、生活垃圾及其他有机物腐败产生的恶臭气体,也是空气污染的来源。空气的主要污染物有:SO_2、SO_3、NO_x、CO、CO_2、H_2S、烃类、氟化物、氯气、铅、砷等。

3. 常见污染物对健康的损害

(1) 飘尘　飘尘即悬浮在空气中的颗粒物,可分为总悬浮颗粒物和可吸入颗粒物。总悬浮颗粒物是指悬浮在空气中的粒子直径为 1～100 nm 的各种颗粒的总和;可吸入颗粒物是指悬浮在空气中的粒子直径小于 10 nm 的颗粒物。颗粒的大小影响其在空气中的稳定程度及进入呼吸道的部位,大于 10 nm 的颗粒在环境中的稳定度差,易沉降下来,5～10 nm 的颗粒阻留在上呼吸道,进入下呼吸道的颗粒大多为 2 nm 左右。飘尘可使慢性鼻咽炎、慢性支气管炎、肺炎等呼吸道疾病的患病率升高。飘尘具有很强的吸附能力,可吸附空气污染物中的许多有害物质,随吸气进入肺部,而引起各种急慢性疾病,如吸附病原微生物,可传播呼吸道疾病。飘尘成分复杂,含有苯丙(a)芘、石棉等致癌物,可提高人群中肿瘤的发病率。同时还能降低空气透明度,减少紫外线的照射强度,导致人们减少开窗通风,恶化生活环境质量,影响人体健康。

（2）二氧化硫 二氧化硫是一种具有刺激性的气体,易溶于水。空气中的二氧化硫主要来源于含硫燃料的燃烧,金属冶炼、化工、炼油、制造硫酸等工业生产过程也产生二氧化硫。二氧化硫在空气中遇水溶解可形成亚硫酸,继而氧化为硫酸,形成酸雨,酸雨可腐蚀建筑物,危害农作物生长,破坏植被,使水质酸化,影响水生生物的生存环境。二氧化硫被吸入后,可对上呼吸道产生刺激作用,引起上呼吸道的平滑肌反射性收缩,气管、支气管管腔变窄,气道阻力及分泌物增加,甚至形成局部炎症或腐蚀性坏死。吸入二氧化硫与颗粒物可产生联合作用,引起上呼吸道炎症,导致慢性鼻咽炎、慢性支气管炎,吸附二氧化硫的飘尘是一种变态反应源,能引起支气管哮喘。

（3）氮氧化物（NO_x） 氮氧化物是 NO、NO_2、N_2O_5、NO_3 等的总称,属于水溶性小的刺激性气体,污染来源为燃料燃烧和某些工业生产过程,如制造硝酸、氮肥、染料、炸药的生产工厂。氮氧化物的水溶性小,对上呼吸道的刺激作用很轻,进入下呼吸道的氮氧化物逐渐溶于肺泡表面的液体中,形成硝酸及亚硝酸,对肺泡产生强烈的腐蚀和刺激作用,使肺泡和肺毛细血管的通透性增加,引起肺水肿。氮氧化物在呼吸道深部所形成的亚硝酸进入血液后,可使血红蛋白转变为高铁血红蛋白,形成高铁血红蛋白症,造成组织缺氧。氮氧化物与烃类化合物在紫外线的作用下发生光化学反应,产生光化学烟雾,其对健康的危害表现为眼和上呼吸道黏膜的刺激作用,损害肺功能,影响免疫系统的功能。美国洛杉矶、纽约,日本东京、大阪等城市都发生过此类公害事件。

（4）多环芳烃 多环芳烃包括很多物质,其中一部分已证实对人类具致癌作用,苯丙(a)芘是发现最早、致癌性最强的物质。一般情况下,以环境中苯丙(a)芘的量作为环境被多环芳烃污染程度的指标。环境中多环芳烃来源于含碳有机物的热解和不完全燃烧。多环芳烃对人类的主要危害是致癌性,1775 年英国医生 Pott 首次报道了扫烟囱工人的阴囊癌,以后大量的流行病学调查表明,吸入多环芳烃可诱发肺癌,食入可诱发胃癌,皮肤过多接触可诱发皮肤癌。

（三）室内空气污染与健康

室内主要是指居室,广义的居室也包括教室、办公室、公共场所等。居室是人类生活和活动的主要场所,室内环境的卫生状况与机体健康关系密切,室内空间有限,寒冷季节通风较差,自净能力低,可造成较严重的污染,对健康的危害不容忽视。

1. 污染来源

（1）人的活动 由于人在室内的活动过程中随呼气向空气中排放 CO_2、水蒸气;患呼吸道感染疾病的患者在谈话、咳嗽、打喷嚏时可传播病原微生物;人的汗液、脱落的皮屑、穿脱衣服时产生的纺织品的碎屑;吸烟时产生的烟雾含有 CO、CO_2、NO_x、氨、氰化物、酚、醛、烟碱、多环芳烃等大量的有害物质;生活的炉灶在使用的过程中,由于各种燃料的燃烧可产生有害物质;煎炸等高温烹调过程产生的油烟,也是室内污染的重要来源。

（2）建筑材料与家具 近些年来建筑材料与家具中引入了大量的新化学品,其中有一些可危害人体健康,如胶合板、黏合剂、油漆、涂料中可释放出甲醛和苯等有机溶剂,某些天然石材中可散发出氡及其子体衰变产物。

（3）电磁污染　随着生活水平的提高，家用电器、通信设备的普及率越来越高，看电视、使用微波炉、计算机、移动电话、电磁炉等都可产生电磁波，室内电磁波的污染应引起高度重视。

（4）噪声　室内噪声来源于铁路、公路的交通噪声，住所附近工厂、建筑工地产生的生产性噪声，居住区内的汽车防盗器突然鸣叫，商业、娱乐场所、邻里人为产生的噪声。

（5）其他　室内使用的各种杀虫剂、清洁剂、化妆品、洗涤剂等化学品可造成挥发性有机物的污染；城市高大建筑物使用玻璃幕墙、磨光大理石做外装饰材料，在强烈阳光的照射下，可产生炫目的光污染，如反射到附近的居室，还可提高室内的温度；有些房间由于采光不好，白天也需人工照明，或装修时光源设计不合理，室内照明度不足；室外环境污染物进入室内。这些都可使室内环境质量变差，影响人体健康。

2. 室内空气污染对健康的危害

（1）致癌作用　室内吸烟产生的烟雾、燃料不完全燃烧排放的烟尘含苯丙(a)芘，烹调油烟污染，建筑和装修材料逸出的氡、苯等与人类的恶性肿瘤有关。据调查，烹调油烟的污染是女性肺癌发生的重要危险因素。吸烟与肺癌的关系早已众所周知。

（2）甲醛的黏膜刺激作用　可引起眼和上呼吸道的刺激作用，主要症状有眼红、流泪、黏膜充血、头痛、头昏、咳嗽、胸闷、气喘等。长期接触甲醛能出现神经衰弱现象。动物实验证实，甲醛具有致癌性，但缺乏人群致癌的流行病学证据。

（3）空调综合征　夏季在室内长期使用空调机，空气流通不良，可使致病微生物过量繁殖，室内 CO_2 等有害气体含量增高，氧含量下降，空气负离子浓度降低。长期在这种环境下工作，会出现鼻塞、头痛、关节酸痛、易疲劳、易感冒、恶心、胸闷等表现，称为空调综合征。

（4）其他　致病微生物污染空气可造成呼吸道疾病的传播，空气中的尘埃对呼吸道黏膜产生刺激作用并诱发过敏反应。环境噪声超过 50 dB 会影响休息和睡眠；噪声在 70 dB 以上可干扰谈话，使人心烦意乱，降低学习和工作效率；长期接触 90 dB 以上的噪声可造成耳聋。噪声还可对心血管系统、自主神经系统等造成损害。环境的电磁波可使人出现神经衰弱症、机体免疫力下降、血压波动等，但一般认为这些改变是可恢复的。长期在光线不足的房间生活或在人工光源下工作、学习及活动可对视力产生不良影响和扰乱人体的生物钟，使生理节律失调。

3. 室内空气污染的预防措施

（1）应选择良好的居住环境，一般居住区应在城市主导风向的上风侧、日照良好、环境宁静、远离污染源和繁忙的交通路口、有足够的绿化面积。

（2）建筑和装饰材料应符合环保要求，新装修的房间应自然通风 1～3 个月再搬进居住。平时应注意房间通风，即使在冬季也应坚持每天开窗 1～2 次，以保持室内空气清新。

（3）改变烹调习惯，降低烹调时油温，减少油烟的产生，厨房安装排风装置，以降低局部污染的浓度。

（4）使用空调时间不要太长，每天应定时开窗通风，及时清洗空调的空气过滤装置。

（5）保持良好卫生习惯，勤洗衣服和被褥，戒烟或不在室内吸烟。改善燃料结构，提高气化率，以减少室内污染。

二、饮水卫生

水是自然环境的重要组成部分，是不可替代的宝贵资源。人的一切生理生化都需在水的参与下完成。水在地球的分布很广泛,约占地球面积的 70%,但可利用的水资源只占总储水量的 0.2%。我国是一个淡水资源缺乏的国家,人均水拥有量占世界人均水量的 1/4,并其分布极不平衡,近年调查,我国 600 多个城市中,有一半以上的城市缺水,由于工农业生产发展、人口增加和生活水平提高,用水量越来越多,而水体被污染、水土流失,加剧了水资源短缺的矛盾。合理利用、保护水资源,对增进人体健康、促进社会经济可持续发展具有重要意义。

(一)水污染与健康

水污染是指由于人类活动排放的污染物进入水中,使水的物理和化学性质或生物群落组成发生变化,超过了水体的自净能力,从而降低了水体使用价值,对人体健康造成直接或间接的损害。水体污染可分为化学性污染、物理性污染及生物性污染。

1. 水化学性污染对健康的危害 水受工农业生产废水和生活废水的污染,使水中含有各种有害的化学物质,化学性污染是水体的主要污染物,据估计,有 2 200 多种。水中的主要污染物有酚类、苯类、卤烃类化合物、石油类、酸、碱、汞、铅、铬、氮、磷等物质,污染物可通过饮水或食物链进入人体引起急性、慢性中毒,甚至引起公害病和诱发癌症。当饮用被铬污染的水后,可出现腹部不适及腹泻等症状,严重者可出现脱水,铬还具致癌性。长期引用含酚的水可造成慢性中毒,出现头痛、头昏、皮疹、皮肤瘙痒及各种消化系统和神经系统紊乱的症状,如果酚污染水体后,可产生特殊的臭味。另外,如大量使用含磷洗衣粉,其废水污染水体,由于磷是水生植物的营养元素,使水生植物过度增长,超过了水体的负载能力,水生植物大量死亡,水质恶化,鱼类及其他生物大量死亡,此即水体的富营养化。

2. 水物理性污染对健康的危害 热污染指工厂向水体排放高温废水,使水温上升,水中溶解氧下降,危及鱼类的生存,并使水中的污染物的毒性增强。放射性污染主要来自核动力工厂排放的冷却水、向海洋投放的放射性废弃物,通过食物链进入人体,引起放射性疾病和致癌、致突变等危害作用。

3. 水生物性污染对健康的危害 生物性污染物的来源主要是生活垃圾、废水、人畜粪便、医院废水、生物制品工厂、食品厂等产生的废弃物进入水体,使水受到病原微生物的污染,造成介水传播疾病的流行,如霍乱、痢疾、伤寒等。有些水生生物如软体动物、蚊虫和水藻等,可使水的感观性状发生改变,产生异臭、异味,影响水的使用。

(二)饮用水的卫生要求

饮用水是人类生存的基本需求。只有坚持以人为本的原则,解决人的基本需求,保护人体健康,才能构建和谐社会。为了推进构建和谐社会的进程,切实体现社会公平,应保障人人都能享有卫生安全的饮水,饮水标准应适用于各类人群的各类生活饮用水。生活在 960 万 km^2 土地上的所有人,饮用的水都应遵循同一标准。

生活饮用水卫生标准(GB 5749—2006)自 2007 年 7 月 1 日实施,该标准适用于我国的城市和农村的各类生活饮用水。不论是城市还是农村、不论是集中式供水还是分散式供水,都应符合该标准的要求。生活饮用水包含两个含义,即指日常饮水和生活用水,但不包括饮料和矿泉水。

生活饮用水水质卫生要求,是指水在供人饮用时所应达到的卫生要求,是用户在取水点获得水的质量要求。生活饮用水标准要求在居民取水点处的水质应符合本标准要求。

生活饮用水应保证人群终身饮用安全,并应以此为原则确定水质指标限值。根据世界卫生组织定义,所谓"终身"是以人均寿命 70 岁为基数,以每天每人摄入 2 L 水计算。所谓"安全"是指终身饮用不会对人体健康产生危害。

生活饮用水标准共 106 项指标,明确规定生活饮用水必需满足以下各项基本要求。

1. 保证流行病学安全,即要求生活饮用水中不得含有病原微生物,应防止介水传染病的发生和传播。

2. 水中所含化学物质和放射性物质不得对人体健康产生危害,不得产生急性或慢性中毒及潜在的远期危害(致癌、致畸、致突变);标准规定的各类指标中,毒理指标包括无机化合物和有机化合物。有机化合物种类繁多,包括绝大多数农药、环境激素、持久性化合物,是评价饮水与健康关系的重点。

3. 生活饮用水必须确保感官性状良好,能被饮用者接受。感官指标是人能直接感觉到的水的色、浑浊等,这类指标最容易引起用户不满意和投诉。

4. 水量充足,取用方便。水量应能满足居民的需求,考虑近期、远期发展的需要,并做到取用方便。

生活饮用水卫生标准各类指标中,可能对人体健康产生危害或潜在威胁的指标占 80% 左右,属于影响水质感官性状和一般理化指标即不直接影响人体健康的指标约占 20%。

生活饮用水卫生标准的检验项目分为常规检验项目和非常规检验项目两类,其中,常规检验项目 42 项,非常规检验项目 64 项。常规检验项目反映水质的基本状况,非常规检验项目是根据地区、时间或特殊情况需要确定的检验指标。但在对饮用水水质评价时,非常规检验项目具有同等作用,均属于强制执行的项目。生活饮用水卫生标准(GB 5749—2006)见附录一。

(三)生活饮用水净化和消毒

由于各种污染,使水源水的水质往往达不到生活饮用水的水质标准,必须经净化、消毒后才能饮用。

1. 水的净化　饮用水净化目的是改善水的感官性状,除去悬浮物质,包括混凝沉淀和过滤两个过程。因地面水常含有泥沙等悬浮物,使水的浑浊度较大,当水流减慢或停止时,水中较大的悬浮物质可在重力作用下逐渐下沉使水得到初步澄清,称为自然沉淀。但颗粒小的悬浮物在水中可长期悬浮而不沉淀,混凝沉淀是向水中加入一定量的混凝剂,如硫酸铝、三氯化铁、明矾等,使之与水中的重碳酸盐生成带正电荷的胶状物,其与水中原有的带负电荷的胶体粒子相互吸引,凝集成较大的絮状物而沉积下来。这种絮状物表面积和吸附能力较大,可吸附一些不带电荷的悬浮颗粒及病原微生物,共同沉降,而使水的物理性状大大改善。过滤是水通过滤料而除去水悬浮物,使水得到净化的过程。其原理是大于滤料孔隙的水中悬浮物不能通过滤层而被阻留,比孔隙小的物质可沉淀在滤料表面,滤料表面因胶体物质和细菌的沉淀而形成胶质的生物滤膜,可吸附水中的微小粒子和病原体,城市集中式供水的过滤装置一般是沙滤池,使用一段时间后,杂质增多,应定期清洗。

2. 水的消毒　水经净化后不能保证去除全部的致病微生物,为防止介水传染病的发生和传播,对饮用水应进行消毒。目前我国主要采用氯化消毒法。氯化消毒剂有液态氯、漂白粉、漂粉精、氯胺等,集中式供水常用液态氯为消毒剂,分散式供水消毒剂常用漂白粉和漂粉精。含氯消毒剂中有杀菌能力的有效成分为有效氯,即分子团中氯的价数大于 −1 者均为有效氯。各种氯化消毒剂在水中能形成次氯酸,其可透过细胞膜,抑制细菌体内磷酸丙酮酸脱氢酶活性,使细菌糖代谢障碍而死亡。氯化消毒时可分为常量氯化消毒和超氯消毒法。

（1）常量氯化消毒　即按常规加氯量进行饮水消毒方法,加氯量 = 需氯量 + 余氯,有条件的可根据余氯测定结果来调整加氯量,作用时间为 30 min。

（2）超氯消毒法　如发生肠道传染病流行等特殊情况下,可加大用氯量,余氯达 1～5 mg/L,pH 低、浑浊度小、加氯量大、接触时间长消毒效果好。其他消毒方法还有煮沸消毒、紫外线消毒等。

三、地质环境与土壤卫生

（一）地质环境与健康

在地球的发展过程中,由于地质历史条件的差异,地球表面的元素分布呈现不均一性。例如,在一些地区中的某种元素分布过多或过少,都会对当地居民的健康产生影响,有可能形成人类的地方性疾病。判断一种疾病是否是地方性疾病,其标准有:疾病与某种化学因素之间密切相关,在不同时间、不同地点及各类人群中均有相同的相关性;疾病与某种化学元素之间有明显的剂量－反应关系;这种相关性可用现代医学理论加以解释。现简要介绍几种我国较常见的地方病。

1. 地方性甲状腺肿及克汀病　地方性甲状腺肿主要是由于缺碘引起的甲状腺代偿性肿大为主要表现的地方病,在严重的地方性甲状腺肿的流行区内儿童可并发地方性克汀病。克汀病的临床表现是不同程度的呆、小、聋、哑、瘫。本病是一种流行非常广泛的地方病,流行特点是山区、半山区高于平原;内陆高于沿海;乡村高于城市。其病因是环境中碘缺乏,碘是人体必需的微量元素,主要由饮水和食物供给,但由于某些内陆、山区地带,地质环境中的碘含量甚低,水与食物中碘含量也低,不能供给人体足够的碘,而造成本病的流行;高碘是地方性甲状腺肿发生的另一因素,现已有病例报告,并在动物实验中得到证实;某些食物中所含有的致甲状腺肿物质如杏仁、木薯、黄豆等所含的硫氰酸盐,盖菜、甘蓝、卷心菜中所含的硫葡萄糖苷;有文献报道长期引用高硬度、含氟或硫化物过高的水也是发生地方性甲状腺肿的原因。预防措施是采用各种方法提高碘的摄入量,如食用碘盐、碘油等。

2. 地方性氟病　地方性氟病是由于长期自环境摄入过量的氟所引起的以氟骨症和氟斑牙为主要特征的一种慢性全身性疾病。氟是地壳中分布较为广泛的一种元素,在某些地区中的水、土壤中含氟量较高,人体长期摄入过多的氟,可引起骨质营养不良性退行性改变,严重的病例可出现肢体变形、运动受限、失去劳动能力,高氟区生长的儿童,多数出现程度不同的斑釉齿。预防措施首先应查清氟的来源,如饮水中含氟量高,有条件的可更换适宜水源,如有困难,可采用饮水除氟的方法,降低饮用水中的氟含量。如燃煤中含氟量高,应改良炉灶、加强排烟,甚至更换燃料。有效治理"工业三废",严格控制含氟的废气排放。

（二）土壤污染与健康

土壤是人类生活环境的基本因素之一，是生物圈的重要组成部分。土壤是一切废弃物的最终的容纳场所，土壤的构成和性状，能影响微小气候，改变大气和水的组成。土壤中的元素可通过食物、饮水和空气进入人体，对人体健康产生影响。

1. 土壤污染　土壤污染分两大类。一类是生物性污染，如各种病原体；另一类是有毒的化学物质污染，如各种毒物和放射性污染。土壤污染的来源如下。

（1）工业废水和生活废水污染　被工业废水和生活废水污染时，污染物一般集中在表层，但随着污染物量的增加、时间延长，一些污染物可向下扩散，污染地下水，污水的成分很复杂，含有各种危害健康的物质，如有毒的化学物质、放射性物质及病原微生物。

（2）城市垃圾和工业废渣的污染　随着生产发展和城市化进程的加速，若城市垃圾和工业废渣的排放量过大或处理方式不当，可造成环境污染，成为蚊蝇滋生地、恶化空气质量、破坏农田和植被，这已成为目前不容忽视的环境问题。

（3）空气污染物的污染　空气中污染物自然沉降或随降水而进入土壤，此外，SO_2、NO_x等酸性气体可随气象条件的变化而成酸雨，酸雨可腐蚀建筑物、破坏土壤肥力、植被受损、毁灭湖泊中的水生生物，对生态系统造成破坏作用。

（4）其他　大量使用农药和化肥，使有害物质可在土壤中积累，使用未经无害化处理的人畜粪便，可造成土壤被致病微生物及寄生虫的污染。

2. 土壤污染对健康的危害

（1）生物性污染的危害　生物性污染可传播细菌性疾病、病毒性疾病、寄生虫病等，如破伤风、气性坏疽、甲型肝炎、脊髓灰质炎、蛔虫病、蛲虫病等。

（2）化学性污染的危害　农作物有从土壤中富集某些环境污染物的能力，通过食物链造成对人体健康的损害。例如，痛痛病；土壤中化学物质可通过雨水冲刷流入或渗入地面水及地下水，人畜经饮水造成急性中毒事件。

（3）其他　被有机性废物污染的土壤，有机物腐败，可散发出恶臭，污染空气；土壤被污染以后能阻塞土壤的孔隙，破坏土壤结构，影响土壤的自净能力。

3. 土壤污染的卫生防护原则

（1）防止工业废水污染土壤　改革生产工艺，尽可能减少生产过程中产生有毒的废水，提高管理水平，防止跑、冒、滴、漏，对有剧毒的废水应有回收设备。

（2）防止工业废渣污染土壤　工业废渣主要来自燃料的燃烧和冶金、化学、石油化工等工业。其特点是产量大、种类多、成分复杂，含有许多有毒的物质。对此，要搞好综合利用，进行回收利用。

（3）防止化肥、农药污染土壤　应合理使用农药，淘汰残留量大的农药品种，发展高效、低毒、低残留的新农药，提倡综合防治农作物害虫。

（4）防止生物性污染　建设污水处理厂，对城市生活污水要集中处理和利用。医院废水、生物制品厂废水要经消毒处理，才可排入城市下水系统。

第三节　生产环境与健康

生产劳动是人类生活的重要内容之一,可促进人体健康。但是,由于有些生产环境存在各种危害健康的因素,对劳动者健康产生不利的影响,引起职业性病损。

一、职业有害因素与职业性损害

生产过程、生产环境及劳动过程中存在的危害劳动者健康的有害因素称为职业性有害因素。

(一)职业性有害因素

1. 生产过程中的有害因素

(1)化学性因素　① 生产性毒物,如铅、苯、汞、农药、刺激性气体、窒息性气体、高分子化合物、苯的氨基和硝基化合物等;② 生产性粉尘,如矽尘、滑石、云母、石棉、水泥尘等。

(2)物理性因素　① 异常的气象条件,如高温、低温、高湿、低湿、气流及热辐射;② 异常气压,如高气压、低气压;③ 电离辐射与非电离辐射,如 X 线、γ 线、红外线、紫外线、可见光、无线电波、激光;④ 噪声、振动。

(3)生物性因素　皮毛加工厂、勘探队员等可接触到布鲁氏菌、炭疽杆菌、森林脑炎病毒而致职业性传染病;农民在农田劳动时接触到含有尾蚴的疫水可发生血吸虫病;医护人员工作中接触传染病患者可受到病原微生物的感染。

2. 劳动过程中的有害因素

(1)劳动组织与制度不合理,如劳动时间过长,劳动强度过大,劳动安排不当。

(2)个别器官或系统过度紧张,如手表装配工人的视力紧张。

(3)长期处于某种不良体位或使用不合理的工具,如长期站立作业所造成的下肢静脉曲张;长期倾斜、弯曲的体位或负重行走的作业可导致脊柱弯曲;某些设备的设计不符合劳动生理和人体工效学原理,也会损害健康。

(4)精神紧张,如驾驶高速行驶的车辆;抢救危重病人;人际关系紧张;过分强调竞争,为自己设定难以完成的工作目标,都与职业性病损有关。

3. 生产环境中的有害因素

(1)厂房设计不合理,如厂房过于狭小;有毒与无毒作业安排在一个车间。

(2)缺乏通风排毒、防暑降温的设备或有而不完善。

(二)职业性损害

职业性损害包括职业病、工作有关疾病和工伤。

1. 职业病

(1)职业病的定义　广义的职业病指职业性有害因素引起的疾病。但我们通常所说的职业病是指狭义的职业病,即政府有关部门明文规定的职业病。我国卫生部于 1957 年公布了《职业病范围和职业病患者处理办法的规定》。包括 14 种职业病,这对当时职业病的控制和

管理工作起到了重要的作用,但是,随着时间的推移,该规定已不能适应发展的形式,为此 1987
年对该规定进行了修订和增补,将职业病名单扩大为 9 类 99 种。2001 年又进行了修订和增补,
将职业病名单扩大为 10 类 115 种。2013 年,国家卫生计生委、安全监管总局、人力资源社会保障
部和全国总工会联合组织对职业病的分类和目录进行了调整,职业病名单扩大为 10 类 132 种。
10 类职业病是:① 职业性尘肺病及其他呼吸系统疾病;② 职业性皮肤病;③ 职业性眼病;④ 职
业性耳鼻喉口腔疾病;⑤ 职业性化学中毒;⑥ 物理因素所致职业病;⑦ 职业性放射性疾病;⑧ 职
业性传染病;⑨ 职业性肿瘤;⑩ 其他职业病。详细的职业病名单见附录二。

（2）职业病的特点　① 病因明确,职业病的发生与接触职业危害因素有明确的关系,不
接触职业危害因素就不会发生职业病。② 职业危害因素与职业病间存在剂量 – 反应关系,接
触职业危害因素达到一定水平才发生职业病,并随着接触水平的提高,病变程度也越严重。
③ 无论何时何地,接触同样的职业危害因素,会发生同样的职业损害。④ 在接触同样的职业
危害因素的人群中常有一定数量的发病,很少只出现个别病人。⑤ 多数情况下,如能早期发
现、早期诊断、早期治疗,效果较好。⑥ 多数职业病目前无有效的治疗手段,以对症治疗为主,
只治疗患病的个体,无助于控制人群中的发病。

（3）职业病的治疗原则　职业病的诊断是一项科学性、政策性非常强的工作,它牵涉几方
面的利益,应认真对待。诊断时依据卫生部颁布的职业病诊断标准,由专家诊断小组集体做出
诊断。职业病诊断依据的资料如下:① 职业史:诊断职业病的前提是有明确的职业史,没有职
业史不能诊断为职业病。② 生产环境现场的劳动卫生调查:职业病医师应深入生产现场,了
解导致职业危害的生产过程和生产环境,如接触职业危害因素的种类、接触方式、接触时间及
计量或强度,是否采取有效的防护措施;进行现场职业危害因素的测定;了解历年职业危害因
素的测定结果。以便对职业危害因素对健康损害做出评估。③ 临床观察与实验室检查:仔细
观察病人的临床表现,与接触的职业危害因素所致疾病是否相符,症状出现的时间与接触的关
系,根据需要做实验室检查,重点做与职业危害因素有关的检查项目,如苯作业工人检查血象,
铅作业工人检查血铅、血中 ALA 水平等。

（4）职业病的预防原则　职业病的预防应采取预防为主、综合预防的措施。预防措施如
下:① 建立和健全职业病的预防机构,严格执行国家相关卫生标准和劳动保护法规,对新建企
业严格卫生监督,防止产生新的严重污染企业。对产生职业危害因素的生产环境应定期测定,
做好工人的定期体检和就业前体检,严格掌握职业禁忌证。② 采用低毒或无毒的物质来替代
有毒的物质,如皮鞋行业用的黏合剂以无苯溶剂替代苯;汽车使用无铅汽油;油漆生产中用锌
白或钛白替代铅白;应用电子仪表替代汞仪表;电镀行业推广无氰电镀工艺。③ 改革生产工
艺,使生产过程自动化、密闭化,采用新工艺、新技术,如采用静电喷漆、水性电泳漆等新工艺替
代手工操作,减少苯的危害;粉尘作业的生产过程尽可能采用湿式作业,减少粉尘的危害;搞好
设备检修,防止跑、冒、滴、漏。④ 做好健康教育工作,提高职工预防职业危害因素的能力,通
过健康教育,使职工了解所接触的职业危害因素对健康的损害,如何采取预防措施,提高自我
保护和自我保健的意识,培养良好的个人卫生习惯。避免急、慢性危害的发生。⑤ 合理使用
个人防护用具,进入毒物的高浓度区,应戴防毒面具;接触腐蚀性物质时应穿防护服装,身体裸
露部位要涂防护油膏;强噪声环境的工作人员应带防噪声耳罩等。⑥ 做好生产环境的通风排
毒,对所产生的污染物尽可能的排出车间,并要净化处理,改善环境条件,如高温车间要搞好防

暑降温工作。⑦ 合理供应保健食品:为增强机体的抵抗力,保护身体健康,对接触职业危害因素的职工,应合理供应保健食品,如对苯作业工人补充蛋白质、维生素 C;对高温作业工人应补充含盐饮料、蛋白质。

2. 工作有关疾病 由于生产环境、劳动过程中的某些不良因素可以使职业人群中常见病的发病率增加,使潜伏期的疾病发作,使现患疾病的病情加重。这类疾病称为工作有关疾病。

(1) 工作有关疾病的特点 ① 职业危害因素不是唯一的致病原因,而是众多导致发病的原因之一。② 职业危害因素常是疾病发生的诱因,可使潜在的疾病发生。③ 改善劳动条件后,可使该种疾病发病率降低或病情减轻。④ 工作有关疾病不属于职业病范畴,不享受职业病的相关待遇,但影响工人健康,是造成缺勤,影响生产效率的原因之一。

(2) 常见的工作有关疾病 ① 接触生产性粉尘、刺激性气体而造成的慢性支气管炎和慢性鼻炎。② 搬运工人出现的腰背疼痛、肩颈疼痛。③ 接触铅、汞所造成的流产、死产率提高。④ 高温作业导致工人的消化不良和溃疡病发病率提高。⑤ 接触 CS_2、CO 导致冠心病的发病率上升。

3. 工伤 工伤是指职业人群在从事生产和劳动过程中,由于外部原因的直接作用,而导致的突发性意外损伤。可造成工人的机体损伤或缺勤,严重可致残疾、死亡。其原因为:生产设备设计缺陷;设备"带病"工作,没有得到及时检修;生产管理不善,安全生产制度不完备或不严格执行;缺乏安全防护设备;劳动时间过长、休息不好而导致过度疲劳;生产环境布局不合理或采光照明不足。

二、常见职业损害

(一) 铅中毒

铅在工业上用途很广泛,接触铅作业的工人很多,铅中毒是常见的职业病之一。

1. 理化特性及接触作业 铅是一种蓝灰色的软重金属,熔点 327 ℃,一般 400 ~ 500 ℃ 熔化所见到的是铅烟,铅烟和铅尘都易溶于弱酸。职业上接触铅的作业见于:含铅金属矿的开采与冶炼;溶铅作业;含铅金属的焊接和熔割(这时温度高达 2 000 ~ 3 000 ℃);铅化合物的生产及使用。

2. 进入途径与代谢 铅及其化合物以铅烟和铅尘的形式由呼吸道吸入,其次是通过消化道进入人体。进入体内的铅开始主要分布于肝、肾、脾、肺、脑中,以肝的浓度最高。几周后,铅由软组织转移到骨骼,并以不溶性的磷酸铅的形式沉积下来。人体内 90% ~ 95% 的铅存在于骨骼内,而仅有少量存在于肝、脾等实质脏器。由呼吸道吸入的铅有部分直接由呼吸道排出,但进入人体组织中的铅,则主要通过肾排出。

3. 中毒机理 目前认为造成卟啉代谢障碍是铅中毒的主要原因。由于铅的毒性作用,使血红蛋白合成过程中的某些酶受到抑制(特别是含巯基酶)。抑制 δ - ALA 脱水酶、δ - ALA 合成酶、血红素合成酶,使尿中 ALA 增加;使原卟啉不能与铁结合生成血红素,原卟啉增加。另外还有溶血作用,对骨髓中幼稚红细胞的毒作用,可在末梢血中见到三种幼稚红细胞异常增升。

4. 临床表现 临床上有急性中毒和慢性中毒。职业性铅中毒主要表现为慢性中毒。

慢性铅中毒可表现为以下几个方面。

（1）神经系统　神经衰弱症候群，表现为头晕、头痛、失眠多梦、记忆力减退、乏力、肌肉关节痛；中毒性多发性神经炎。其中，中毒性多发性神经炎分 3 型：① 感觉型，出现肢端麻木和四肢末端呈手套、袜套样感觉障碍。② 运动型，表现为握力减退，伸肌无力及伸肌瘫痪，严重者出现垂腕。③ 混合型，中毒性脑病，主要表现癫痫样发作，出现类似脑膜炎、精神病或局部脑损害等综合病症。

（2）消化系统　铅线，多见于门齿、犬齿、牙龈的内外侧边缘处，呈宽 1mm 左右的蓝黑色线带，口腔卫生好的不一定出现；铅绞痛，铅绞痛是中度中毒的典型症状之一，多为突发性发作，呈持续性绞痛，部位多在脐周，少数在上腹部或下腹部。发作时患者面色苍白，并出冷汗，并常有呕吐、烦躁不安，手压腹部绞痛可缓解。但无固定的压痛点，肠鸣音减少；便秘，少数患者呈轻度腹泻或与便秘交替出现，多伴有上腹部的胀闷和不适，偶有食欲减退和恶心，若出现顽固性便秘，则常为铅绞痛的先兆。

（3）血液和造血系统　铅能影响卟啉代谢，抑制血红蛋白的合成，并兼有溶血的作用。由于骨髓中幼稚红细胞的病理性增生，在周围血液中见到点彩红细胞、网织红细胞及碱粒红细胞异常增多。少数可发生轻度贫血。

5. 诊断与治疗

（1）铅中毒的诊断分级　观察对象，指接触铅的工人，尿铅含量超过正常值上限，但无铅中毒的临床表现者；慢性铅中毒，按其病变严重程度分为：轻度中毒、中度中毒、重度中毒。

（2）治疗　驱铅药物有依地酸二钠钙，二巯丁二酸钠注射，二巯丁二酸口服，可以与铅形成络合物，由尿排出；铅绞痛严重发作时用蓄铅疗法，10% 葡萄糖酸钙注入而使铅转移入骨中，以缓解铅绞痛，缓解后再用驱铅药物对症治疗。

6. 预防

（1）用无毒或低毒的物质代替铅　橡胶工业用有机硫化物代替 PbO 做促进剂；颜料行业用锌钡白或钛白代替铅白。

（2）改革生产工艺　生产过程自动化、密闭化，采用湿式作业对降低铅尘可收到良好的效果。

（3）控制熔铅温度　熔铅温度越高挥发到空气中铅蒸汽浓度越大，故在保证工艺的要求下，应尽可能地控制熔铅温度，最好不超过 500 ℃。

（4）通风排毒　在密闭的基础上，安装局部抽出式排风装置，将铅蒸汽和铅烟排出。抽出的烟尘在排出室外之前，需经净化处理或回收利用，以防污染大气。

（5）注意个人防护和个人卫生　工人要带过滤式防铅尘铅烟的口罩，不在车间吸烟进食，饭前洗手，工作后淋浴，适当增强个人营养。应禁止女工及未成年工参加铅污染严重的作业。

（6）建立定期的检查制度　要定期对车间铅浓度进行测定；对工人要进行就业铅体检和定期的健康检查。

（二）汞中毒

1. 理化特性及接触作业　汞在常温下是一种银白色的液态金属，比重为 13.6，原子质量为 200.61。不溶于水，易溶于硝酸，许多金属能溶于汞，可形成结合物称汞齐。汞在常温下可蒸发,温度越高蒸发越多。汞的表面张力大,散落的汞形成汞珠称流散汞,易形成二次污染。

接触作业有:汞矿的开采和冶炼;汞的仪表和电器,制造及维修,如温度计、血压表、电器光源(日光灯);冶金行业用汞齐法提炼一些贵重金属;口腔科用银汞齐补牙;无机汞化合物的生产和使用,如硝酸汞用于有机合成,氯化高汞(升汞 $HgCl_2$)用于医药、冶金、木材防腐、石印等。

2. 毒理特点　金属汞主要以蒸气形式经呼吸道进入人体,经消化道的吸收量极少,溶解度高的汞盐如氯化汞($HgCl_2$)可迅速经由消化道吸收。汞及某些汞化合物还可直接从皮肤吸收,但在生产中通过这种途径引发职业中毒的可能性不大,仅在手可能被经常污染的某些作业单位或使用含汞油膏等药物时可能遇到。

汞进入血液后,随血流运转到各器官,开始汞在体内比较均匀地分布,以后则主要分布在肝或肾内,脏器中汞含量的顺序为肾、肝、心、脑。由于汞蒸气的脂溶性强,易透过血脑屏障进入脑内,进入脑组织后不易排出。主要通过肾排泄。

汞的毒作用目前还不十分清楚,一般人为汞与蛋白质中的巯基有特殊的亲和力,汞离子可与体内含巯基酶结合形成较稳定的硫醇盐,因而使一系列含巯基酶活性受到抑制,是汞产生毒性的基础。

3. 汞中毒的临床表现　生产过程中汞中毒多为慢性,急性中毒较少见。慢性中毒初期缺乏特异性症状,主要表现为神经衰弱症候群,中毒的典型的临床表现为易兴奋症,汞毒性震颤,汞毒性口腔炎。

(1)引起神经精神系统症状　早期出现的神经衰弱症候群,同时可伴有自主神经功能紊乱,如面红,手足多汗,皮肤划痕症阳性,血压脉率不稳;精神症状:易兴奋症,是慢性中毒的特有症状,表现为易激动、不安、失眠、无故烦躁,易发怒、爱哭,或呈抑郁状态,表现为胆小害羞,感情脆弱、忧虑、沉默。

(2)肌肉震颤　最初可感觉全身无力,四肢肌肉痉挛或疼痛等,以后可逐渐出现震颤,早期出现部位为眼睑、舌、手指,以后可发展至腕,上肢或下肢,开始时为非对称性的,无节律的细小对震颤,逐渐发展为粗大的意向性震颤、全身震颤、书写性震颤。

(3)口腔炎　口内金属味,流涎增多,牙龈酸痛,口干,口腔内黏膜肿胀、溃疡,牙龈红肿、压痛、溢脓、刷牙时易出血。

4. 诊断与治疗

(1)汞中毒的诊断　观察对象指尿汞含量超过正常值上限,但无汞中毒的临床表现者;急、慢性汞中毒,按其病变严重程度分为:轻度中毒、中度中毒、重度中毒。

(2)治疗　口服汞盐患者需尽快灌服鸡蛋清,牛奶或豆浆,以使汞与蛋白质结合,并对被腐蚀的胃壁起保护作用,也可用活性炭吸附汞;常用驱汞药物有二巯基丙磺酸钠、二巯基丁二酸钠。

5. 预防

(1)改革生产工艺　以无毒或低毒的物质代替汞,如用电子仪表代替汞仪表。

(2)密闭通风　在可能产生汞蒸气的生产过程中应在密闭及有通风排气装置的条件下进行,排气口应开在蒸气发生源的侧方或下方。采用降温措施,不影响工艺时,不超过 16 ℃。

(3)防止汞对环境的污染　作业场所的建筑结构、桌椅工具必须平整坚实、光滑、无缝,便于清洗,防止汞渗入;对散落到地面上的汞要经常收集;地面经常用漂白粉,三氯化铁液冲洗,生成氯化汞;加强个人防护,不在工作室内吸烟吃饭,离开车间时换下工作服,必要时戴碘化活性炭口罩。

（4）其他　做好就业前体检和定期体检,定期测定车间中的汞浓度。

（三）苯中毒

1. 理化性质及接触作业　苯属于芳香烃类化合物,有特殊芳香气味,在常温下为无色油状液体,挥发性强,不溶于水,易溶于有机溶剂。职业上接触苯的作业见于:苯的生产;用做化工原料;如生产酚、氯苯等;用苯做溶剂。

2. 毒理特点　苯主要以蒸气形式经呼吸道进入体内,皮肤仅可吸收少量,经胃肠道虽可完全吸收。苯主要分布于含脂质较多的组织和器官中。吸入体内的苯35%～60%未经转化即由呼气排出,约有40%在体内氧化,转化为酚类(酚对苯二酚、邻苯二酚)。15%～20%苯蓄积在体内的含脂质较多的组织逐渐转化为上述代谢产物排出。急性毒作用主要是对中枢系统呈现麻醉作用。慢性毒作用表现为对骨髓的损害,抑制造血细胞的核分裂,对骨髓中核分裂最活跃的幼稚细胞具有明显毒作用。

3. 临床表现

（1）急性中毒　接触高浓度的苯可产生暂时性的意识丧失或产生苯麻醉现象;严重时可有昏迷、谵妄、抽搐瞳孔散大甚至呼吸衰竭;还可表现有自主神经功能紊乱;出现心肌损害,表现为心电图异常,但短期内可恢复。

（2）慢性中毒　早期出现神经衰弱症候群症状;对造血系统的损害是慢性苯中毒的主要特点,中毒早期开始表现为白细胞总数降低及中性粒细胞的减少,但也有部分患者可出现一时性的白细胞增多,随后可发生血小板减少,皮肤黏膜出血及紫癜,出血时间延长,女性有月经过多,还出现红细胞减少而出现贫血,网织红细胞、点彩红细胞增多,甚至可出现再生障碍性贫血,个别患者有出现白血病的报告;接触苯的工人可造成皮肤损害,表现为皮肤干燥,发红,皮炎,湿疹皲裂和毛囊炎等;苯可对肝造成损害。

4. 诊断与治疗

（1）诊断　苯中毒的诊断,根据接触史和临床表现可分为:急性苯中毒和慢性苯中毒。

（2）治疗　对急性中毒患者应迅速将患者移至空气新鲜处,立即脱去被污染的衣服,用肥皂水清洗被污染的皮肤,注意保温,急性期应卧床休息,急救原则与内科相同;如苯溅入眼内可用清水彻底清洗并可局部用抗生素眼膏;确诊为慢性中毒后,应积极治疗,原则是设法恢复被损害的骨髓造血功能,可采用刺激骨髓血细胞生成的中西药物,原则同内科。

5. 预防
（1）用无毒的或低毒的物质代替苯。
（2）改革生产工艺,采用新工艺,新技术,实现自动化密闭化。
（3）加强通风排毒,搞好管道维护,防止跑、冒、滴、漏。
（4）做好人防护,接触高浓度时可戴防毒面具,防皮肤污染可戴防护手套。
（5）加强卫生宣教,定期体检、就业前体检及定期生产环境汞的测定。

（四）矽肺

矽肺是因在生产环境中吸入游离二氧化硅粉尘而引起的最常见的一种尘肺。在尘肺中，矽肺发病人数最多，对健康的危害最大，故以其为代表做一介绍。

1. 主要接触矽尘的作业　在工业生产中，接触矽尘的机会很多，如采矿、采石、挖掘隧道、生产石粉、玻璃、耐火材料、搪瓷、铸造等生产过程都可接触到游离二氧化硅粉尘。

2. 影响矽肺发病的因素　粉尘中游离二氧化硅粉尘含量越高、粉尘浓度越高、粉尘分散度大、工人健康状况差、个人防护不好、患呼吸系统疾病等因素可促进矽肺的发生。矽肺发病较缓慢，多在 10～15 年发病，有的可长达 20 年，但如果接触游离二氧化硅粉尘的浓度过高，又缺乏防护措施，可在 1～2 年内发病，称为速发型矽肺；少数病历，调离接触游离二氧化硅粉尘作业若干年发病，称为晚发型矽肺。

3. 发病机理　矽肺的发病机理，至今尚未完全阐明。一般认为，是由于吸入游离二氧化硅粉尘后，矽尘被肺泡中的巨噬细胞吞噬，导致吞噬细胞崩解死亡，其崩解碎片刺激成纤维细胞增生，形成矽结节。

4. 临床表现　矽肺早期可无任何症状，随着病变的进展可出现气短、胸痛、咳嗽、咳痰、劳动时出现呼吸困难、严重时不劳动时也出现呼吸困难进而丧失劳动能力。矽肺早期多无明显体征，以后随病变加重，可出现呼吸、循环系统的体征。常见的并发症是肺结核，是矽肺的主要死因。

5. 诊断　应有明确的职业史，结合现场的卫生学调查，以 X 线平片为依据，由尘肺诊断组按国家的诊断标准做出诊断。我国 1997 年修订的《尘肺的 X 线诊断》(GB 5906—1997)，其中尘肺 X 线诊断标准适用于国家"职业病名单"中规定的各种尘肺的诊断。其将尘肺分为：① 无尘肺；② 一期尘肺；③ 二期尘肺；④ 三期尘肺。

6. 治疗与预防　目前对矽肺尚无满意的治疗方法。控制矽肺应以预防为主，根据多年的防治经验，总结出防尘 8 字方针，内容如下。

革：通过技术革新，技术革命，减少粉尘的产生。

水：湿式作业。

密：密闭。

风：通风。

护：加强个人防护。

管：完善各项制度，加强管理。

教：搞好职业卫生的健康教育。

查：做好就业前查体、定期体检、生产环境粉尘浓度的定期测定，定期检查卫生防护措施的落实情况。

三、物理因素对健康的影响

生产环境中的物理因素包括：生产环境的气象条件、电离辐射、非电离辐射、噪声、振动、超声波等。当接触物理因素的时间过长、强度过大时会影响机体的健康，甚至会造成职业病。

（一）高温作业与中暑

1. **高温作业的定义及类型**　高温作业系指工作地点有生产性热源,当室外实际出现本地区夏季室外通风设计计算温度时,工作地点的气温高于室外 2 ℃ 或 2 ℃ 以上的作业。高温作业按其气象条件可分为 3 种类型。

（1）高温强热辐射作业,如炼钢、炼铁、铸造等作业。

（2）高温高湿作业,如印染、造纸等作业。

（3）夏季的露天作业。

2. **高温作业对机体的影响**　高温作业时机体出现一系列生理功能的改变,表现为体表血管扩张,血流增加,通过体温调节,加速散热;大量排汗,使水和盐损失,如不能及时补充,将导致水、电解质的平衡紊乱;为散热的需要,大量血液流向皮下,血液重新分配,心脏负担加重;消化系统可引起食欲减退、消化不良、胃肠疾患增加;中枢神经系统处于抑制状态,注意力下降,肌肉工作能力下降,动作的准确性、协调性及反应速度降低,易于发生工伤事故;由于大量出汗,通过肾排出的水分大大减少,如不及时补充水分,会使尿液浓缩,加重肾的负担。

在高温环境下工作一段时间后,机体会产生热适应,可提高工作效率,增加对热的耐受性,防止中暑的发生。但机体的热适应有一定的限度,如超出了此限度,仍可发生中暑。

3. **中暑**　中暑是在高温环境下工作一段时间后,由于热平衡或（和）水盐代谢紊乱为主要表现的急性疾病。临床上将中暑分为 3 种。

（1）**先兆中暑**　在高温作业场所劳动一段时间后,出现大量出汗、口渴、全身疲乏、头晕、胸闷、心悸、注意力不集中、动作不协调等症状,体温正常或略有升高。

（2）**轻症中暑**　除轻症中暑的症状外,出现体温 38.5 ℃ 以上、面色潮红、皮肤灼热有呼吸循环衰竭的早期症状,如大量出汗、血压下降、恶心、呕吐、脉搏细弱等。

（3）**重症中暑**　除上述症状外,出现昏倒、痉挛或皮肤干燥无汗,体温 40 ℃ 以上。

4. **治疗**　对先兆中暑和轻症中暑的患者,应迅速离开高温作业环境,到通风、阴凉处休息,给予含盐的清凉饮料,如有呼吸和循环衰竭的早期表现时可注射呼吸、循环中枢兴奋剂;重症中暑的患者,应迅速送入医院抢救,治疗原则为降低体温、纠正水电解质平衡紊乱、防治休克和肺水肿。

5. **防暑降温措施**

（1）合理布置热源,改革生产工艺,改进生产设备,降低工人操作地点的温度。

（2）隔热措施,可采取循环水炉门、瀑布水幕隔绝热源。

（3）合理利用自然通风和机械通风措施,达到通风降温的目的。

（4）合理供应含盐饮料,适当增加蛋白质、热能、维生素的摄入量,加强个人防护,搞好医疗预防工作。

（5）搞好管理,严格执行国家有关防暑降温的政策与法规。

（二）噪声

1. **基本概念**　物理学认为,噪声是各种不同频率、不同强度的声音无规律的杂乱组合;但从医学观点来看,凡是人们不喜欢、不需要、起干扰作用声音统称为噪声。应用声压级测量声音的大小,单位是分贝(dB)。人对声音的主观感觉与声压有关,另外还与声音的频率有关,人耳对高频声音敏感,对低频的声音不敏感,根据人耳的这一特性,测量噪声的仪器声级计设计出 A、B、C 计权网络,采用几种不同的滤波器制成,分别测量出 A 声级、B 声级、C 声级,在实际的测量噪声的工作中多采用 A 声级。

2. **接触机会** 职业接触噪声的机会很多,按其来源可分为机械性噪声,如纺织机、球磨机、电锯、车床等工作时由于机械转动、摩擦而产生噪声;流体动力性噪声,如放水冲刷、汽笛、空气压缩机等由于气体压力突变化或液体流动而产生的噪声;电磁性噪声,如变压器、发电机由于电磁脉冲、磁场收缩引起电器部件振动而又发出的嗡嗡声。

3. **噪声对人体健康的危害** 长期在噪声的环境下工作,可对机体的健康产生危害作用,表现为对听觉器官及其他器官的损害。

(1) 听觉器官损害 长时间接触 90 dB 以上的噪声,听阈上升 10～15 dB,离开噪声环境数分钟即可恢复正常,称听觉适应;如听阈上升 15 dB 以上至 30 dB,离开噪声环境较长时间甚至数小时才能恢复,称听觉疲劳;随着接受噪声强度和时间的增加,听觉器官的敏感性继续下降,造成听觉器官的器质性病变,称噪声性耳聋,早期检查可发现 3 000～6 000 Hz 的高频听力下降,语言频段未受影响,当听力损害继续发展,语言频段(500 Hz、1 000 Hz、2 000 Hz)的平均听力下降超过 25 dB(A)时,影响日常工作和生活,即为噪声性耳聋;由于接触一次性强烈噪声而引起的听觉器官的急性损伤称爆震性耳聋,多因爆炸、发射火器或其他突发巨响而引起。

(2) 听觉外损伤 长期接触噪声神经系统可出现神经衰弱症候群、情绪不稳、易激怒、易疲倦;心血管系统可表现血压脉率不稳、心电图可见 ST 段和 T 波改变;消化系统可出现胃肠功能紊乱、胃液分泌减少、消化功能减弱、食欲减退;女性可出现月经周期紊乱、经量增多、流产率或早产率上升;干扰人们的学习、生活和工作,产生心情烦躁、厌倦等不良心理情绪。

4. **噪声性耳聋的诊断及分级**

(1) 有明确接触高强度噪声的职业史。

(2) 排除其他的致聋原因,如中耳炎、药物、老年聋和外伤。

(3) 用听力计测听,在高频纯 3 000 Hz、4 000 Hz、6 000 Hz 任一频率听力下降≥30 dB 为观察对象;500 Hz、1 000 Hz、2 000 Hz 语言频率听力下降三者之和平均值≥25 dB 时,为噪声性耳聋。噪声性耳聋分级标准:听力下降 25～40 dB 为轻度耳聋;听力下降 41～55 dB 为中度耳聋;听力下降 56～70 dB 为重度耳聋;听力下降 71～90 dB 为严重度耳聋;>90 dB 为全聋。

5. **防止噪声危害的措施**

(1) 消除控制噪声源,如使用无梭织机,工人工作地点远离噪声源,使用焊接代替铆接,汽车排气管安装消音装置,产生噪声的车间墙壁上安装多孔的吸音材料。

(2) 合理设计厂房,将高噪声与低噪声的车间分开,应考虑防护距离,在厂区种树或设置隔音壁。

(3) 加强个人防护,应用耳塞、耳罩;做好就业前体检和定期体格检查;定期监测车间噪声强度;执行噪声的卫生标准,凡超标者应积极采取控制噪声的措施。

第四节　社会环境与健康

与健康有关的环境因素包括自然环境及社会环境。随着社会的发展和医学科学技术的进步,疾病谱和死因谱发生改变,慢性疾病、老年疾病越来越成为目前主要的卫生问题。社会心理因素对健康的影响日渐突出。本节讨论社会环境对健康影响的有关问题。

一、社会经济因素与健康

社会经济发展促进人群健康水平的提高,经济发展,物质财富不断增加,可提高国家卫生经费的投入,保证卫生机构建设及物资、技术设备的供应,促进医学教育和科研的发展,促进卫生管理的现代化。经济因素对健康的影响是肯定的。经济发达国家和地区居民的健康指标都好于经济不发达国家和地区,并有显著性差异。经济发展可提供更丰富的生活资料,提高居民的生活水平,通过改善人们的营养结构,提高食物的质和量,促进健康;经济发展,可以不断地改善居民的居住条件,使居住面积、采光、日照、通风等都符合卫生标准,减少疾病的发生;经济发展,为人们的医疗保健提供了保障条件;经济发展改善人们的劳动和休息环境条件,现代化的生产中,体力劳动和严重危害劳动者健康的工作环境日益减少,为人们提供更多更好的劳动保护设施,防止各种有害因素对健康的危害。

但我们也应看到,经济发展对人群健康带来的不利影响。如环境污染,可对人群健康产生持续和潜在的危害,甚至会产生远期后效应;生活方式的改变,现代社会竞争加剧和生活节奏加快、生活紧张、生活压力事件等是某些心身疾病的病因之一;生活条件的改变,物质丰富也产生一些新的健康问题,长期摄入高热量、高蛋白的膳食可使肥胖及糖尿病等疾病的发生率上升;长期在空调设备下生活可患"空调病"。

人群健康促进经济发展,人群健康水平提高,有利于延长劳动者的工作年限,减少就医时间及病休时间、减少陪护缺勤,减少因病造成的各项支出,降低卫生资源的消耗,创造更多财富,提高生活质量;提高健康水平还可以通过提高工作效率对社会经济的发展起促进作用,现代社会生产所需要的是具有一定文化知识和工作技能的劳动者,机体健康是学习知识、培养技能的先决条件,没有健康就没有高工作效率。提高健康水平是发展经济的前提条件。

二、文化因素与健康

广义的文化是指物质财富和精神财富的总和,狭义的文化指精神文化,包括思想意识、文学艺术、科学技术、宗教信仰、风俗习惯、教育、法律、道德规范等。文化因素对健康的影响是非常明显的。

教育是指人的社会化的过程和手段。教育包括学校教育、家庭教育、社会教育、自我教育等内容。随着教育程度的提高,人们能够更深刻认识卫生保健的意义,掌握更多的卫生保健知识与手段,提高保健能力,科学的对待健康与疾病问题,建立健康的生活方式和健康信念,因而健康水平较高;而文化教育水平较低的人群卫生知识较少,迷信一些不科学的保健方法,缺乏科学的健康信念,易形成有害健康的生活方式,因此其健康水平较低。

文化传统是指积淀在人们思想和行为中的传统文化因素。我国的文化传统中有一些对人群健康起积极作用,如独具特色的中医中药、提倡人际关系和谐、邻里互助、恬淡中和的养生保健方法。而也有一些对人群的健康起消极作用,如迷信鬼神、求神问卦的问疾行为、不正确的健康观等。我们应积极发扬对健康有益的文化传统,限制或消除有害健康的文化传统。

现代社会科学技术的发展改变了人们的生活方式,影响着人群的健康,如由于科学技术的发展,繁重体力劳动的工作越来越少,改善了工作环境,对人群健康起到促进作用,但是,高度自动化、高新技术的应用使生产者工作节奏加快,要求更高的注意力,处于高度紧张状态,普遍感到工作压力增加,这又成为影响健康的新因素。另外,科学技术的发展为人类预防、控制疾病提供了保证条件,如对新发现疾病迅速判断其病因并寻找有效的防治手段;对慢性病的研究,使人们认识到,通过改变不健康生活方式,改善环境是控制慢性病的有效方法;认识到心理、社会因素对健康的重要性,为控制心理、社会因素所致疾病寻找到有效途径。现代科学技术,特别是医学技术的发展,为促进人类健康做出巨大贡献。

三、社会心理因素与健康

人们的心理状态是在社会化过程中逐步形成的,人们的认识意志和情感活动不仅是调控人们行为的支配力量,也在生活方式行为选择中起着导向的作用,这就不能不对个体和群体健康问题产生深刻的影响。

(一)情绪与健康

情绪是人在受到情景刺激时,经过是否符合自己需要的判断后,产生的行为、生理变化和对事物态度的主观体验。与健康有关的情绪内容包括情绪活动的强度、稳定性、持久性。情绪活动的强度,指情绪感染和支配强度以及情绪受意志控制的程度。有的情绪活动一经引起就比较强烈。这用意志的力量较难控制,对身体健康和工作生活的影响也较大。情绪的稳定程度是指情绪起伏和波动的程度,有的人容易引起情绪波动,意志控制的能力较差,对身体工作和生活的影响就较大。有的人情绪活动持续的时间比较长,对身体、工作和生活的影响比较大,而且影响深远,有的人情绪活动稍现即逝,对身体工作和生活的影响也很快消失。愉快的情绪能提高大脑及整个神经系统的张力,能充分发挥有机体的潜能,提高脑力和体力劳动的效力和耐力;从而有利于人体的健康长寿,不愉快的情绪会身体各种器官发生一系列的生理生化的变化,如姿态反常、心率改变、血压上升、瞳孔缩小、呼吸频率改变、消化机能受到抑制及血液黏度和血中化学成分变化,从而严重影响身心健康。现代医学研究证明,愤怒、焦虑时交感神经系统处于兴奋状态,心率加快,血压上升,结合其他生理因素,就可能引起心血管机能紊乱,出现高血压和冠心病等。由于受到刺激,在盛怒之下,引起心脏病突发,导致脑血栓或心肌梗死。忧愁痛苦时胃肠蠕动明显减慢,胃液分泌明显减少,胃肠机能受到严重扰乱,使人不思饮食,如果这种情绪状态长期持续下去,形成严重的不良状态,则会引发一系列胃肠疾病,如胃炎、胃溃疡、溃疡性结肠炎等。通过各种方式改变不良情绪,使人们经常生活在一个轻松愉快的心理环境之中,是保证身心健康的重要条件。

(二)应激与健康

应激是人在出乎意料的紧张情况所引起的复杂的生理和心理反应过程。这些突如其来的事件称为生活事件,是引起心理应激状态的应激源。应激源有来自自然界的、也有来自社会环境的,形成人们心理应激状态的常见应激源有工作情境、生活环境变化和社会生活事件。生活事件是日常生活中引发人们心理应激状态的主要应激源,是影响人们健康的主要原因,如何估价应激源的质和量及其对健康的影响程度,许多心理学家做了大量的研究,美国精神病专家霍尔姆斯(Holmes)等编制"生活事件心理应激评价表"对 5 000 多人进行了调查,以"生活变化单位"(LCU)作为评分标准,研究结果表明,一年内生活变化单位,累计不超过 150 单位,次年可能安然无恙,若一年累计为 150~300 单位,来年有 50% 可能要患病,若一年累计超过 300 单位,则来年有 70% 可能会患病。对这一结果,世界上许多学者进行了大量研究,普遍认为生活事件与疾病相关,基本上同意霍尔姆斯的结论。

四、生活行为与健康

生活行为是影响人们的健康因素之一。如饮食习惯、嗜好、起居、运动、风俗等。这些因素,即可以起促进健康的作用,也可以产生损害人们健康的因素。我们要提倡符合人体健康的行为,对不符合人群健康的行为加以限制和改变,这是促进健康的一项重要措施。

(一)饮食习惯与营养

不良饮食习惯的形式与自然环境、经济条件、文化素质等因素有关。如冰岛人多吃熏制的鳟鱼,该制品含有苯丙(a)芘等致癌物,使冰岛胃癌发生率很高。我国华北太行山区新鲜蔬菜极缺,居民常年吃酸菜,食道癌发病率很高。研究发现他们食用的酸菜含有致癌物质亚硝胺,并被具有致癌性的白地霉菌所污染。这种酸菜是该地区食道癌高发的一个重要因素。烧饭时火力太强而烧焦食品等不科学的烹调和饮食习惯也可诱发癌症。有些人在烹饪技术上沿用一些错误的经验,如长时间的闷煮新鲜蔬菜,捞饭时将米汤弃掉,这些烹调习惯会使大量的维生素破坏或流失。

还有些人就餐不规律,饮食不定时、不用早餐或进餐过快,暴饮、暴食、喜热饮等,结果引起许多消化系统疾病。随着生活水平的提高,有些人的膳食出现动物性食品多、高脂肪、高糖、低膳食纤维的特点,这种膳食的优点是能提供优质蛋白和足够的能量。但弊端也很多,如使心血管疾病、某些肿瘤、肥胖症和一些代谢疾病的发病率升高。

人体维生素和矿物质的摄取,其来源主要是蔬菜和水果。吃新鲜蔬菜过少是发生多种癌症特别是食管癌和胃癌的一个重要危险因素。

我们应重视营养问题,并在社区居民中普及营养知识,制定具体的营养卫生措施。

(二)起居

生活规律、饮食睡眠起居定时是符合健康的生活方式。按时作息,保证有足够的睡眠时间,可使人感到精神饱满,体力充沛,如果夜里睡不好,第二天就会精神不振,影响工作与学习。随着电视机的普及,看电视已成为许多人的主要娱乐活动,丰富了业余生活,但同时也改变了许多人的生活方式,许多人每天看电视的时间过长,长此下去对机体健康会有不良的影响。

（三）运动

随着现代社会的发展和科学技术的进步,人们的劳动条件大大改善,从事管理和文员工作的人越来越多,造成体力活动不足,许多人过着不太活动的生活,促使了各种疾病和早衰的发生。现代医学认为"生命在于运动",运动(包括体力劳动)可以提高身体新陈代谢,使各器官充满活力,推迟各器官的衰老改变,特别是对心血管系统,更是极为有益,中老年人运动显得更加重要。

（四）不良行为对健康的影响

不良行为也称为"偏离行为",是很多疾病的重要危险因素,现以吸烟、酗酒为例简述如下。

1. 吸烟　吸烟对人体健康有严重损害,科学研究证明,在烟雾中,含有多种化学物质,这些物质进入机体后,对许多器官组织的生理生化和代谢产生不良影响,吸烟可增加人口的总死亡率,并提高多种疾病的死亡率。吸烟可导致肺癌,长期吸烟可使慢性支气管炎、肺气肿、高血压、冠心病、脑血栓、脑出血、胃及十二指肠溃疡的发生与死亡率显著提高;吸烟污染环境,不吸烟的人若长期生活在吸烟造成的烟雾环境中,称为被动吸烟;吸烟诱发各种疾病,使有效工作日减少,医疗需求增加,生产力降低,使社会承受巨大损失。

要防治吸烟对人类的危害,目前可行的方法首先是加强健康教育,唤起整个社会的重视,使青少年不吸烟,帮助吸烟者戒烟;其次为限制吸烟,如规定不准在公共场所吸烟,限制售烟的时间、对象,提高烟草税收等。

2. 酗酒　人类饮酒有悠久的历史,少量饮酒有欣快作用,可改善血液循环促进新陈代谢,对人体有一定的益处,大量饮酒对神经系统可产生强烈的麻痹作用,对身体是有害的。过度饮酒对人体健康的损害在临床上主要表现为急性和慢性两类,急性酒精中毒,可引起心理行为障碍,并易导致一些疾病发生,如心绞痛,心肌梗死或脑出血等。慢性损害可导致酒瘾综合征,肝硬化、心血管疾病、神经精神疾病等。酗酒对社会带来多种严重问题,如急性酒精中毒可以促使车祸,打架斗殴、犯罪、家庭不和等发生率上升。

【复习思考题】

1. 环境对健康有什么影响?
2. 什么是职业病? 什么是工作有关疾病?
3. 行为生活方式对健康有什么影响? 社会经济、文化、心理因素是如何影响健康的?

第二章选择题

（董　宣　　马连娣）

第三章 社区居民健康研究的统计学方法

【学习目标】

1. 掌握社区居民健康研究的统计方法中基本概念;统计资料的类型;统计工作的基本步骤;t 检验、u 检验、χ^2 检验方法;医学参考值及总体参数的置信区间的意义与计算;能运用计算器进行计量资料和计数资料描述指标的计算。

2. 熟悉常用的统计图和统计表的适用范围。

3. 了解社区护理中常用的统计指标的意义及其计算。

【参考学时】 20 学时

第一节 基本概念与步骤

一、统计中的几个基本概念

(一)同质与变异

严格地讲,同质(homogeneity)是指被研究指标的影响因素相同。但在医学研究中有些影响因素往往是难以控制的,甚至是未知的,如遗传、营养等。因此,在实际工作中只有相对的同质,即可以把同质理解为影响被研究指标较大的、可以控制的主要因素尽可能相同。例如,研究儿童的身高,则要求影响身高这一指标较大的、易控制的因素如性别、年龄、民族、地区要相同,而不能控制的因素像遗传、营养等影响因素可以略去。同质基础上的各观察单位(亦称为个体)某项指标之间的差异称为变异(variation)。如同性别、同年龄、同民族、同地区儿童的身高有高有矮,体重有胖有瘦。因此,同质是相对的,变异是绝对的。统计学的任务就是在同质的基础上,对个体变异进行分析研究,揭示由变异所掩盖的同质事物内在的本质和规律。

(二)总体与样本

总体(population)是根据研究目的而确定的同质的个体(即观察单位)某项变量值的集合,例如,研究某地某年健康成年男性的身高,则该地该年所有健康成年男子的身高构成一个总体。该总体只包括有限个观察单位,称为有限总体。有时总体是抽象的,例如研究用某药治疗冠心病患者的疗效,其总体的同质基础是同用该药治疗的冠心病患者,而总体为设想用该药治疗的所有冠心病患者的治疗结果,这里没有确定的时间和空间范围的限制,因而观察单位数是无限的,称为无限总体。

实际工作中,经常是从总体中随机抽取一定数量的个体,由这部分个体某一变量值所组成的集合称为样本(sample),用样本信息来推断总体特征。从总体中抽取部分个体的过程称为抽样。抽样必须遵循随机化原则,即要使总体中每一个个体有同等的机会被抽取,同时样本的观察单位还要有足够的数量,这样的样本对总体有较好的代表性,能根据其统计量推断总体特征。

(三)参数和统计量

统计中把描述总体的指标统称为参数(parameter),描述样本的指标称为统计量(statistic)。如研究某地成年男子的血压时,总体血压的平均数指标称为参数,从中抽取 1 000 名男子进行测量血压所得到的该样本均数指标称为统计量。

(四)抽样误差

由于总体中的个体之间存在变异,在抽样研究中,样本统计量与总体参数不可能完全相同,即使是在同一总体中随机抽取的多个样本含量相同的样本,其样本统计量也不一定全相等,这种由于抽样所引起的样本统计量与总体参数之间的差异称为抽样误差(sampling error)。如某单位经普查成年男子的红细胞平均数为 $4.8 \times 10^{12}/L$,若在其中随机抽取 100 名成年男子,得其红细胞平均数为 $4.7 \times 10^{12}/L$。

(五)概率

概率(probability)是反映某一事件发生的可能性大小的量。常用符号 P 表示,范围在 $0 \sim 1$。$P \leq 0.05$ 和 $P \leq 0.01$ 分别表示事件发生的可能性小于或等于 0.05 和小于或等于 0.01。习惯上把 $P \leq 0.05$ 或 $P \leq 0.01$ 的事件称为小概率事件,表示某事件发生的可能性很小。

二、统计资料的类型

统计资料一般分为计量资料、计数资料与等级资料。不同类型的资料应用不同的分析方法。

(一)计量资料

用定量方法测量每个观察单位的某项指标的大小,所得的数值资料称为计量资料(measurement data),亦称数值变量资料,计量资料最大的特点是有度量衡单位。如调查 7 岁男童生长发育状况时,以人为观察单位,每名男童的身高(cm)、体重(kg)和血压(kPa)等数值为计量资料。

(二)计数资料

先将观察单位按某种属性或类别分组,然后清点各组的观察单位数,所得的资料称为计数资料(enumeration data),亦称无序分类资料。例如,调查某人群的血型分布,按 A、B、O、AB 型分组得各血型的人数为计数资料。

（三）等级资料

将观察单位按某种属性的不同程度分组,所得各组的观察单位数称为等级资料(ranked data),亦称有序分类资料。例如,临床疗效按控制、显效、好转和无效分组所得各组人数。等级资料介于计量资料与计数资料之间。

实际上,统计资料类型的划分是根据研究目的而确定的,根据分析的需要,三类资料可以相互转化。例如,每个人的血红蛋白量原始计量资料;若按临床血红蛋白诊断标准分为正常与异常,然后清点各组个数所得资料为计数资料;若将血红蛋白值按正常、轻度贫血、中度贫血、重度贫血,资料就转化为等级资料。

三、统计工作的基本步骤

统计工作可分为 4 个基本步骤,即设计、资料搜集、资料整理和资料分析。这 4 个步骤是相互联系,不可分割的。

（一）设计

设计(design)是统计工作的关键,是对统计工作全过程整体设想和安排。设计有调查设计和实验设计之分。

1. 调查设计　调查设计一般包括专业设计和统计设计。这里主要讲述统计设计,它包括资料搜集、整理与分析过程的设想和科学安排。关于搜集资料的调查计划,在整个设计中占主要地位,一般包括:① 明确调查目的和指标;② 确定调查对象和观察单位;③ 调查方法;④ 调查方式;⑤ 调查项目和调查表设计;⑥ 样本含量的估计。

2. 实验设计　实验设计是实验研究极其重要的一个环节。医学实验的基本要素包括处理因素、受试对象和实验效应 3 部分。如用某种铁制剂治疗缺铁性贫血患者,观察血红蛋白升高情况,该铁制剂即处理因素,缺铁性贫血患者即受试对象,血红蛋白的测量值即实验效应。实验设计应遵循对照、重复、随机的原则。

（二）资料搜集

资料搜集(data collection)的目的是获得及时、准确、完整的原始数据。医学统计资料主要来自 4 个方面。

1. 统计报表　如疫情报表、医院工作报表等,这些都是根据国家规定的报告制度,由医疗卫生机构定期逐级上报的。这些报表提供了较全面的居民健康状况和医疗卫生机构的主要数据,是总结、检查和制定卫生工作计划的重要依据。

2. 报告卡(单)　如传染病和职业病发病报告卡、肿瘤发病及肿瘤死亡报告卡、出生报告单及死亡报告单等。要做到及时填卡(单),防止漏报。例如,出生后不久即死亡的新生儿要同时填写出生报告单和死亡报告单。

3. 日常医疗卫生工作记录　如门诊病历、住院病历、健康检查记录、卫生监测记录等。要做到登记完整、准确、及时。

4. 专题调查或实验　一般统计报表和医院病历资料的内容都有局限性,要做到深入分析往往感到资料不全。经常采用专题调查或实验研究。

（三）资料整理

资料整理（date sorting）的目的是把杂乱无章的原始资料系统化、条理化，便于进一步计算统计指标和分析。资料整理的过程如下。

1. 在资料整理之前将收集到的数据和各种资料进行检查和核对。

2. 设计分组，可按质量分组和按数量分组。

（1）按质量分组　按质量分组即将观察单位按其属性或类别（如性别、职业、疾病分类、婚姻状况等）归类分组。

（2）按数量分组　按数量分组即将观察单位数值大小（如年龄大小、血压高低等）分组。两种分组往往结合使用，一般是在质量分组基础上进行数量分组。如先按性别分组，再按身高的数值大小分组。

3. 按分组要求设计整理表，进行手工汇总（划记法或分卡法）或编码后用计算机汇总。

（四）资料分析

按设计的要求，根据研究目的和资料的类型，对整理出的基础数据做进一步的资料分析（data analysis），结合专业知识，做出科学合理的解释。资料分析包括如下两个方面内容。

1. 统计描述（descriptive statistics）　将计算出的统计指标与统计表、统计图结合起来，全面描述资料的数量特征和分布规律。

2. 统计推断（inferential statistics）　即由样本信息推断出总体特征。医学研究一般是抽样研究，得到的是样本统计量，这并不是真正的研究目的，通过样本统计量进行总体参数的估计和假设性检验，以达到了解总体数量特征及其分布规律，才是真正的研究目的。

第二节　计量资料的分析

一、频数表的编制

医学实践中收集到的资料，一般是杂乱无章的，表面上不易看出其内在的规律性，常需要进行整理，使之系统化、条理化。分组整理就是根据研究目的，将数据按照某种标志进行分组，然后统计各组内的观察值的个数。不同组别的变量个数称为频数（frequency），将分组标志和相应的频数列表，称为频数分布表，简称频数表（frequency table）。

例 3.1　某地某年随机测量了该地 110 名 20 岁健康男大学生的身高（cm），资料如下，试编制频数表。

173.9	173.9	166.9	179.5	171.2	167.8	177.1	174.7	173.8	182.5
173.6	165.8	168.7	173.6	173.7	177.8	180.3	173.1	173.0	172.6
173.6	175.3	178.4	181.5	170.5	176.4	170.8	171.8	180.7	170.7
173.8	164.4	170.0	175.0	177.7	171.4	162.9	179.0	174.9	178.3

174. 5	174. 3	170. 4	173. 2	174. 5	173. 7	173. 4	173. 9	172. 9	177. 9
168. 3	175. 0	172. 1	166. 9	172. 7	172. 2	168. 0	172. 7	172. 3	175. 2
171. 9	168. 6	167. 6	169. 1	166. 8	172. 0	168. 4	166. 2	172. 8	166. 1
173. 5	168. 6	172. 4	175. 7	178. 8	169. 1	175. 5	170. 3	171. 7	164. 6
171. 2	169. 1	170. 7	173. 6	167. 3	170. 7	174. 7	171. 8	167. 3	174. 8
168. 5	178. 7	177. 3	165. 9	174. 0	170. 2	169. 5	172. 1	178. 2	170. 9
171. 3	176. 1	169. 7	177. 9	171. 1	179. 3	183. 5	168. 5	175. 5	175. 9

频数表编制步骤如下。

1. 求全距(range)　找出观察值中的最大值(183.5)和最小值(162.9),求出它们的差值即全距,常用 R 表示。本例 $R = 20.6$。

2. 确定组距和组段　相邻两组的最小值之差称组距,常用 i 表示,各组距可相等,也可不相等,一般用等距。组距的大小跟所分组数多少有关,医学资料以分成 10 ~ 15 组为宜。以分10组为例,$i = R/10$,取整数作组距。本例全距的 1/10 为 2.06,取整为 2,用等距共划分 11 个组段。第一组段应包括资料中最小值,最末组段应包括最大值,一般要求组段的起点为较整齐的数。本例第一组段的起点(即下限)取 162,其止点(即上限)为第二组段的起点即 164,然后每一组距(本例为 2)就成为一组段,最末组段应同时写出下限和上限,本例为 182 ~ 184。

3. 列表划记　按上述的组段序列排列制表,用正字划记法,将例 3.1 中的数据归纳到各组段中,最后清点出频数得频数表,表 3 - 1 中的第(2)、(3)栏。

表 3 - 1　110 名 20 岁健康男大学生身高(cm)的频数分布

身 高 组 段 (1)	划　　记 (2)	频　　数 (3)
162 ~	一	1
164 ~	正	4
166 ~	正正	9
168 ~	正正下	13
170 ~	正正正正	19
172 ~	正正正正正丁	27
174 ~	正正正一	16
176 ~	正下	8
178 ~	正下	8
180 ~	下	3
182 ~ 184	丁	2

由以上频数表可看出,频数分布有两个重要特征:集中趋势和离散趋势。集中趋势即频数分布向中央部分集中;离散趋势即频数分布由中央到两侧逐渐减少。频数分布可为① 对称分布或近似正态分布,即集中位置在正中,两侧频数分布大致对称,如表 3－1;② 偏态分布,即集中位置偏向一侧,频数分布不对称,若集中位置偏向数值小的一侧,称为正偏态分布;若集中位置偏向数值大的一侧,称为负偏态分布。不同类型的分布,应采用相应描述指标和统计分析方法。

二、集中趋势的指标

描述计量资料频数分布的集中趋势指标,即平均数(average)。平均数是用来描述一组同质计量资料集中趋势的指标,表示一组变量值的平均水平,是一组变量值的代表值。平均数是统计中应用最广泛、最重要的一个指标体系,常用的有算术均数、几何均数、中位数 3 个指标。

(一) 算术均数

算术平均数(arithmetic mean)简称均数(mean)。习惯上以 $\overline{X}$ 表示样本均数,以希腊字母 μ 表示总体均数。均数适用于对称分布,特别是正态或近似正态分布的计量资料,其计算方法有直接法和加权法。

1. 直接法 当样本的观察值个数不多时,将各观察值 $X_1, X_2, \cdots, X_n$ 相加再除以观察值的个数 n(样本含量)即得均数。其公式为:

$$\overline{X} = \frac{X_1 + \cdots + X_n}{n} = \frac{\sum X_i}{n} \qquad (i = 1, 2, 3, \cdots, n) \qquad \text{公式(3.1)}$$

式中,希腊字母 $\sum$(读作 sigma)是求和的符号。

例 3.2 某地 11 名 20 岁健康男大学生身高(cm)分别为 174.9,173.1,171.8,179.0,173.9,172.7,166.2,170.8,171.8,172.1,168.5。试计算其均数。

$$\overline{X} = \frac{\sum X}{n} = \frac{174.9 + 173.1 + \cdots + 168.5}{11} = \frac{1\,894.8}{11} = 172.25(\text{cm})$$

2. 加权法 当观察值个数较多时,可先将各观察值分组归纳成频数表,用加权法求均数。其计算步骤如例 3.1。其公式为:

$$\overline{X} = \frac{f_1 x_1 + f_2 x_2 + \cdots + f_k x_k}{f_1 + f_2 + \cdots + f_k} = \frac{\sum fx}{\sum f} \qquad \text{公式(3.2)}$$

式中,k 为组段数;$f_1, f_2, \cdots, f_k$ 分别为各组段的频数;$x_1, x_2, \cdots, x_k$ 分别为各组段的组中值,组中值为本组段的下限与相邻较大组段的下限相加除以 2,如"162 ~"组段的组中值 $x_1 = (162+164)/2 = 163$,余仿此。

例 3.3 对表 3－1 资料用加权法计算平均身高值,计算过程见表 3－2。

$$\overline{X} = \frac{\sum fx}{\sum f} = \frac{19\,000}{110} = 172.73(\text{cm})$$

110 名 20 岁健康男大学生身高的均数为 172.73 cm。

(二) 几何均数

几何均数(geometric mean)用 G 表示。常用于等比级数资料和对数对称分布,尤其是对数

表 3 - 2   110 名 20 岁健康男大学生身高(cm)均数的计算表(加权法)

身高组段 (1)	组中值 x (2)	频数 f (3)	f_x (4) = (2) × (3)
162 ~	163	1	163
164 ~	165	4	660
166 ~	167	9	1 503
168 ~	169	13	2 197
170 ~	171	19	3 249
172 ~	173	27	4 671
174 ~	175	16	2 800
176 ~	177	8	1 416
178 ~	179	8	1 432
180 ~	181	3	543
182 ~ 184	183	2	366
合　计		110($\sum f$)	19 000($\sum fx$)

正态分布的计量资料。对数正态分布即原始数据呈偏态分布,经对数变换后(用原始数据的对数值 lgX 代替 X)服从正态分布。其计算方法有直接法和加权法。

1. 直接法　当观察值个数 n 不多时,直接将 n 个观察值($X_1, X_2, \cdots, X_n$)的乘积开 n 次方。其计算公式为:

$$G = \sqrt[n]{X_1 \cdot X_2 \cdot \cdots \cdot X_n} \qquad\qquad 公式(3.3)$$

利用对数性质,上述公式可表达为:

$$G = \lg^{-1}\left(\frac{\lg X_1 + \lg X_2 + \cdots + \lg X_n}{n}\right) = \lg^{-1}\left(\frac{\sum \lg X}{n}\right) \qquad 公式(3.4)$$

例 3.4　设有 6 份血清的抗体效价为 1∶10, 1∶20, 1∶40, 1∶80, 1∶80, 1∶160。求其平均效价。

本例可将各抗体效价的倒数代入公式(3.4),求平均效价数的倒数。

$$G = \lg^{-1}\left(\frac{\lg 10 + \lg 20 + \lg 40 + \lg 80 + \lg 80 + \lg 160}{6}\right) = \lg^{-1}(1.652\ 2) = 45$$

该 6 份血清的平均抗体效价为 1∶45。

2. 加权法　当观察值个数 n 较多时,先将观察值分组归纳成频数表,再用公式(3.5)计算。

$$G = \lg^{-1}\left(\frac{\sum f \lg X}{\sum f}\right) \qquad\qquad 公式(3.5)$$

式中,X 为各组段的效价或滴度的倒数(等比级数资料时)或各组段的组中值(对数正态分布资料时);f 为各组段所对应频数。

例 3.5　30 名麻疹易感儿童接种麻疹疫苗一个月后,血凝抑制抗体滴度及频数如表 3 - 3

第(1)、(2)栏,试求其平均抗体滴度。

表 3 - 3　平均抗体滴度计算表

抗体滴度 (1)	人数 f (2)	滴度倒数 X (3)	$\lg X$ (4)	$f\lg X$ (5) = (2)×(4)
1:8	2	8	0.903 1	1.806 2
1:16	6	16	1.204 1	7.224 6
1:32	5	32	1.505 1	7.525 5
1:64	10	64	1.806 2	18.062 0
1:128	4	128	2.107 2	8.428 8
1:256	2	256	2.408 2	4.816 4
1:512	1	512	2.709 3	2.709 3
合　　计	30($\sum f$)			50.572 8($\sum f\lg X$)

$$G = \lg^{-1}\left(\frac{\sum f\lg X}{\sum f}\right) = \lg^{-1}\left(\frac{50.572 8}{30}\right) = 48.5$$

30 名麻疹易感儿童免疫后的平均血凝抑制滴度为 1:48.5。

(三) 中位数

中位数(median)是一组由小到大按顺序排列,位置居中的变量值,用 M 表示。它常用于描述偏态分布资料的集中趋势。中位数不受个别特小或特大观察值的影响,特别是分布末端无确定数据不能求均数和几何均数,但可求中位数。计算方法有直接法和频数表法。

1. 直接法　当 n 较小时,可直接由原始数据求中位数。先将观察值由小到大按顺序排列,再按公式(3.6)或公式(3.7)计算。

$$n \text{ 为奇数时}, M = X_{\left(\frac{n+1}{2}\right)} \qquad \text{公式(3.6)}$$

$$n \text{ 为偶数时}, M = \frac{1}{2}\left[X_{\frac{n}{2}} + X_{\left(\frac{n}{2}+1\right)}\right] \qquad \text{公式(3.7)}$$

式中,n 为观察值的总个数,X 的右下标$\left(\frac{n+1}{2}\right)$、$\left(\frac{n}{2}\right)$和$\left(\frac{n}{2}+1\right)$为有序数列中观察值的位次,$X_{\left(\frac{n+1}{2}\right)}$、$X_{\left(\frac{n}{2}\right)}$和$X_{\left(\frac{n}{2}+1\right)}$为相应位次上的观察值。

例 3.6　某病患者 9 名,其发病的潜伏期分别为 2,3,3,3,4,5,6,9,16 天,求中位数。

本例 $n=9$,为奇数,按公式(3.6)计算

$$M = X_{\left(\frac{n+1}{2}\right)} = X_5 = 4(\text{天})$$

若上例在第 20 天又发现一名患者,则患者数增为 10 名,n 为偶数,按公式(3.7)计算

$$M = \frac{1}{2}\left[X_{\left(\frac{10}{2}\right)} + X_{\left(\frac{10}{2}+1\right)}\right] = \frac{1}{2}(X_5 + X_6) = \frac{1}{2}(4 + 5) = 4.5(\text{天})$$

2. 频数表法　当 n 较大时,先将观察值分组归纳成频数表,再按组段由小到大计算累计

频数和累计频率。如表 3 - 4 中的(3)、(4)两栏,然后按公式(3.8)计算。

$$M = L + \frac{i}{f}\left(\frac{n}{2} - \sum f_L\right) \qquad \text{公式(3.8)}$$

式中,L 为中位数(即累计频率为 50%)所在组段的下限;i 为该组段的组距;f 为该组段的频数;$\sum f_L$ 为小于 L 的各组段的累计频数;n 为总例数。

例 3.7 求表 3 - 4 中数据的中位数

表 3 - 4 164 名食物中毒患者潜伏期分布表

潜伏期/h (1)	人数 f (2)	累计频数 Σf (3)	累计频率/% (4)
0 ~	25	25	15.2
12 ~	58	83	50.6
24 ~	40	123	75.0
36 ~	23	146	89.0
48 ~	12	158	96.3
60 ~	5	163	99.4
72 ~ 84	1	164	100.0

由表 3 - 4 可见,50% 在"12 ~"组段内,则 $L = 12$,$i = 12$,$f = 58$,$\sum f_L = 25$,$n = 164$,按式(3.8)计算:

$$M = L + \frac{i}{f}\left(\frac{n}{2} - \sum f_L\right) = 12 + \frac{12}{58}\left(\frac{164}{2} - 25\right) = 23.8(\text{h}) \qquad \text{公式(3.9)}$$

三、离散趋势的指标

计量资料的频数分布有集中趋势和离散趋势两个主要特征,只有把两者结合起来,才能全面地认识事物,通过例 3.8 可进一步说明这一问题。

例 3.8 有 3 组同龄男孩体重(kg)如下,其平均体重 $\overline{X}$ 都是 30(kg),试分析其离散趋势。

甲组	26	28	30	32	34
乙组	24	27	30	33	36
丙组	26	29	30	31	34

虽然三组资料的均数相等,即集中趋势相同,但各组内数据参差不齐的程度(变异度)不同,也就是说三组的离散趋势不同。

描述一组同质计量资料离散趋势的常用指标有全距(range)、四分位数间距、方差(varlance)和标准差(standard devlation),其中方差和标准差最常用。下面仅介绍全距、方差和标准差。

(一)全距

全距亦称极差,用 R 表示。全距是一组观察值中最大值与最小值之差,用于反映个体变异范围的大小。全距大,说明变异度大;反之,说明变异度小。如例 3.8 中乙组全距为 12(kg),比甲、丙两组 8(kg)大,表明乙组变异度大。全距适用于任何分布的计量资料(末端无确切数值者除外)。

用全距来表达变异度的大小,简单明了,故曾广为使用。但它不能反映组内所有数据的变异度,如上述甲、丙两组变异度的差异就反映不出来;其更大的缺点是易受个别特大或特小数值的影响,往往样本越大,全距亦会越大。

(二)方差和标准差

为了克服极差的缺点,需全面考虑组内每个观察值的离散情况。因为组内每一观察值(亦称变量值)与总体均数的距离大小都会影响总体的变异度,故有人提出以各变量值离均差($X-\mu$)的平方和除以变量值的总个数 N,来反映变异度大小,称为总体方差,用 σ^2 示之。

$$\sigma^2 = \frac{\sum(X-\mu)^2}{N} \qquad 公式(3.10)$$

由上式可见,各个离均差平方后,原来的度量单位变成了平方单位。为了用原单位表示而将总体方差开方,称为总体标准差。

$$\sigma = \sqrt{\frac{\sum(X-\mu)^2}{N}} \qquad 公式(3.11)$$

以上是总体方差和标准差。实际工作中经常得到的是样本资料,μ 是未知的,只能用样本均数 $\overline{X}$ 来代替 μ,用样本含量 n 代替 N,按公式(3.11)算得的标准差常比 σ 小,美国统计学家 W. S. Gosset 提出用 $n-1$ 代替 n,求得样本标准差 s,即

$$s = \sqrt{\frac{\sum(X-X)^2}{n-1}} \qquad 公式(3.12)$$

式中的 $n-1$,在统计学上称为自由度(degree of freedom)。

数学上可以证明离均差平方和 $\sum(X-\overline{X})^2 = \sum X^2 - \left(\frac{\sum X}{n}\right)^2$,故公式(3.12)可演变为:

$$直接法: s = \sqrt{\frac{\sum X^2 - \frac{(\sum X)^2}{n}}{n-1}} \qquad 公式(3.13)$$

$$加权法: s = \sqrt{\frac{\sum fX^2 - \frac{(\sum fX)^2}{\sum f}}{\sum f-1}} \qquad 公式(3.14)$$

方差与标准差适用于对称分布,特别是正态或近似正态分布资料。

例 3.9 试分别计算例 3.8 中三组男孩体重资料的标准差。

甲组:$n=5$,$\sum X = 26+28+30+32+34 = 150$

$$\sum X^2 = 26^2+28^2+30^2+32^2+34^2 = 4\,540$$

按公式(3.13):$S_甲 = \sqrt{\frac{4\,540 - \frac{(150)^2}{5}}{5-1}} = 3.16(kg)$

乙组:$n = 5, \sum X = 150, \sum X^2 = 4\ 590$

$$S_乙 = \sqrt{\frac{4\ 590 - \frac{(150)^2}{5}}{5 - 1}} = 4.74(\text{kg})$$

丙组:$n = 5, \sum X = 150, \sum X^2 = 4\ 534$

$$S_丙 = \sqrt{\frac{4\ 534 - \frac{(150)^2}{5}}{5 - 1}} = 2.92(\text{kg})$$

以上计算表明:$S_丙 < S_甲 < S_乙$,亦即乙组的变量度最大,甲组次之,丙组最小。

例3.10　求表3-2中110名20岁健康男大学生身高的标准差。

由表3-2,已知$\sum f = 110, \sum fx = 19\ 000$,再用第(2)栏乘第(4)栏后相加得$\sum fx^2$。如本例,$\sum fx^2 = 163 \times 163 + 165 \times 660 + \cdots + 183 \times 366 = 3\ 283\ 646$代入公式(3.14)

$$S = \sqrt{\frac{3\ 283\ 646 - \frac{(19\ 000)^2}{110}}{110 - 1}} = 4.09(\text{cm})$$

标准差主要有如下几个方面的应用。

1. 表示观察值的变异程度(或离散程度)

(1)在两组(或几组)资料均数相近、度量单位相同的条件下,标准差大,表示观察值的变异度大,即各观察值离均数较远,均数的代表性较差;反之,表示各观察值多集中在均数周围,均数的代表性较好。

(2)若比较度量单位不同或均数相差悬殊的两组(或几组)观察值的变异度时,需计算变异系数(coefficient of variation,用CV表示)进行比较,其计算公式为:

$$CV = \frac{s}{\bar{X}} \times 100\% \qquad\qquad 公式(3.15)$$

式中s为样本标准差,$\bar{X}$样本均数。

例3.11　某地调查20岁男大学生110名,其身高均数为172.73(cm),标准差为4.09(cm);其体重均数为55.04(kg),标准差为4.10(kg),欲比较两者变异度何者为大,宜先计算变异系数再比较。

$$身高\ CV = \frac{4.09}{172.73} \times 100\% = 2.37\%$$

$$体重\ CV = \frac{4.10}{55.04} \times 100\% = 7.45\%$$

由此可见,该地20岁男大学生体重的变异度大于身高的变异度,说明身高这个指标比较稳定。

2. 结合均数描述正态分布的特征和估计医学参考值范围。

3. 结合样本含量n计算标准误。

四、正态分布及其应用

（一）正态分布

1. **正态分布的图形**　将表3-1的110名20岁健康男大学生身高频数分布绘制成图（图3-1A），可见高峰位于中部，左右两侧大致对称。可以设想，如果抽样观察例数逐渐增多，组段不断分细，就会逐渐形成一条高峰位于中央（均数所在处）、两侧完全对称地降低、但永远不与横轴相交的钟形曲线（图3-1C），这条曲线近似于数学上的正态分布（normal distribution）曲线。

统计学家按其变化参数，推导出正态分布密度函数 $f(X)$ 表达式为：

$$f(X) = \frac{1}{\sigma\sqrt{2\pi}} e^{-\frac{1}{2}\left(\frac{X-\mu}{\sigma}\right)^2} \qquad -\infty < X < +\infty \qquad \text{公式（3.16）}$$

式中，μ 为均数；σ 为标准差；π 为圆周率；e 为自然对数的底，即2.718 28。以上均为常数，仅 X 为变量。

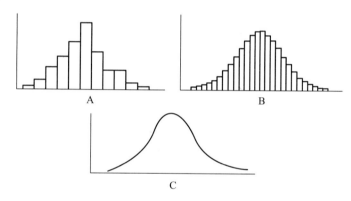

图3-1　频数分布逐渐接近正态分布

为了应用方便，常将公式（3.16）进行变量变换——u 变换（即 $u = \frac{(X-\mu)}{\sigma}$），$u$ 变换后，$\mu = 0$，$\sigma = 1$，使原来的正态分布变换为标准正态分布（standard normal distribution），亦称 u 分布，如图3-2B。

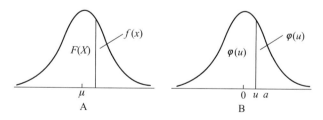

图3-2　正态分布与标准正态分布的面积与纵高

A. 正态分布；B. 标准正态分布

此时,式(3.16)变换成:

$$\varphi(u) = \frac{1}{\sqrt{2\pi}}e^{-\frac{u^2}{2}} \qquad -\infty < u < +\infty \qquad 公式(3.17)$$

式中,$\varphi(u)$为标准正态分布的密度函数,即纵轴高度。

根据 X 和 u 的不同取值,分别按式(3.16)和式(3.17)可以绘出正态分布和标准正态分布的图形(图3-2)。

2. 正态分布的特征　由公式(3.16)、公式(3.17)可看出正态分布有下列特征:① 正态曲线(normal curve)在横轴上方均数处最高。② 正态分布以均数为中心,左右对称。③ 正态分布两个参数(parameter),即均数 μ 和标准差 σ;常用 $N(\mu,\sigma)$ 表示均数为 μ、标准差为 σ 的正态分布;所以标准正态分布用 $N(0,1)$ 表示。④ 正态曲线下的面积分布有一定的规律。

3. 正态曲线下面积的分布规律　正态曲线下一定区间的面积可以通过对公式(3.16)和公式(3.17)积分求得。为了省去计算的麻烦,将公式(3.17)编成了附录4"标准正态分布曲线下的面积",通过查表可求出正态曲线下某区间的面积,进而估计该区间的观察例数占总例数的百分数或变量值落在该区间的概率。查表时应注意:① 表中曲线下面积为自 $-\infty$ 到 u 的面积;② 当 μ,σ 已知时,先根据 u 变换(即 $u = \frac{(X-\mu)}{\sigma}$)求得 u 值,再查表;③ 当 μ,σ 未知且样本含量 n 足够大时,常用样本均数 $\overline{X}$ 和样本标准差 s 分别代替 μ 和 σ 进行 u 变换[即 $u = \frac{(X-\overline{X})}{s}$],求得 u 的估计值,再查表;④ 曲线下对称于0的区间面积相等,如区间($-\infty$,-1.96)与区间(1.96,$+\infty$)的面积相等;⑤ 曲线下横轴上的总面积为100%或1。

下面三个区间的面积应用较多,要求记住,并结合图3-3理解其意义。① 标准正态分布时区间($-1,1$)或正态分布时区间($\mu-1\sigma,\mu+1\sigma$)的面积占总面积的68.27%;② 标准正态分布时间($-1.96,1.96$)或正态分布时区间($\mu-1.96\sigma,\mu+1.96\sigma$)的面积占总面积的95.00%;③ 标准正态分布区间($-2.58,2.58$)或正态分布时间区($\mu-2.58\sigma,\mu+2.58\sigma$)的面积占总面积的99.00%。

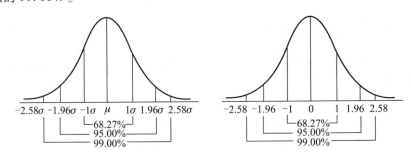

图3-3　正态与标准正态曲线及其面积分布

（二）正态分布的应用

1. 估计频数分布　在实际工作中,对于总体均数 μ 和总体标准差 σ 往往不易知道,而只能用样本进行估计,如果资料呈正态分布或近似正态分布,并且样本容量足够大($n>100$),则

可以用样本均数 $\overline{X}$ 作为总体均数 μ 的估计值,用样本标准差 s 作为总体标准差 σ 的估计值。例如,由表3-1和图3-1可知:某地110名20岁健康男大学生的身高呈近似正态分布,并且算得样本均数 $\overline{X} = 172.73$,样本标准差 $s = 4.09$。根据正态曲线下面积的分布规律,可以估计其频数分布如表3-5。

表3-5 某地110名20岁健康男大学生身高(cm)的实际分布与理论分布比较

区 间	身高范围	实际分布		理论分布	
		人数	%	人数	%
$\overline{X} \pm 1.0s$	168.64 ~ 176.82	75	68.18	74	68.27
$\overline{X} \pm 1.96s$	164.71 ~ 180.75	107	97.27	104	95.00
$\overline{X} \pm 2.58s$	162.18 ~ 183.28	109	99.00	109	99.00

2. 制定医学参考值范围 医学参考值范围也称为正常值范围。正常值是指正常人体或动物体的各种生理常数,正常人体液和排泄物中某种生理、生化指标或某种元素的含量以及人体对各种试验的正常反应值等。由于存在变异,各种数据不仅因人而异,而且同一个人还会随机体内外环境的改变而改变,因而需要确定其波动的范围,即正常值范围。

对于某项生理指标,随机抽取一个大样本后,如何利用正态分布制定其正常值范围,可参照表3-6。

表3-6 正常值范围的制定

%	正态分布		
	双 侧	单 侧	
		只有下限	只有上限
90	$\overline{X} \pm 1.64s$	$\overline{X} - 1.28s$	$\overline{X} + 1.28s$
95	$\overline{X} \pm 1.96s$	$\overline{X} - 1.64s$	$\overline{X} + 1.64s$
99	$\overline{X} \pm 2.58s$	$\overline{X} - 2.33s$	$\overline{X} + 2.33s$

例3.12 某地调查正常成年男子144人的红细胞数(近似正态分布),得均数 $\overline{X} = 55.38 \times 10^{12}/L$,标准差 $s = 0.44 \times 10^{12}/L$。试估计该地成年男子红细胞数的95%参考值范围。

因红细胞过多或过少均为异常,故此参考值应是双侧范围。又因为此指标近似正态分布,故可用正态近似法求95%参考值范围的上、下限如下。

下限: $\overline{X} - 1.96s = 55.38 - 1.96 \times 0.44 = 54.52(\times 10^{12}/L)$

上限: $\overline{X} + 1.96s = 55.38 + 1.96 \times 0.44 = 56.24(\times 10^{12}/L)$

例3.13 某地调查110名健康成年男子的第一秒肺通气量得均数 $\overline{X} = 4.2(L)$,标准差 $s = 0.7(L)$。试估计该地成年男子第一秒肺通气量的95%参考值范围。

因为肺通气量仅过低属异常,故此参考值范围仅有下限的单侧参考值范围。因此其95%参考值范围如下:

下限：$\overline{X} - 1.64s = 4.2 - 1.64 \times 0.7 = 3.052(\text{L})$

即该地成年男子第一秒肺通气量95%参考值范围为：不低于 3.052(L)。

3. 质量控制　为了控制实验中的检测误差，常以 $\overline{X} \pm 2s$ 作为上、下警戒值，以 $\overline{X} \pm 3s$ 作为上、下控制值。这里的 $2s$ 和 $3s$ 是 $1.96s$ 与 $2.58s$ 的近似值。以 $\overline{X} \pm 2s$ 为警戒值和以 $\overline{X} \pm 3s$ 为控制值的依据是：正常情况下检测误差服从正态分布。

4. 统计方法的基础　正态分布是许多统计方法的基础。本章所介绍的 t 检验、u 检验等统计方法均要求分析的指标服从正态分布。

五、均数的抽样误差与标准误

（一）标准误的意义与计算

在社区卫生服务和医学科学研究工作中，往往难以对所研究总体包含的每一个个体逐一进行观察，通常采用抽样的研究方法，即从总体中随机抽取部分个体（即样本）进行观察与研究，再根据样本的研究结果对总体进行估计。例如，要了解某地 20 岁健康男大学生身高的总体均数，不必对该地所有 20 岁健康男大学生进行一一测量，而只要从中随机抽取部分个体作为样本，然后通过对该样本中每个个体进行测量和分析，从而对该地所有 20 岁健康男大学生的身高（即总体）情况进行估计。这种在总体中随机抽取部分个体作为样本进行研究，以推断总体的方法，称为抽样研究方法。

在抽样研究中必须遵循随机化原则，以保证样本的代表性。但由于总体中的个体之间存在着变异，因此从同一总体中随机抽取容量相等的多个样本，其样本均数有大有小，不可能完全相同，也不可能恰好都等于总体均数。如前述从某地随机抽取 110 名 20 岁健康男大学生，测量其身高，计算其均数为 172.73 cm，由于存在变异，用样本算得的样本均数 $\overline{X}$ 往往不等于总体均数 μ；若再从该地 20 岁健康男大学生中随机抽取容量皆为 110 人的多个样本，因各样本包含的个体不同，所得的各个样本均数也不一定都相等，这种由于个体变异产生的、抽样造成的样本均数与总体均数之间差异或各样本均数之间差异称为均数的抽样误差（sampling error）。

在抽样研究中，抽样误差是不可避免的，但可以估计其大小。样本的抽样误差的大小通常用标准误来表示。标准误（standard error, SE）是用来表示样本均数间离散程度的指标，标准误越小，说明抽样误差越小，即样本均数越接近。反之，标准误越大，说明抽样误差较大，即样本均数与总体均数距离较远。

数理统计推理和中心极限定理表明：① 从正态总体 $N(\mu,\sigma)$ 中，随机抽取容量为 n 的样本，样本均数 $\overline{X}$ 也服从正态分布；即使从偏态总体中随机抽样，当 n 足够大时（如 $n > 50$），$\overline{X}$ 的分布也近似服从正态分布。② 从正态分布 (μ,σ) 或偏态分布的总体中，抽取容量为 n 的样本，样本均数 $\overline{X}$ 的总体均数为 μ，标准差用 $\sigma_{\overline{X}}$ 表示，则 $\sigma_{\overline{X}}$ 可按下式计算：

$$\sigma_{\overline{X}} = \frac{\sigma}{\sqrt{n}} \qquad\qquad 公式(3.18)$$

在实际应用中，总体标准差 σ 常常未知，用样本标准差 S 来估计。因此均数标准误的估计值为：

$$S_{\overline{X}} = \frac{S}{\sqrt{n}} \qquad\qquad 公式(3.19)$$

如前述某地 110 名 20 岁健康男大学生,已求得其身高均数 $\overline{X} = 172.73(\mathrm{cm})$,标准差 $S = 4.09(\mathrm{cm})$,则标准误为:

$$S_{\overline{X}} = \frac{S}{\sqrt{n}} = \frac{4.09}{\sqrt{110}} = 0.39(\mathrm{cm})$$

(二)t 分布

在前面正态分布中曾提到,为了应用方便,常将正态变量进行变量变换——u 变换[$u = \frac{(X - \mu)}{\sigma}$],使一般的正态分布变换为标准正态分布。在正态分布总体中以固定 n 抽取若干样本时,样本均数 $\overline{X}$ 的分布仍服从正态分布,即 $N(\mu, \sigma_{\overline{X}})$。那么,对此进行 u 变换[$u = \frac{(\overline{X} - \mu)}{\sigma_{\overline{X}}}$],也可变换为标准正态分布 $N(0,1)$,如图 3 - 4。

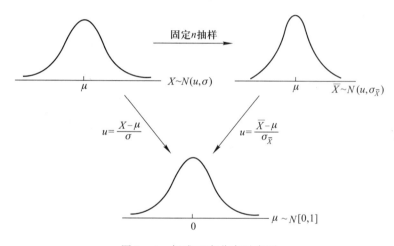

图 3 - 4 标准正态分布示意图

由于实际工作中,σ 往往是未知的,常用 $S_{\overline{X}}$ 作为 $\sigma_{\overline{X}}$ 的估计值,为与 u 变换区别,称为 t 变换[$t = \frac{(\overline{X} - \mu)}{S_{\overline{X}}}$],t 值的分布称为 t 分布(t-distribution)。t 分布的特征:① 是以 0 为中心的对称分布的曲线;② 其形态变化与 n(确切地说与自由度 ν)大小有关。自由度 ν 越大,t 分布越接近 u 分布;自由度越小,t 分布中间越低平且两端向外伸展,所以 t 分布不是一条曲线,而是一簇曲线,如图 3 - 5。因此,t 曲线下面积为 95% 或 99% 的界值不是一个常量,而是随自由度大小而变化的。为了便于应用,统计学上根据自由度大小与 t 曲线下面积的关系,换算出 t 值表(见附录3)以备参考。因 t 分布是以 0 为中心的对称分布,故 t 值表只列出正值,若算得的 t 值为负值时,可用其绝对值查表。

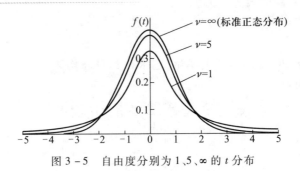

图 3 - 5　自由度分别为 1、5、∞ 的 t 分布

(三) 标准误的应用

1. 用来描述样本均数的分布状态　同类性质的资料,标准误愈小(即抽样误差愈小),表示样本均数与总体均数愈接近,说明用样本均数推断总体均数的可靠性愈大;反之,标准误愈大(即抽样误差愈大),表示样本均数愈远离总体均数,说明用样本均数推断总体均数的可靠性愈小。在医学文献中常用 $\overline{X} \pm S_{\overline{X}}$ 表示资料的均数极其可靠程度。

2. 总体均数置信区间(confidence interval)的估计　用样本指标(统计量)来估计总体指标(参数),称为参数估计。是抽样研究的主要目的之一。参数估计的方法有两种。一是点(值)估计(point estimation),如用样本均数估计总体均数。该法简单,但未考虑抽样误差,而抽样误差在抽样研究中又是不可避免的;二是用区间估计(interval estimation),即按一定的置信度估计未知总体均数所在范围。统计上习惯用 95% (或 99%)置信区间表示总体均数 μ 有 95% (或 99%)的可能在某一范围。下面以总体均数 μ 的 95% 置信区间为例,介绍其计算公式。σ 已知时按正态分布原理计算,σ 未知时按 t 分布原理计算。

(1) σ 已知时:由 u 分布可知,正态曲线下有 95% 的 u 值在 ±1.96 之间,即:

$$- 1.96 \leqslant u \leqslant + 1.96$$

$$- 1.96 \leqslant \frac{\overline{X} - \mu}{\sigma_{\overline{X}}} \leqslant 1.96$$

故总体均数 μ 的 95% 置信区间为:

$$(\overline{X} - 1.96\sigma_{\overline{X}}, \overline{X} + 1.96\sigma_{\overline{X}}) \qquad \text{公式(3.20)}$$

(2) σ 未知,但 n 足够大(如 $n > 100$)时:由 t 分布可知,当自由度 ν 越大,t 分布越逼近 u 分布,此时 t 曲线下有 95% 的 t 值在 ±1.96 之间,即

$$- 1.96 \leqslant t \leqslant + 1.96$$

$$- 1.96 \leqslant \frac{\overline{X} - \mu}{S_{\overline{X}}} \leqslant 1.96$$

故总体均数 μ 的 95% 置信区间为:

$$(\overline{X} - 1.96 S_{\overline{X}}, \overline{X} + 1.96 S_{\overline{X}}) \qquad \text{公式(3.21)}$$

(3) σ 未知且 n 小时:某自由度 ν 的 t 曲线下有 95% 的 t 值在 $\pm t_{0.05}(\nu)$ 之间,即

$$- t_{0.05}(\nu) \leqslant t \leqslant t_{0.05}(\nu)$$

$$- t_{0.05}(\nu) \leqslant \frac{X - \mu}{S_{\overline{X}}} \leqslant t_{0.05}(\nu)$$

故总体均数 μ 的95%置信区间为:

$$(\overline{X} - t_{0.05}(\nu)S_{\overline{X}}, \overline{X} + t_{0.05}(\nu)S_{\overline{X}}) \qquad \text{公式}(3.22)$$

例3.14 由例3.1某地110名20岁健康男大学生的身高资料,算得身高均数 $\overline{X}$ 为172.73(cm),标准差为4.09(cm),试估计该地20岁健康男大学生身高均数的95%置信区间。

该例 $n = 110$, n 较大,按公式(3.21)计算

$$\left(172.73 - 1.96 \times \frac{4.09}{\sqrt{110}}, 172.3 + 1.96 \times \frac{4.09}{\sqrt{110}}\right) = (171.97, 173.49)$$

该地20岁健康男大学生身高均数的95%的置信区间为171.97~173.49(cm)。

例3.15 某地11名20岁健康男大学生身高资料得出 $\overline{X}$ 为172.25(cm),S 为3.31(cm),试估计该地20岁健康男大学生身高均数的95%置信区间。

该例 $n = 11$, n 较小,按式(3.22)计算。$V = 11 - 1 = 10$,由 t 值表查得 $t_{0.05}(10) = 2.228$。

$$(172.25 - 2.228 \times 3.31/\sqrt{11}, 172.25 + 2.228 \times 3.31/\sqrt{11}) = (170.03, 174.47)$$

该地20岁健康男大学生身高均数的95%置信区间为170.03~174.47(cm)。

3. 应用于样本均数的假设性检验。

六、t 检验与 u 检验

(一)假设检验的基本步骤

从同一总体中以固定 n 随机抽样,由于抽样误差的影响,样本均数 $\overline{X}$ 与总体均数 μ 往往不相等,且两个样本均数 $\overline{X}_1$ 和 $\overline{X}_2$ 也往往不相等。因此在实际工作中遇到样本均数与总体均数间或样本均数与样本均数间不相等时,要考虑两种可能:① 由于抽样误差所致;② 两者来自不同总体。如何做出判断?统计上是通过假设检验(hypothesis testing),又称显著性检验(significance test),来回答这个问题。

下面以样本均数 $\overline{X}$ 与总体均数 μ 比较的假设检验为例,介绍假设检验的基本步骤。

1. 建立假设和确定检验水准 假设有二:一是原假设(null hypothesis),符号为 H_0。假设两总体均数相等($\mu = \mu_0$),即样本均数 $\overline{X}$ 所代表的总体均数 μ 与总体均数 μ_0 相等。$\overline{X}$ 和 μ_0 差别仅仅由抽样误差所致;二是备择假设(alternative hypothesis),符号为 H_1。两者都是根据推断的目的提出的对总体特征的假设。这里还有双侧检验和单侧检验之分,需根据研究目的和专业知识而定:若目的是推断两总体是否不等(即是否 $\mu \neq \mu_0$),并不关心 $\mu > \mu_0$ 还是 $\mu < \mu_0$,应用双侧检验,$H_0: \mu = \mu_0$,$H_1: \mu \neq \mu_0$;若从专业知识已知 $\mu > \mu_0$,不会 $\mu < \mu_0$(或已知 $\mu < \mu_0$ 不会 $\mu > \mu_0$),或目的是推断是否 $\mu > \mu_0$(或 $\mu < \mu_0$),则用单侧检验,$H_0: \mu = \mu_0$,$H_1: \mu > \mu_0$(或 $\mu < \mu_0$)。一般认为双侧检验较为稳妥,故较常用。

检验水平(size of a test)亦称显著性水平(significance level),符号为 a,是假设检验时发生第一类错误的概率。a 常取0.05或0.01。

2. 选定检验方法和计算统计量 根据研究设计的类型、资料类型及分析目的选用适当的检验方法。如配对设计的两样本均数比较,选用配对 t 检验;完全随机设计的两样本均数比较,选用 u 检验(大样本时)或 t 检验(小样本时)等。

不同的检验方法有不同的检验假设以及不同的公式。根据公式计算现有样本统计量,如 t 值、u 值等。

3. 确定 P 值,做出推断结论　用算得的统计量与相应的临界值做比较,确定 P 值。P 值是指在由 H_0 所规定的总体中随机抽样,获得等于及大于(或等于及小于)现有统计量的概率。根据 P 值大小作出拒绝或不拒绝 H_0 的统计结论。

(二) u 检验和 t 检验

u 检验和 t 检验可用于样本均数与总体均数的比较以及两样本均数的比较。理论上要求样本来自正态分布总体。但在实际中,只要样本容量 n 较大,或 n 小但总体标准差 σ 已知时,就可应用 u 检验;n 小且总体标准差 σ 未知时,可应用 t 检验,但要求样本来自正态分布总体。两样本均数比较时还要求两总体方差相等。

1. 样本均数与总体均数比较　比较的目的是推断样本所代表的未知总体均数 μ 与已知总体均数 μ_0 有无差别。通常把理论值、标准值或经大量调查所得的稳定值作为 μ_0。根据样本容量 n 大小和总体标准差 σ 是否已知选用 u 检验或 t 检验。

(1) u 检验用于 σ 已知或 σ 未知但 n 足够大[用样本标准差 s 作为 σ 的估计值,代入式(3.23)]时。

$$u = \frac{|\overline{X} - \mu|}{\sigma_{\overline{X}}} \qquad 公式(3.23)$$

以算得的统计量 u,按表 3 – 7 所示关系做判断。

表 3 – 7　u 值、P 值与统计结论

α		u 值	P 值	统 计 结 论
0.05	双侧	< 1.96	> 0.05	不拒绝 H_0,差别无统计学意义
	单侧	< 1.645		
0.05	双侧	≥ 1.96	≤ 0.05	拒绝 H_0,接受 H_1,差别有统计学意义
	单侧	≥ 1.645		
0.01	双侧	≥ 2.58	≤ 0.01	拒绝 H_0,接受 H_1,差别有高度统计学意义
	单侧	≥ 2.33		

例 3.16　根据大量调查,已知健康成年男子脉搏均数为 72 次/min,标准差为 6.0 次/min。某医生在山区随机抽查 25 名健康成年男子,求得其脉搏均数为 74.2 次/min,能否据此认为山区成年男子的脉搏高于一般地区?

据题意,可把大量调查所得的均数 72 次/min 与标准差 6.0 次/min 看做为总体均数 μ_0 和总体标准差 σ,样本均数 $\overline{X}$ 为 74.2 次/min,样本例数 n 为 25。

H_0: $\mu = \mu_0$

H_1: $\mu > \mu_0$

$a = 0.05$(单侧检验)

$$u = \frac{|\overline{X} - \mu|}{\sigma_{\overline{X}}} = \frac{|\overline{X} - \mu|}{\frac{\sigma}{\sqrt{n}}} = \frac{|74.2 - 72|}{\frac{6.0}{\sqrt{25}}} = 1.833$$

算得的统计量 $u = 1.833 > 1.645$，$P < 0.05$，按 $a = 0.05$ 检验水平拒绝 H_0，可认为该山区健康成年男子的脉搏高于一般。

（2）t 检验用于 σ 未知且 n 较小时。

$$t = \frac{|\overline{X} - \mu_0|}{S_{\overline{X}}} \qquad 公式(3.24)$$

以算得的统计量 t，按表 3 - 8 所示关系做判断。

表 3 - 8 t 值、P 值与统计结论

α	t 值	P 值	统 计 结 论
0.05	$< t_{0.05}(\nu)$	> 0.05	不拒绝 H_0，差别无统计学意义
0.05	$\geqslant t_{0.05}(\nu)$	$\leqslant 0.05$	拒绝 H_0，接受 H_1，差别有统计学意义
0.01	$\geqslant t_{0.01}(\nu)$	$\leqslant 0.01$	拒绝 H_0，接受 H_1，差别有高度统计学意义

例 3.17 若例 3.16 中总体标准差 σ 未知，但样本标准差已求出，$s = 6.5$ 次/min，其余数据同例 3.16。

据题意，与例 3.16 不同之处在于 σ 未知，可用 t 检验。

H_0：$\mu = \mu_0$

H_1：$\mu > \mu_0$

$a = 0.05$（单侧检验）

$$t = \frac{|\overline{X} - \mu_0|}{S_{\overline{X}}} = \frac{|\overline{X} - \mu_0|}{S/\sqrt{n}} = \frac{|74.2 - 72|}{6.5/\sqrt{25}} = 1.692$$

本例自由度 $\nu = 25 - 1 = 24$，查 t 临界值表（单侧）（附录三 t 值表）得 $t_{0.05}(24) = 1.711$。算得的统计量 $t = 1.692 < 1.711$，$P > 0.05$，按 $a = 0.05$ 检验水平不拒绝 H_0，尚不能认为该山区成年男子的脉搏高于一般地区。

2. 配对资料的比较 在医学研究中，常用配对设计。配对设计主要有四种情况：① 同一受试对象处理前后的数据；② 同一受试对象两个部位的数据；③ 同一样品用两种方法（仪器等）检验的结果；④ 配对的两个受试对象分别接受两种处理后的数据。情况①的目的是推断其处理有无作用；情况②、③、④ 的目的是推断两种处理（方法等）的结果有无差别。

$$t = \frac{|\overline{d} - 0|}{S_{\overline{d}}} = \frac{|\overline{d}|}{S_d/\sqrt{n}} \qquad 公式(3.25)$$

式中，0 为差数总体均数，因为假设处理前后或两法无差别，则其差数的均数应为 0，$\overline{d}$ 为一组成对数据之差 d（简称差数）的均数，$S_{\overline{d}}$ 为差数均数的标准误，S_d 为差数的标准差，n 为配对数。

因计算的统计量是 t，按表 3 - 9 所示关系做判断。

例 3.18 应用某药治疗 9 例高血压病人，治疗前后舒张压如表 3 - 9，试问用药前后舒张压有无变化？

表 3 - 9　高血压病人用某药治疗前后的舒张压/kPa

病人编号	治疗前	治疗后	差数 d	d^2
1	12.8	11.7	1.1	1.21
2	13.1	13.1	0.0	0.00
3	14.9	14.4	0.5	0.25
4	14.4	13.6	0.8	0.64
5	13.6	13.1	0.5	0.25
6	13.1	13.3	−0.2	0.04
7	13.3	12.8	0.5	0.25
8	14.1	13.6	0.5	0.25
9	13.3	12.3	1.0	1.00
合　计			4.7	3.89

H_0:该药治疗前后的舒张压无变化,即 $\mu_d = 0$

H_1:该药治疗前后的舒张压有变化,即 $\mu_d \neq 0$

$\alpha = 0.05$

$$\overline{d} = \frac{\sum d}{n} = \frac{4.7}{9} = 0.52$$

$$S_d = \sqrt{\frac{\sum d^2 - \frac{(\sum d)^2}{n}}{n-1}} = \sqrt{\frac{3.89 - \frac{4.7^2}{9}}{9-1}} = 0.42$$

$$S_{\overline{d}} = \frac{S_d}{\sqrt{n}} = \frac{0.42}{\sqrt{9}} = 0.14$$

$$t = \frac{|\overline{d}|}{S_{\overline{d}}} = \frac{0.52}{0.14} = 3.714$$

自由度 $\nu = n-1 = 8$,查 t 临界值表(附录三 t 值表)得 $t_{0.05}(8) = 2.306$,$t_{0.01}(8) = 3.355$,本例 $t = 3.714 > t_{0.01}(8)$,$P < 0.01$,按 $\alpha = 0.05$ 检验水平拒绝 H_0,接受 H_1,可认为治疗前后舒张压有变化,即该药有降压作用。

3. 完全随机设计的两样本均数的比较　完全随机设计的两样本均数的比较亦称成组比较。目的是推断两样本各自代表的总体均数 μ_1 与 μ_2 是否相等。根据样本含容 n 的大小,分 u 检验与 t 检验。

(1) u 检验　可用于两样本含量 n_1、n_2 均足够大时,如均大于 50 或 100。

$$u = \frac{|\overline{X_1} - \overline{X_2}|}{\sqrt{S_{\overline{X_1}}^2 + S_{\overline{X_2}}^2}} = \frac{|\overline{X_1} - \overline{X_2}|}{\sqrt{\frac{S_1^2}{n_1} + \frac{S_2^2}{n_2}}} \qquad 公式(3.26)$$

算得的统计量为 u 值,按表 3 - 7 所示关系做出判断。

例 3.19　某地抽样调查了部分健康成人红细胞数,其中男性 360 人,均数为 $4.660 \times 10^{12}/\mathrm{L}$,

标准差为 $0.575 \times 10^{12}/L$；女性 255 人，均数为 $4.178 \times 10^{12}/L$，标准差为 $0.291 \times 10^{12}/L$，试问该地男、女红细胞数的均数有无差别？

H_0：$\mu_1 = \mu_2$

H_1：$\mu_1 \neq \mu_2$

$a = 0.05$

今 $X_1 = 4.660 \times 10^{12}/L, S_1 = 0.575 \times 10^{12}/L, n_1 = 360$；

$X_2 = 4.178 \times 10^{12}/L, S_2 = 0.291 \times 10^{12}/L, n_2 = 255$。

$$u = \frac{|\overline{X_1} - \overline{X_2}|}{\sqrt{S_{\overline{X_1}}^2 + S_{\overline{X_2}}^2}} = \frac{|\overline{X_1} - \overline{X_2}|}{\sqrt{\frac{S_1^2}{n_1} + \frac{S_2^2}{n_2}}} = \frac{|4.660 - 4.178|}{\sqrt{\frac{0.575^2}{360} + \frac{0.291^2}{255}}} = 13.63$$

算得的 $u = 13.63 > 1.96, P < 0.05$，按 $a = 0.05$ 检验水平拒绝 H_0，接受 H_1，可认为该地男女红细胞数的均数不同，男性高于女性。

（2）t 检验　可用于两样本含量 n_1、n_2 较小时，且要求两总体方差相等，即方差齐性（homoscedasticity）。若被检验的两样本方差相差较大且差别有统计学意义，则需用 t' 检验（t' 检验参考卫生统计学有关章节）。

$$t = \frac{|\overline{X_1} - \overline{X_2}|}{S_{\overline{X_1 - X_2}}} \qquad 公式(3.27)$$

$$S_{\overline{X_1 - X_2}} = \sqrt{Sc^2\left(\frac{1}{n_1} + \frac{1}{n_2}\right)} \qquad 公式(3.28)$$

$$Sc^2 = \frac{(n_1 - 1)S_1^2 + (n_2 - 1)S_2^2}{(n_1 - 1) + (n_2 - 1)} \qquad 公式(3.29)$$

$$\nu = (n_1 - 1) + (n_2 - 1) = n_1 + n_2 - 2$$

式中 $S_{\overline{X_1 - X_2}}$ 为两样本均数之差的标准误，Sc^2 为组合估计方差（combined estimate variance）。算得的统计量为 t，按表 3-8 所示关系做出判断。

例 3.20　某医生统计广西瑶族和侗族正常妇女骨盆 X 线测量资料各 50 例。骨盆入口前后径：瑶族的均数为 12.002（cm），标准差 0.948（cm），侗族相应的为 11.456（cm）和 1.215（cm）。问两族妇女的骨盆入口前后径是否有差别？

H_0：$\mu_1 = \mu_2$

H_1：$\mu_1 \neq \mu_2$

$a = 0.05$

已知 $n_1 = n_2 = 50, X_1 = 12.002(cm), S_1 = 0.948(cm); X_2 = 11.456(cm), S_2 = 1.215(cm)$

$$Sc^2 = \frac{(n_1 - 1)S_1^2 + (n_2 - 1)S_2^2}{(n_1 - 1) + (n_2 - 1)} = \frac{(50 - 1)(0.948^2 + 1.215^2)}{2(50 - 1)} = 1.187$$

$$S_{\overline{X_1 - X_2}} = \sqrt{Sc^2\left(\frac{1}{n_1} + \frac{1}{n_2}\right)} = \sqrt{1.187 \times \frac{2}{50}} = 0.218$$

$$t = \frac{|\overline{X_1} - \overline{X_2}|}{S_{\overline{X_1 - X_2}}} = \frac{|12.002 - 11.456|}{0.218} = 2.505$$

本例自由度 $\nu = n_1 + n_2 - 2 = 98$，查 t 临界值表［附录三 t 值表，表内自由度一栏无98，可用内插法（从略）或用 $\nu = 100$ 估计。］$t_{0.05}(100) = 1.984$，今 $t = 2.505 > t_{0.05}(100)$，$P < 0.05$，按 $a = 0.05$ 检验水平拒绝 H_0，接受 H_1，可认为广西瑶族和侗族妇女骨盆入口前后径不同，前者大于后者。

第三节　计数资料的分析

一、相对数

（一）相对数的常用指标

相对数是两个有关联事物数据之比。常用的相对数指标有构成比（constituent ratio）、率（rate）、相对比（relative ratio）等。

1. 构成比　表示事物内部各个组成部分所占的比重，通常以 100 为例基数，故又称为百分比（prercentage）。其公式如下：

$$构成比 = \frac{某一组成部分的观察单位数}{同一事物各组成部分的观察单位总数} \times 100\% \qquad 公式(3.30)$$

常用来表示疾病或死亡的顺位、位次或所占的比例。

例 3.21　某患者咯血 6 年，临床诊断为支气管扩张，手术切除患病肺叶。术后 3 天体温升至 38 ℃，胸腔有积液。手术前后检查白细胞计数和分类如表 3 - 10。

表 3 - 10　某患者手术前后白细胞检验结果比较

观察期间	白细胞计数/($\times 10^9$/L)	白细胞分类/%			
		中性	淋巴	单核	嗜酸性
手术前	6.60	73	25	1	1
手术后	13.75	80	12	1	7

临床上白细胞计数和分类构成比为常规检查内容，用以分析病情变化。本例手术后白细胞总数从 6.60×10^9/L 上升到 13.75×10^9/L，中性多形核也提高到 80%，这都是术后感染的迹象，这里我们可看到构成比有两个特点：

（1）各构成部分的相对数之和为 100%。

（2）某一部分所占比重增大，其他部分会相应的减少。如该例淋巴细胞计数的绝对数在手术前后无增减（换算结果恰好均为 1.65×10^9/L），但因术后中性多形核和嗜酸性细胞增高，使淋巴细胞的相对值从 25% 降到 12%。

2. 率　表示在一定条件下，某种现象实际发生的例数与可能发生这种现象的总数之比，用以说明某种现象发生的频率，故又称为频率指标，其计算公式为：

$$率 = \frac{发生某现象的观察单位数}{可能发生该现象的观察单位总数} \times K \qquad 公式(3.31)$$

式中 K 可取 100%、1 000‰、10 万/10 万等，主要根据习惯用法和算得的结果一般保留

1～2位整数。

例3.22 某地健康检查,发现40岁以上的男子有401人患高血压,该年龄段男子受检者3 505人,试算出该地40岁以上男子高血压患病率。

按公式3.31,某地40岁以上男子高血压患病率 $= \dfrac{401}{3\ 503} \times 100\% = 11.45\%$

3. 相对比 相对比表示有关事物指标之比,常以百分数和倍数表示。两个指标可以是绝对数、相对数或平均数;可以性质相同,也可以性质不同。其公式为:

$$相对比 = \frac{甲指标}{乙指标}(或 \times 100\%) \qquad 公式(3.32)$$

例3.23 对某大学学生吸烟状况进行调查,结果显示该校男性大学生吸烟率为35.12%,女性大学生吸烟率为1.58%,则该校男女学生吸烟率之比为35.12%∶1.58% =22.23,即该校男大学生吸烟率是女大学生吸烟率的22.23倍。

(二)应用相对数时的注意事项

1. 构成比与率是意义不同的两个统计指标。构成比表示事物内部各组成的比重,率则是说明某种现象发生的频率或强度。常见错误之一是以构成比代率来说明问题。表3-11是某地癌肿普查资料,从患病率看,年龄越大,癌肿患病率越高;从构成比看,"60～"组的构成比反而低了,原因在于各年龄组人数不同,表中60岁以上老人仅为上一年龄组人数的四分之一,尽管该组癌肿患病率很高,但实际例数却较少,所以占各年龄组的比重就小了。

表3-11 某地居民年龄别癌肿患病情况统计

年龄组/岁 (1)	人口数 (2)	癌肿病人数 (3)	构成比/% (4)	患病率/[1·(10万)$^{-1}$] (5)
<30	633 000	19	1.3	3.0
30～	570 000	171	11.4	30.0
40～	374 000	486	32.6	129.9
50～	143 000	574	38.5	401.4
60～	30 250	242	16.2	800.0
总　　计	1 750 250	1 492	100.0	85.2

2. 计算相对数(尤其计算率)时,调查或实验的例数应有足够数量,算得的结果误差就较小。如果例数较少,宁可只用绝对数表示。例如,讲5例中治愈4例,要比说治愈率达80%更实际些。但动物实验时,可以通过周密设计,严格控制实验条件。例如,毒理实验,每组用10只纯种小鼠也可以了。

3. 当各组例数不相等而要计算几个率的平均率时,应该将各个率的分子、分母分别相加后计算,不能将各率直接相加以平均。

例3.24 用某疗法治疗肝炎,第一次治疗150人,治愈30人,治愈率20%;第二次治疗100人,治愈30人,治愈率30%。两批的平均治愈率不应将20%和30%相加而算得,应该是

$$\frac{30 + 30}{150 + 100} \times 100\% = 24\%。$$

4. 注意资料的可比性 所谓可比,就是除了要对比的因素外,凡是影响大而又能加以控制的因素应力求齐同,并遵循随机抽样原则,使研究设计更为客观合理。

(1) 观察对象同质,研究方法相同,观察时间相等以及地区、周围环境、风俗习惯和经济条件应一致或相近。

(2) 观察对象内部结构是否相同,若两组资料的年龄、性别构成不同,可以分组或进行标准化后再做比较(率的标准化法请参考《医学统计学》)。

5. 对比不同时期资料时,应注意客观条件是否有变化。例如,疾病登记报告制度完善和资料完整,可以使发病率"升高";居民因医疗普及,就诊机会增加或诊断技术提高而获得更多早期诊断,也会引起发病率"升高",因此在分析讨论时应持慎重态度。

6. 率也有抽样误差,需要进一步做统计学处理分析。

二、率的抽样误差

(一)率的抽样误差与率的标准误

用抽样方法进行研究时,必然存在抽样误差。率的抽样误差大小可用率的标准误来表示,计算公式如下:

$$\sigma_p = \sqrt{\frac{\pi(1-\pi)}{n}} \qquad\qquad 公式(3.33)$$

式中:σ_p 为率的标准误,π 为总体阳性率,n 为样本容量。因为实际工作中很难知道总体阳性率 π,故一般采用样本率 p 来代替,而上式就变为:

$$S_p = \sqrt{\frac{p(1-p)}{n}} \qquad\qquad 公式(3.34)$$

例 3.25 河北省组织高碘地方性甲状腺肿流行病学调查,作者调查了饮用不同碘浓度井水居民甲状腺肿的患病情况,其中有两组资料如表 3-12,试分别求出率的标准误。

表 3-12 饮用不同碘浓度井水甲状腺肿的患病情况比较

水中含碘量均数/($\mu g \cdot L^{-1}$)	受检人数	患病人数	患病率/%
458.25	3 315	59	1.78
825.95	3 215	180	5.60

计算法:第一组:$n_1 = 3\ 315$,$p_1 = 1.78\% = 0.017\ 8$

$$S_{p_1} = \sqrt{\frac{p(1-p)}{n}} = \sqrt{\frac{0.017\ 8(1-0.017\ 8)}{3\ 315}} = 0.002\ 3 = 0.23\%$$

第二组:$n_2 = 3\ 215$,$p_2 = 5.60\% = 0.056$

$$S_{p_2} = \sqrt{\frac{p(1-p)}{n}} = \sqrt{\frac{0.056(1-0.056)}{3\ 215}} = 0.004\ 1 = 0.41\%$$

（二）总体率的置信区间

由于样本率与总体率之间存在着抽样误差,所以也需根据样本率来推算总体率所在的范围,根据样本容量 n 和样本率 p 的大小不同,分别采用下列两种方法。

1. 正态近似法 当样本容量 n 足够大,且样本率 p 和 $(1-p)$ 均不太小,如 np 或 $n(1-p)$ 均 $\geqslant 5$ 时,样本率的分布近似正态分布,则总体率的置信区间可由下列公式估计:

总体率 (π) 的 95% 置信区间: $p \pm 1.96 S_p$

总体率 (π) 的 99% 置信区间: $p \pm 2.58 S_p$

例如,前述两组高碘地方性甲状腺肿患病率的总体患病率置信区间为:

第一组:95% 置信区间为 $1.78\% \pm 1.96 \times 0.23\% = 1.33\% \sim 2.23\%$

99% 置信区间为 $1.78\% \pm 2.58 \times 0.23\% = 1.19\% \sim 2.37\%$

第二组:95% 置信区间为 $5.6\% \pm 1.96 \times 0.41\% = 4.80\% \sim 6.40\%$

99% 置信区间为 $5.6\% \pm 2.58 \times 0.41\% = 4.54\% \sim 6.66\%$

2. 查表法 当样本容量 n 较小,如 $n \leqslant 50$,特别是 p 接近 0 或 1 时,则按二项分布原理确定总体率的置信区间,其计算较繁,读者可根据样本容量 n 和阳性数 X 参照专用统计学介绍的二项分布中 95% 置信限表。

三、χ^2 检验

χ^2 检验(chi-square test)或称卡方检验,是一种用途较广的假设检验方法。这里仅介绍用于两个或两个以上的率(或构成比)的比较和配对资料的比较的方法。

（一）四格表资料的 χ^2 检验

例 3.26 某医院分别用化学疗法和化疗结合放射治疗卵巢癌患者,结果如表 3-13,问两种疗法有无差别?

表 3-13 两种疗法治疗卵巢癌的疗效比较

组 别	有 效	无 效	合 计	有效率/%
化疗组	19	24	43	44.2
化疗加放疗组	34	10	44	77.3
合 计	53	34	87	60.9

19	24
34	10

表内这四个数据是整个表中的基本资料,其余数据均由此推算出来;这四格资料表就专称四格表(fourfold table),或称 2 行 2 列表(2 × 2 contingency table)从该资料算出的两种疗法有效率分别为 44.2% 和 77.3%,两者的差别可能是抽样误差所致,亦可能是两种治疗有效率(总体率)确有所不同。这里可通过 χ^2 检验来区别其差异有无统计学意义,检验的基本公式为:

$$\chi^2 = \sum \frac{(A-T)^2}{T}$$

公式(3.35)

式中 A 为实际数,以上四格表的四个数据就是实际数。T 为理论数,是根据检验假设推断出来的;即假设这两种卵巢癌治疗的有效率本无不同,差别仅是由抽样误差所致。这里可将两种疗法合计有效率作为理论上的有效率,即 $53/87 = 60.9\%$,以此为依据便可推算出四格表中相应的四格的理论数。兹以表 3 - 12 资料为例检验如下。

检验步骤:

1. 建立检验假设

$H_0 : \pi_1 = \pi_2$

$H_1 : \pi_1 \neq \pi_2$

$a = 0.05$

2. 计算理论数(T_{RC}),计算公式为

$$T_{RC} = \frac{n_{R.} n_C}{n} \qquad\qquad 公式(3.36)$$

式中 T_{RC} 是表示第 R 行 C 列格子的理论数,n_R 为理论数同行的合计数,n_C 为与理论数同列的合计数,n 为总例数。

第 1 行 1 列:$43 \times \dfrac{53}{87} = 26.2$

第 1 行 2 列:$43 \times \dfrac{34}{87} = 16.8$

第 2 行 1 列:$44 \times \dfrac{53}{87} = 26.8$

第 2 行 2 列:$44 \times \dfrac{34}{87} = 17.2$

以推算结果,可与原四项实际数并列成表 3 - 14。

表 3 - 14 两种疗法治疗卵巢癌的疗效比较

组　　别	有　　效	无　　效	合　　计
化疗组	19(26.2)	24(16.8)	43
化疗加放疗组	34(26.8)	10(17.2)	44
合　　计	53	34	87

因为上表每行和每列合计数都是固定的,所以只要用 T_{RC} 式求得其中一项理论数(例如 $T_{1.1} = 26.2$),则其余三项理论数都可用同行或同列合计数相减,直接求出,示范如下:

$T_{1.1} = 26.2$

$T_{1.2} = 43 - 26.2 = 16.8$

$T_{2.1} = 53 - 26.2 = 26.8$

$T_{2.2} = 44 - 26.8 = 17.2$

3. 计算 χ^2 值按公式(3.34)代入

$$\chi^2 = \sum \frac{(A - T)^2}{T} = \frac{(19 - 26.2)^2}{26.2} + \frac{(24 - 16.8)^2}{16.8} + \frac{(34 - 26.8)^2}{26.8} + \frac{(10 - 17.2)^2}{17.2} = 10.01$$

4. 查 χ^2 值表,求 P 值　在查表之前应知本题自由度。按 χ^2 检验的自由度 $\nu =$(行数 -1)(列数 -1),则该题的自由度 $\nu = (2-1)(2-1) = 1$,查 χ^2 界值表(见附录4),找到 $\chi^2_{0.01}(1) = 6.63$,而本题 $\chi^2 = 10.01$ 即 $\chi^2 > \chi^2_{0.01}(1)$,$P < 0.01$,差异有高度统计学意义,按 $a = 0.01$ 水平,拒绝 H_0,可以认为采用化疗加放疗治疗卵巢癌的疗效比单用化疗佳。

通过实例计算,读者对卡方的基本公式有如下理解:若各理论数与相应实际数相差越小,χ^2 值越小;如两者相同,则 χ^2 值必为零,而 χ^2 永远为正值。又因为每一对理论数和实际数都加入 χ^2 值中,分组越多,即格子数越多,χ^2 值也会越大,因而每考虑 χ^2 值大小的意义时同时要考虑到格子数。因此自由度大时,χ^2 的界值也相应增大。

(二)四格表的专用公式

对于四格表资料,还可用以下专用公式求 χ^2 值。

$$\chi^2 = \frac{(ad-bc)^2 n}{(a+b)(c+d)(a+c)(b+d)}$$　　　　公式(3.37)

式中 a、b、c、d 各代表四格表中四个实际数,现仍以表 3 – 13 为例,将上式符号标记如下(表 3 – 15),并示范计算。

$$\chi^2 = \frac{(ad-bc)^2 n}{(a+b)(c+d)(a+c)(b+d)} = \frac{(19 \times 10 - 24 \times 34)^2 \times 87}{43 \times 44 \times 53 \times 34} = 10.00$$

表 3 – 15　两种疗法治疗卵巢肿瘤患者的疗效

组　别	有　效	无　效	合　计
化疗组	19(a)	24(b)	43($a+b$)
化疗加放疗组	34(c)	10(d)	44($c+d$)
合　计	53($a+c$)	34($b+d$)	87(n)

计算结果与前述用基本公式一致,相差 0.01 是换算时小数点后四舍五入所致。

(三)四格表 χ^2 值的校正

统计量 χ^2 值及 χ^2 界值表均是根据连续性分布理论的计算公式计算出来的。但定性变量分布属非连续性分布,由此计算的 χ^2 值仅仅是 χ^2 分布的一种近似。在样本例数较大且所有格子理论频数均大于 5 时,这种近似效果较好;当样本容量较小或有理论频数大于 1,但小于 5 时,应用以下校正公式:

$$\chi^2 = \sum \frac{(|A-T|-0.5)^2}{T}$$　　　　公式(3.38)

如果用四格表专用公式,亦应用下式校正:

$$\chi^2 = \frac{\left(|ad-bc| - \frac{n}{2}\right)^2 n}{(a+b)(c+d)(a+c)(b+d)}$$　　　　公式(3.39)

例 3.27　某医师用甲、乙两疗法治疗小儿单纯性消化不良,结果如表 3 – 16。试比较两种疗法效果有无差异？

表 3 - 16　两种疗法效果比较的卡方较正计算

疗　法	痊　愈　数	未　愈　数	合　计
甲	26(28.82)	7(4.18)	33
乙	36(33.18)	2(4.82)	38
合　计	62	9	71

从表 3 - 15 可见，$T_{1.2}$ 和 $T_{2.2}$ 数值都 <5，且总例数大于 40，故宜用校正公式(3.38)检验。步骤如下：

1. 检验假设

H_0：$\pi_1 = \pi_2$

H_1：$\pi_1 \neq \pi_2$

$a = 0.05$

2. 计算理论数(已完成列入四格表括弧中)

3. 计算 χ^2 值　应用公式(3.38)运算如下：

$$\chi^2 = \sum \frac{(|A - T| - 0.5)^2}{T} = \frac{(|26 - 28.82| - 0.5)^2}{28.82} + \frac{(|7 - 4.18| - 0.5)^2}{4.18}$$

$$+ \frac{(|36 - 33.18| - 0.5)^2}{33.18} + \frac{(|2 - 4.82| - 0.5)^2}{4.82} = 2.75$$

查 χ^2 界值表，$\chi^2_{0.05}(1) = 3.84$，故 $\chi^2 < \chi^2_{0.05}(1)$，$P > 0.05$。

按 $a = 0.05$ 水平，接受 H_0，两种疗效差异无统计学意义。

如果不采用校正公式，而用原基本公式，算得的结果 $\chi^2 = 4.068$，则结论就不同了。

如果观察资料的 $T < 1$ 或 $n < 40$ 时，四格表资料用上述校正法也不行，可参考医学统计学教材中的精确检验法直接计算概率以作判断。

(四) 行×列表的 χ^2 检验

行×列表的 χ^2 检验(chi-test for R×C table)适用于两个以上的率或百分比差别的显著性检验。其检验步骤与上述相同，其计算公式如下：

$$\chi^2 = n\left(\sum \frac{A^2}{n_R \, n_C} - 1 \right) \qquad 公式(3.40)$$

式中 n 为总容量；A 为各观察值；n_R 和 n_C 为与各 A 值相应的行和列合计的总数。

例 3.28　北方冬季日照短而南移，居宅设计如何适应以获得最大日照量，增强居民体质，减少小儿佝偻病，实属重要。一研究者曾对某市 214 幢楼房居民的婴幼儿 712 人体检，检出轻度佝偻病 333 例，比较了居室朝向与患病的关系。现将该资料归纳如表 3 - 17 做行×列表检验。

该表资料由 2 行 4 列组成，称 2×4 表，可用公式 3.39 检验。

表 3 - 17　居室朝向与室内婴幼儿佝偻病患病率比较

检查结果	居室朝向				合　　计
	南	西、西南	东、东南	北、东北、西北	
患病	180	14	120	65	379
无病	200	16	84	33	333
合　　计	380	30	204	98	712

1. 检验步骤

（1）检验假设

H_0：四类朝向居民婴幼儿佝偻病患病率相同。

H_1：四类朝向居民婴幼儿佝偻病患率不同或不全相同。

$a = 0.01$

（2）计算 χ^2 值

$$\chi^2 = n\left(\sum \frac{A^2}{n_R\,n_C} - 1\right) = 712 \times \left(\frac{180^2}{379 \times 380} + \frac{14^2}{379 \times 30} + \frac{120^2}{379 \times 204} + \frac{65^2}{379 \times 98} + \frac{200^2}{333 \times 380}\right.$$

$$\left. + \frac{16^2}{333 \times 30} + \frac{84^2}{333 \times 204} + \frac{33^2}{333 \times 98} - 1\right) = 712 \times (1.551 - 1) = 15.08$$

确定 P 值和分析

本题 $\nu = (2-1)(4-1) = 3$，据此查 χ^2 值表：

$\chi^2_{0.01}(3) = 11.34$，本题 $\chi^2 = 15.08$，$\chi^2 > \chi^2_{0.01}(3)$，$P < 0.01$，按 $\alpha = 0.01$ 水平，拒绝 H_0，可以认为居室朝向不同的居民，婴幼儿佝偻病患病率有差异。

2. 行×列表 χ^2 检验注意事项

（1）一般认为行×列表中不宜有1/5以上格子的理论数小于5，或有小于1的理论数。当理论数太小可采取下列方法处理：① 增加样本含量以增大理论数；② 删去上述理论数太小的行或列；③ 将太小理论数所在行或列与性质相近的邻行邻列中的实际数合并，使重新计算的理论数增大。由于后两法可能会损失信息，损害样本的随机性，不同的合并方式有可能影响推断结论，故不宜做常规方法。另外，不能把不同性质的实际数合并，如研究血型时，不能把不同的血型资料合并。

（2）如检验结果拒绝检验假设，只能认为各总体率或总体构成比之间总的来说有差别，但不能说明它们彼此之间都有差别，或某两者间有差别。

（五）配对计数资料 χ^2 检验

在计量资料方面，同一对象实验前后差别或配对资料的比较与两样本均数比较方法有所不同；在计数资料 χ^2 检验（chi-test of paired comparison of enumeration data）方面亦如此。

例3.29　如表 3 - 18 是 28 份咽喉涂抹标本，每份按同样条件分别接种在甲、乙两种白喉杆菌培养基中，观察白喉杆菌生长情况，试比较两种培养基的效果。

表3–18　甲、乙两种白喉杆菌培养基培养结果比较

甲 培 养 基	乙 培 养 基		合 计
	+	−	
+	11(a)	9(b)	20
−	1(c)	7(d)	8
合　　计	12	16	28

从表中资料可见有四种结果:(a)甲+乙+,(b)甲+乙−(c)甲−乙+,(d)甲−乙−;如果我们目的是比较两种培养基的培养结果有无差异,则a、d两种结果是一致的,对差异比较毫无意义,可以不计,我们只考虑结果不同的b和c,看其差异有无意义,可以应用以下简易公式计算:

$$\chi^2 = \frac{(|b-c|-1)^2}{b+c}$$　　　　公式(3.41)

检验步骤:

1. 检验假设

$H_0 : \pi_1 = \pi_2$

$H_1 : \pi_1 \neq \pi_2$

$a = 0.05$

2. 计算χ^2值

$$\chi^2 = \frac{(|b-c|-1)^2}{b+c} = \frac{(|9-1|-1)^2}{9+1} = 4.90$$

3. 确定P值和分析　　配对资料$\nu = 1$,查附录4χ^2值表得知$\chi^2_{0.05}(1) = 3.84$,$\chi^2 > \chi^2_{0.05}(1)$,$P < 0.05$,按$\alpha = 0.05$水平,拒绝$H_0$,可以认为甲培养基的白喉杆菌生长效率较高。

如果$b+c > 40$,则可采用:

$$\chi^2 = \frac{(b-c)^2}{b+c}$$　　　　公式(3.42)

第四节　统计表与统计图

统计表和统计图都是将已整理的资料用简明的表格或图形表达出来,使人获得明晰而直观的印象,避免冗长的文字叙述,便于比较分析。

统计表和统计图

一、统计表

统计表(statistical table)可分为广义和狭义的统计表。广义的统计表包括调查表、登记表、过渡表及表达最后结果的统计表。狭义的统计表是指表达统计结果的统计表。我们一般所讲的统计表是指狭义统计表。统计表是以表格的形式表述统计数据和统计指标,使数据条理化、系统化,便于比较和分析,并可替代冗长的文字叙述。

（一）统计表的结构和要求

编制统计表总的原则是结构要简洁、重点突出、层次分明、数据准确,最好一事一表,避免臃肿庞杂。

1. **标题** 标题是统计表总的名称,应简明扼要地概括表格的内容和中心思想,必要时注明资料来源的时间和地点,写在表格的正上方。若同时有多个表格,在表的标题前面注明序号,其表达方式为"表1、表2、表3…"。

2. **标目** 有横标目和纵标目,横标目是研究事物的对象,通常位于表内左侧;纵标目是研究事物的指标,列在表内上方,其表达结果与主辞呼应,读起来就是一完整句子。

3. **线条** 力求简洁,该表除有较粗的顶线和底线外,纵标目、合计与表体应有横线隔开,纵标目有层次时,画纵横线,简单明了。

4. **数字** 数字一律用阿拉伯数字表达,位置上下对齐、准确、率的小数点后所取位数也上下一致。如果某格无数据或暂缺资料,也可用"－"或"…"来表示。

5. **备注** 如需要对统计表的标题、标目或数字说明或解释时,应在相应位置用"＊"标出,写在表的下面,如有多处备注可用不同的符号表示。表内不允许出现文字说明。

（二）统计表的种类

1. **简单表** 常用以比较互相独立的统计指标,主辞未经任何分组。表3-19即属简单表。

表3-19 某地1995年不同体重者糖尿病患病率

体　重	调查人数	患病人数	患病率/%
超重者	11 926	420	3.52
非超重者	81 698	612	0.75

2. **复合表** 主辞按两个或两个以上标志分组。在安排上可将部分主辞放在表的上方,与宾辞配合起来。

例3.30 胡氏介绍改良阴道纵隔手术治疗子宫脱垂132例,疗效统计表如表3-20。

表3-20 132例子宫脱垂手术前后症状比较

症　状	手　术　前		手　术　后	
	例数	发生率/%	例数	发生率/%
下坠感	126	95.45	13	9.85
性生活不满意	123	93.18	3	2.27
腰酸痛	47	35.60	9	6.82
排尿困难	36	27.27	0	0.00
压力性尿失禁	17	12.88	0	0.00

二、统计图

统计图（statistical diagram）一般是根据统计表的资料，用点、线、面或立体图像鲜明地将事物的数量大小、分布情况、发展变化趋势等特征表达出来，使读者便于比较、理解和记忆，留下明晰和深刻的印象。医学统计常用的有线图、直方图、直条图、饼图和散点图等。

（一）统计图构成及要求

1. 标题　每个图都应有标题。标题要简明确切，通常包括内容、时间和地点。其位置在图域之外，一般放在图域的下面。

2. 图域　图域的长宽之比一般7∶5或5∶7较为美观（饼图除外）。

3. 标目　纵横两轴应有标目，即纵标目和横标目，并注明度量单位。

4. 尺度　纵横两轴都有尺度，横轴尺度自左至右，纵轴尺度自下而上，数值一律由小而大。尺度间隔要宽松。用算术尺度时，等长的距离应代表相等的数量。

5. 图例　用不同线条或颜色代表不同事物时，需用图例说明，图例说明放在图域与标题之间或图域中空余的位置。

（二）医学常用统计图及绘制法

1. 线图（line diagram）　线图是用线段的升降来表示某事物因时间或条件而变化的趋势，或某现象随另一现象变迁的情况。作图要点如下。

（1）适用于连续变量资料。说明某事物因时间、条件推移而变迁的趋势。

（2）横轴常用以表示某事物的连续变量，纵轴多表示率、频数或均数。

（3）纵轴采用算术尺度，从零开始。如果图形的最低点与零点差距很大，则可在纵轴基部作折断口，使线段降低以求美观。横轴可以不从零开始，如果以组段为单位，则每组均以组段下限为起点。但绘图的坐标点则应以组段中点为宜。

（4）同一图内不宜有太多曲线，以免混淆不清。如有几条线作对比，则用不同线形或不同的颜色来区别，并有图例说明。

用表3-21资料绘制线图（图3-6）。从图中可看出7—10月份为菌痢发病的高峰期。

表 3 – 21　某部队某年逐月菌痢发病人数

月　　份	1	2	3	4	5	6	7	8	9	10	11	12	合计
发病人数/例	4	4	6	5	7	8	28	75	97	49	27	14	324

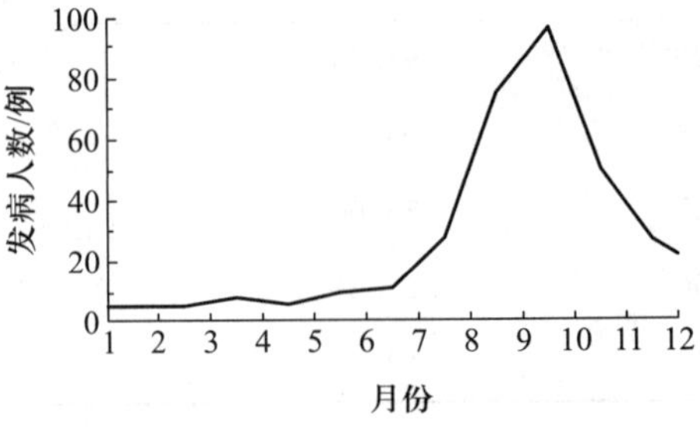

图 3 – 6　某部队某年逐月菌痢发病人数

例 3.31　根据成都儿童生长发育的 3 年追踪调查,身高的年增长值按性别分组统计比较如表 3-22 和图 3-7。因为身高发育是连续性变量资料,用曲线图来表示是适宜的。该图很微妙地反映出儿童少年生长发育期的规律:女孩身高从 8 岁起增长很快,10 岁左右达到突增高峰。男孩则在 10 岁起才迅速增长,13 岁左右达突增高峰。这和生理上女孩青春期发育比男孩早一些,是十分吻合的。

表 3-22　3 年间成都儿童身高年增长值

年 龄 /岁	男			女		
	标准误	人数	均数/cm	标准误	人数	均数/cm
7 ~	72	5.90	0.93	108	6.07	0.94
8 ~	198	5.88	1.01	213	5.42	1.58
9 ~	322	5.17	1.13	234	6.18	1.84
10 ~	351	5.26	1.53	338	6.78	1.72
11 ~	356	6.49	2.30	370	6.59	1.72
12 ~	322	7.72	2.45	316	5.13	1.96
13 ~	296	7.93	2.38	293	3.75	2.16
14 ~	266	4.55	2.61	200	1.46	1.27
15 ~	173	3.16	2.12	121	1.24	1.10

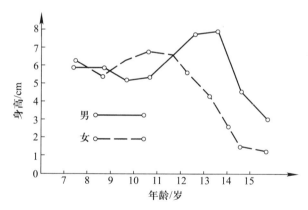

图 3-7　成都市儿童平均身高年增长值曲线

2. 直方图(histogram)

(1)直方图是以面积表示数量,适用于表达连续性资料的频数或频率分布。

(2)横轴表示变量,尺度可以不从零开始。同一轴上的尺度必须相等。

(3)作图时各直条的宽度应等于组距,高度应等于该组的频数或频率。组距相等的分组资料才能作图,否则应先换算成相等组距。

以下是 120 例 T^3 比值频数表作图(图 3-8)。

3. 直条图(bar chart)

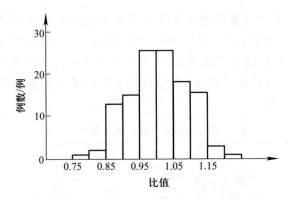

图 3 – 8   120 例正常血浆结合^{125}I – Ts 树脂摄取比值分布

（1）直条图是用等宽直条的长短来表示各统计量的大小，适用于彼此独立的资料互相比较，有单式和复式两种。

（2）作图时，一般是以横轴为直条图的基线，纵轴表示频数或频率，从零开始；直条间的距离一般以条宽的 1/2 为宜。排列顺序若非自然顺序资料，则按由高到低的次序排列，便于比较。

（3）复式直条图的制图要求与单式相同，但每组的直条最好不要过多，同组直条间不留空隙，组内各直条排列次序要前后一致。

例 3.32   某医院 10 年来 6 种疾病住院患者死亡人数如表 3 – 23 所示，绘制成图如图 3 – 9。

表 3 – 23   某医院 10 年来 6 种疾病住院患者死亡人数

病　　名	瘤（癌）	脑外伤	心脏病	白血病	脑出血	肺炎
死亡人数/例	187	44	42	38	32	29

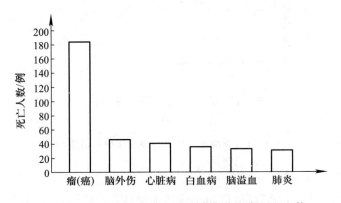

图 3 – 9   某医院 10 年来 6 种疾病住院患者死亡人数

4. 百分条图（percent chart）   百分条图用以表达构成比的图形，绘制简便，而且可将多条并列作比较，以阐明疾病的动态变化。

例 3.33   某矿两年度存活矽肺患者的期别构成比，见表 3 – 24。绘制成百分条图如图 3 – 10。

5. 饼图（circular graph）   饼图用途同百分条图，是以圆的半径将圆面分割成多个大小不等的扇形来表达构成比。作图法是先将各个百分比乘以 360,获得圆心角度数,按其大小排列从 0 时开始,且量角器顺时针方向划分为一系列扇形。图 3 - 11 是某厂某年工伤分析百分比图。

表 3 - 24 某矿两年度矽肺患者期别构成比

矽肺分期	2012 年		2013 年	
	例数	构成比/%	例数	构成比/%
I	54	47.8	48	50.5
II	41	36.3	33	34.7
III	18	15.9	14	14.8
合　计	113	100.0	95	100.0

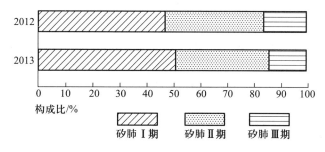

图 3 - 10 某矿两年度各期存活矽肺构成比的动态

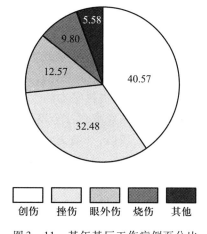

图 3 - 11 某年某厂工伤病例百分比

6. 散点图(scatter diagram)散点图表示两种事物变量的相关性和趋势。医学上常用于观察两种生理指标之间的动态变化关系,或临床上两项检测结果之间的量变关系。散点图绘制方法是先绘出适当的坐标,一般以两轴正交点为 O 点,但也可按两变量的全距中最小值起点加以高速调整。x 变量定在横轴,y 变量定在纵轴;然后将每受检者测得两变量值,找出 $P(x,y)$ 所在的方位,并绘出各自的坐标点。最后根据点的分布情况进行分析。

例 3.34 某中学测得高年级 100 名男生身高、体重的结果,绘成散点图如图 3 - 12。

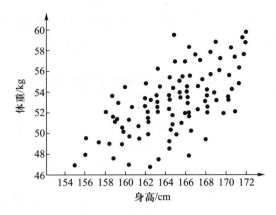

图 3 – 12　某年某校 100 名男生身高体重散点图

第五节　社区护理中常用的统计指标

一、人口统计

人口统计(demography),即医学人口和疾病统计是描述人口医学特征和疾病发生的特点的基础,也是研究疾病流行规律、分析和评价人群健康水平的依据。理解和掌握这些指标的含义和用途,对于医学研究和制订疾病的预防控制措施是非常必要的。

(一)人口数和人口构成指标

1. 人口总数(population)　人口总数是指一个国家或地区在特定时间点上存活的人口总和。由于人口总数总是随着出生、死亡、迁移而动态变化。因此,人口总数的确定只能通过一个国家进行人口普查的办法获得,人口普查能提供基本的人口总数和相关的人口学特征资料,这些人口学基础数据可为一个国家制订国民经济和社会发展计划提供科学依据。而进行一次人口普查要耗费大量的人力、物力和财力,所以,开展人口普查必须根据社会发展的需要来确定。我们一般所使用的人口总数往往是用某一时期平均人口数来代替。理论上,平均人口数应等于某一时期内各时间点人口数的平均值。但实际上,无法得到每一时间点上的总人数,因此,常计算平均人口数的近似值,即年初人口数(1 月 1 日)和年末人口数(12 月 31 日)的平均值。计算公式如下:

$$某年平均人口数 = \frac{1}{2}(年初人口数 + 年末人口数) \qquad 公式(3.43)$$

2. 人口构成　人口构成是指人口中不同年龄、性别、文化程度、职业等基本特征的构成情况,常通过计算其构成比来表示。

(1)人口年龄构成　人口年龄构成是指不同年龄组的人口在总人口中所占的比重。根据国际年龄分组,0 ~ 14 岁为儿童人口;15 ~ 64 岁为劳动人口;65 岁及以上为老年人口。常用的人口构成指标有:老年人口系数(proportion of old population)、少年儿童人口系数(proportion of child and adolescent）、抚养比（dependency ratio，又称负担系数）和老少比（ratio of old to young）等。

$$老年人口系数 = \frac{65\ 岁及以上的人口数}{人口总数} \times 100\% \qquad 公式(3.44)$$

$$少年儿童人口系数 = \frac{14\ 岁以下的人口数}{人口总数} \times 100\% \qquad 公式(3.45)$$

$$总负担系数 = \frac{14\ 岁以下人口数 + 65\ 岁及以上的人口数}{15 \sim 64\ 岁人口数} \times 100\% \qquad 公式(3.46)$$

$$少年儿童负担系数 = \frac{14\ 岁以下人口数}{15 \sim 64\ 岁人口数} \times 100\% \qquad 公式(3.47)$$

$$老年负担系数 = \frac{65\ 岁及以上的人口数}{15 \sim 64\ 岁人口数} \times 100\% \qquad 公式(3.48)$$

$$老少比 = \frac{65\ 岁及以上的人口数}{14\ 岁及以下少年儿童人口数} \times 100\% \qquad 公式(3.49)$$

以上几个指标从不同角度反映了一个国家和地区人口的年龄构成情况，以及劳动力资源和社会负担情况。老年人口系数用于表明一个国家或地区的人口老龄化程度，其大小受社会经济发展水平、生活水平、卫生保健水平等因素的影响。通常，一个国家经济发达，人口出生率低，人口寿命长，则老年人口系数高。因此，该指标在一定程度上反映了人群的健康水平；少年儿童人口系数可以反映一个国家的生育水平，在生育水平高的国家和地区，少年儿童人口系数一般超过5%，而在生育水平较低的发达国家，少年儿童人口系数一般低于5%。少年儿童系数高的国家和地区，面临着儿童少年的抚养、教育、未来的就业、住宅等社会问题，以及传染性疾病和意外伤害等问题；总负担系数指人口总体中非劳动年龄人口数与劳动年龄人口数之比。用于从人口角度反映人口与经济发展的基本关系。

（2）性别构成　性别构成常用性别比表示，性别比（sex ratio）是指男性人口与女性人口的比值，即：

$$性别比 = \frac{男性人口数}{女性人口数} \times 100\% \qquad 公式(3.50)$$

人口出生性别比是一个重要的衡量男女两性人口是否均衡的标志。国际上一般以每出生100个女性人口相对应出生的男性人口的数值来表示。绝大多数国家的人口生育史说明，在不进行人为控制的情况下，新生婴儿的性别比在102～107。这是由人类生殖过程的生物学特性决定的。对这个数值的任何人为控制和改变，都会对人口的两性结构造成严重危害。我国自20世纪80年代中期以来，婴幼儿人口的性别比就迅速攀升。据统计，第3次人口普查得到的1981年出生婴儿性别比是108.47；第4次人口普查得到的1989年出生婴儿性别比是111.92；2000年第5次人口普查公布的婴儿出生性别比高达116，远超国际认同的可以容忍的最高警戒线107。

（二）出生与生育统计指标

1. 出生率（birth rate）　出生率指每年平均每千人口中的出生（活产）数，说明一个地区人口的生育水平。出生率的高低受人口的性别、年龄结构、婚姻状况和生育水平的影响，育龄妇女比重大,已婚率高,生育能力高的妇女多的地区,人口出生率必然较高。

2. 生育率(fertility rate) 以 15～49 岁有生育能力的育龄妇女为观察对象的一组指标,包括普通生育率(general fertility tate)、年龄别育龄妇女生育率(age specific fertility rate)和已婚育龄妇女生育率(married fertility rate)。三者均以千分率计。生育率比出生率能更确切地反映不同地区的生育水平,因为它消除了地区间育龄妇女中年龄构成不同的影响。

3. 总和生育率(total fertility rate) 生育率比出生率更确切反映各地区的生育水平,但因育龄妇女在不同年龄间生育能力有差异,因此需要在年龄别育龄妇女生育率的基础上算出总和生育率。计算方法是按某地某年各年龄组育龄妇女生育率乘以年龄组组距后累计相加。总和生育率是一个综合说明各年龄育龄妇女生育率、能确切地说明人群生育水平的统计指标,它不受人口年龄结构的影响,不需经过率的标准化便可直接比较,故现在国际上通用总和生育率作为互相比较。

4. 计划生育率 计划生育率是指出生婴儿中按计划生育者所占的百分比,这是评价计划生育工作成绩的一项指标。此外还有节育率、人工流产率、一孩率等指标,是根据工作需要来制订以供综合评价用的。

(三)死亡统计指标

死亡是人口变动因素之一。一个国家或地区具有低死亡率、低婴儿死亡率和高平均寿命,表示人群有好的健康水平。常用指标计算式和意义简列如表 3－25。

表 3－25 死亡统计常用指标计算式和意义简表

统 计 指 标	计 算 式	意 义
死亡率/‰(mortality rate)	某年死亡总人数/同年平均人口数 ×K	反映一个地区居民死亡水平,但受当地人口、年龄、性别构成影响,须标化后才能进行比较
年龄别死亡率/‰(age specific death tate)	某年某年龄组死亡人数/同年同年龄组平均人口数 ×K	可与他的相应年龄别死亡率直接比较,但也受性别构成影响。一般以 5 岁为一组距,不满 1 岁者归 0～组,1～4 组又为一组,以此为据推算寿命表
婴儿死亡率/‰(neonatal mortality)	某年不满 1 岁婴儿死亡数/同年活产总数 ×K	是当地卫生工作,尤其是妇幼卫生工作评估的重要指标*
新生儿死亡率/‰(neonatal mortality)	某年不满 1 月新生儿死亡数/年活产总数 ×K	意义同上
围产儿死亡率/‰(perinatal mortality)	某年 28 周以上胎儿到出生后第 7 天内产儿死亡数/当年活产数＋孕期满 28 周以上死胎产儿数 ×K	产科围产期保护评估用的重要指标

统 计 指 标	计 算 式	意 义
产妇死亡率/‰(maternal mortality)	某年因孕产而死亡产妇数/同年出生总数 ×K	是妇幼卫生和产科工作评估的重要指标
疾病别死亡率(1/10 万)(specific death rate of disease)	某年因某病死亡人数/同年平均人口数 ×K	用于分析各种疾病对该地区人民健康危害程度和防治措施效果
死因构成比/‰(proportion of causes of death)	某病(伤)死亡人数/总死亡人数 ×K	用于观察何种疾病是造成当地居民死亡的主要原因。通常是顺序列出前 10 位主要死因作比较,并观察动态变化

*婴儿死亡率合理的定义应该是"某年平均每 1 000 名出生人数中未活满一岁的死亡数",按此定义,则上算法有缺陷;因为当年的死婴部分是上年出生的,而当年的出生者又可能在下年未满周岁就死去。要准确按定义统计很麻烦,故仍用此计算式。

(四)平均期望寿命

平均期望寿命(average life expectancy)是分析评价人群健康水平的又一个重要指标,可用寿命表法推算出来。具体的计算方法请参阅卫生统计学专著。

二、疾病统计

疾病统计(morbidity statistics)研究疾病分布的特点与规律,阐明各种原因对疾病发生和发展的影响,评价防治效果。疾病可以有轻重不同程度的症状、体征;亦可以无症状,不影响正常生活和劳动。疾病统计要有明确的诊断标准,统一的命名和分类。目前一般都按照国际疾病分类(international classification of diseases,简称 ICD)命名,便于对比分析。

疾病统计指标有发病率、罹患率、二代罹患率、患病率、感染率、新感染率、病死率及生存率等。这几项指标中,罹患率的性质与发病率相同,都是衡量疾病发生的频率指标,但罹患率仅用于一个短期内爆发的疾病。例如,流行性感冒或急性食物中毒等。发病率、患病率、病死率与疾病别死亡率性质不同,统计方法亦不同,初学者往往因概念不清而混淆使用,应特别注意。患病率是用以估计某病对居民危害的严重程度,对卫生管理和规划很有用;发病率用于研究疾病发生的因果和评价预防措施效果。用患病率去推论疾病的因果有时会导致错误结论,因其高低受到发病率和疾病持续时间的影响。有些疾病发生后患者可能在短期内痊愈或死去,如果在一年的某时点去检查,就查不到这些病例,故无法用患病率反映出来。在特定人群中患病率很高的疾病有两种可能:一是人群得病的危险性很大;一是得病后病程很长,存活多。例如,有人发现 30 ~ 44 岁冠心病病人中,男性死亡率比女性高,很多男性得病后很快死去,计算患病率时,男女可能无差别。表 3 - 26 简列常用疾病统计指标和意义。

表 3 – 26　疾病统计常用指标的计算式和意义

统计指标	计算式	意义
发病率/‰、‱ (incidence rate)	某年内某病新病例数/同年平均人口数 ×K	是衡量疾病发生频度的指标,常用于研究疾病发生的因果和评价预防措施的效果,一般以纵观一年为期限
罹患率/% (attack rate)	某病观察期间新病例数/同期暴露人口数 ×K	是观察暴露于危险因素中暴发性发病的频度指标,观察时间根据该病流行期间长短和规律而决定
二代罹患率/% (secondary attack rate)	二代病例数/家庭易感接触者数 ×K	是衡量传染性疾病传播能力强度指标。它以家庭为单位,计算二代病例发生的频度
患病率/% (prevalence rate)	观察某时点某病现患人数/同时点暴露人口数 ×K	是观察某时点断面上人群现存某病的频度,又称现患率。它从时点断面观察疾病频度,是与发病率的主要区别
感染率/% (infectious rate)	感染某病原体人数/受检暴露人口数 ×K	是人群中感染某种病原体的频度指标,属于横断面观察,感染者不一定有临床表现,故其结果常高于患病率
病死率/% (fatality rate)	观察期间某病死亡数/同时期某病患者数 ×K	是指某病患者中因该病死亡者所占的比例,是衡量该病预后的指标;与疾病别死亡率的区别是两者分母不同
生存率/% (survival rate)	活过 n 年的病例数/观察期初的病例数 ×K	是衡量疾病防治效果,观察预后的指标
病(伤)缺勤率/% (absent rate)	观察期间因病(伤)缺勤日数/同时期内应出勤总日数 ×K	评价社区或企业中病伤危害情况,是搞好劳动保护企业管理规划的重要数据
平均每例缺勤日数(d/例)(average absence days of each case)	观察期间因病(伤)缺勤日数/同时期内因病(伤)缺勤例数	意义同上

【复习思考题】

1. 统计资料的类型有哪些？举例说明它们之间是怎样相互转化的。
2. 统计工作的步骤有哪些？
3. 举例说明假设性检验的基本思想。
4. 应用相对数时应注意哪些问题？
5. 请说出常用的统计图有哪些？它们的适用条件是什么？
6. 相关统计练习题(附录四)。

第三章选择题

（汪　鑫　陈　彬）

第四章 人群健康研究的流行病学方法

【学习目标】

【学习目标】

1. 掌握疾病"三间分布"的概念、疾病发生的基本条件、疾病流行强度的描述指标的含义。现况研究、病例对照研究和队列研究的基本原理。

2. 熟悉流行病学定义和任务。

3. 了解现况研究、病例对照研究和队列研究资料的分析方法。

【参考学时】 8学时

第一节 流行病学概述

一、流行病学的定义和任务

流行病学(epidemiology)是从群体水平研究疾病与健康的学科。流行病学原理和方法正向纵深和系统化方面发展,而且其应用范围不断扩大。现在不仅应用于预防医学,而且广泛应用于临床医学的各个领域,它研究的范围已不再限于传染病,而且扩大到非传染病等一切疾病。近年不仅研究疾病,甚至超出疾病范围,还研究意外伤害、人群健康状况和保护健康的卫生标准等。它为探索病因、流行因素或有利于健康的因素,决定暴露于某疾病危险因素的人群,估计其危险性;同时为研究疾病的自然史或"社区诊断"等问题提供科学的依据;不断为改进预防策略,最终达到有效地控制与预防疾病、增进健康的目的。

(一)流行病学的定义

流行病学是预防医学的一个重要组成部分,是预防医学的基础。流行病学是人们在不断地同危害人类健康严重的疾病做斗争中发展起来的。早年,传染病在人群中广泛流行,曾给人类带来极大的灾难,人们针对传染病进行深入的流行病学调查研究,采取预防和控制措施。随着主要传染病逐渐得到控制,流行病学又应用于研究非传染病特别是慢性病,如心、脑血管疾病,恶性肿瘤,糖尿病及伤残;此外,流行病学还应用于促进人群的健康状态的研究。因此,流行病学的定义应为:流行病学是研究人群中疾病与健康状况的分布及其影响因素,并制订预防、控制疾病及促进健康的策略和措施的科学。

（二）流行病学的任务

根据上述定义说明,流行病学的研究范围不仅是研究预防和控制疾病的具体措施,更应研究预防和控制疾病的对策,以达到有效地控制或预防疾病、伤害、促进和保障人类健康。研究对象是人群,包括各型病人和健康人;主要研究方法是到人群中进行调查研究;其任务是探索病因,阐明分布规律,制定预防和控制的对策,并考核其效果,以达到预防、控制和消灭疾病的目的;同时,流行病学的任务还有预防疾病、促进健康。在研究人群中疾病及健康状况及其影响因素的基础上,还要预防疾病在人群中发生,促进人群的健康,使人类延年益寿。

二、流行病学研究范围

（一）疾病分布及影响分布的原因

研究某疾病在不同地区,不同时间,不同人群中的发病率、患病率或死亡率等。由于在不同的时间、地区、人群发生某种疾病的数量差异,提示发病因素的分布不同,进一步寻找影响分布的原因。

（二）研究疾病的流行因素和病因

有许多种疾病的病因或流行因素至今尚不明确,流行病学应探讨促成发病的因素及流行因素。

（三）疾病的自然史

疾病从发生、发展到结局的整个过程称为疾病的自然史(natural history),可以分为症状出现前阶段、临床症状和体征出现阶段及疾病结局(如治愈、好转、恶化、死亡等)几个阶段。不同的疾病其疾病的自然史是不同的,有的疾病自然史较短,如急性细菌感染性疾病,一般进展较快,若不给予积极有效的治疗,则往往造成不良后果,可发生严重并发症,甚至死亡。而某些疾病的自然史则较长,如动脉粥样硬化所致冠心病。研究疾病的自然史对研究与评价预后有着重要的意义。

（四）患病概率的预测

根据人群调查研究,可以估计某因素引起个人患某病的危险性,以及不患某病的概率。例如,通过流行病学调查资料表明,每天吸烟25支以上者,死于肺癌的危险性比不吸烟者高32倍。

（五）研究制订预防对策和措施

采用何种对策或措施可少发生病人,或使一个地区既经济又迅速地控制或消灭某病等。

三、流行病学研究的常用方法

流行病学研究方法,目前分为四大类,即描述性研究(descriptive study)、分析性研究(analytical study)、实验性研究(experimental study)和理论性研究(theoretical study)。

（一）描述性研究

利用已有的资料或特殊调查的资料进行整理归纳,按地区、时间和人群分布各种特征加以描述。通过对比发现分布的特点,然后提出关于致病因素的假设。它是流行病学研究的基础步骤。由于疾病状况和危险因素是同时得到的,因此这种调查方法只能为病因提供线索。为了正确地描述分布,应有明确统一的诊断标准、准确的病例数及有关人口数字。

（二）分析性研究

这是对流行病学所假设的病因或流行因素进行检验的方法。它是探讨疾病发生的条件的规律,验证所提出的假设。分析性研究主要有两种。

1. 病例对照研究(case-control study)　是选择一定数量的病例,调查其中假设因素出现的频率,与对照组比较,分析假设因素与疾病的联系。这种研究方法可对假设因素进行初步检验,但不能决定某因素与某疾病的因果关系。

2. 队列研究(cohort study)　是将某特定人群分为暴露组与非暴露组,追踪观察一定时间,比较两组某疾病发生率是否有差异。它能直接估计所观察的因素与疾病的联系强度。

（三）实验性研究

按随机分配原则将试验对象分为实验组和对照组,随机地给某一组以某种措施,另一组不给以这种措施。其目的是研究病因、疾病的危险因素、防治措施效果等。实验性研究有两类。

1. 临床试验(clinical trial)　是在临床上观察某种新药或新疗法的疗效,某种疗法对延长生存寿命的关系,如乳腺癌早期手术对五年生存率的影响。

2. 社区实验(community trial)　是指在人群中消除某因素或施加一些干预手段以观察对疾病产生的影响,以进一步证实这些因素的病因作用。由于是直接在人群中观察,所采用的干预手段应保证对人体无害。例如,戒烟对减少肺癌发生概率的作用,在食盐中加入碘以预防地方性甲状腺肿的发生。

实验性研究对病因假设能做出可靠的验证,也可用于检验或考核某项具体预防措施的效果。

（四）理论性研究

除上述各种研究方法外,流行病学研究还包括理论流行病学研究,又称数学流行病学研究,将流行病学调查所得到的数据,以数学符号代表影响疾病分布的各种因素。建立有关的数学模型,反映病因、宿主和环境之间的关系,以阐明流行病学规律,这种理论研究称作理论流行病学。

第二节　疾病发生的基本条件

疾病的发生和流行,必须具备致病因子、宿主和环境三个基本条件,即疾病发生的三要素。致病因子来自环境和宿主两个方面,而致病因子和宿主又都处在环境之中,三者是紧密相连和互相制约的。当三者处于平衡状态时,则人们呈现健康状态。若三者平衡失调,则会导致疾病的发生和流行。

一、致病因子

致病因子(agent)是疾病发生和流行的直接原因和首要条件。按其性质分为物理性、化学性和生物性致病因子等。在多数情况下,它们同时存在并相互影响。

1. 物理性致病因子　环境中的冷、热、光、声、电和放射性物质等,在一定的条件下均可成为致病性因子。例如,冷可冻伤,热可致烧伤和中暑,紫外线直接照射可致电光性眼炎和皮肤癌,噪声可致神经性耳聋,触电或电击可致电击伤,放射性物质可致癌等。

2. 化学性致病因子　现已证实,有数千种化学物质可以致病。例如,汞、铅、苯、醇、有机氯、有机磷等,可引起急、慢性中毒;多环芳烃有致癌作用;饮用水中氟含量不足易发生龋齿,而氟含量过高可致氟斑牙和氟骨症。此外,机体内某些代谢产物、体内合成物,如过高的血糖、血氨、胆固醇等,也可成为内源性化学致病因子。

3. 生物性致病因子　生物性致病因子主要是病原微生物和寄生虫以及有害动、植物等。病原微生物和寄生虫是引起传染性疾病和寄生虫病的主要原因。有害动植物,如毒蜂、蝎子等咬伤或蜇伤,以及误食河豚、毒蕈引起中毒等。

二、宿主

宿主(host)是指在一定条件下接受致病因子作用的主体,包括人和动物。人是各类致病因子的承受者,也是人类疾病发生的客体。在宿主特征中有多方面的因素与疾病有关,如年龄、性别、职业、种族、民族、遗传、免疫状态、个人的行为、生活方式以及心理精神状态等,其中遗传和免疫状态的作用更为重要。

宿主终身受遗传与环境的影响。疾病的发生总是遗传因素和环境因素交互作用的结果,而遗传作为内因则起着重要作用。有些疾病是随染色体遗传的,几乎不受环境的影响,如血友病、色盲等。更多的疾病是既受环境的影响,也与遗传有关,如糖尿病、高血压、精神分裂症和某些先天性畸形等,但不同疾病受遗传或环境因素影响的程度不同。有些疾病的发生以遗传为主,而有些则是以环境因素为主,遗传只是增加了宿主对疾病的易感性。

宿主的免疫状态对疾病的发生与发展有明显的影响。正常的免疫反应对机体起着保护作用。一般来说,只要宿主具有对某种疾病的特异性免疫力,就不会患该种疾病。但是宿主有时也会出现免疫的病理反应,主要包括免疫缺陷、反应活性过高或过低,常引起变态反应性、自身免疫性疾病以及癌变等。

三、环境

环境(environment)是人类生产和生活的场所,对疾病的发生具有重要的作用。人类环境包括自然环境和社会环境。

1. 自然环境　自然环境包括地理、气候和生物因素等。

地理因素包括地形、地貌、土壤、水文等。地方病的流行与特定的地理因素有一定的联系。例如,我国的地方性甲状腺肿集中分布在内地山区,与当地的饮水及土壤中含碘量过低有关。

气候因素包括温度、湿度、雨量、风向、阳光、大气压等,其对某些疾病的发生与分布有明显影响。例如,我国的血吸虫病主要分布于长江两岸及其以南的 13 个省、市、自治区,这主要是由于作为血吸虫中间宿主的钉螺适于在这些气候温暖、雨量充足的地区生长和繁殖有关;我国东南沿海地区原发性肝癌的发病率高于西北高原地区,这与沿海地区气候温暖、潮湿易致食物霉变有关。

生物因素是指自然界的一切动、植物,包括传播疾病的虫媒(如蚊、蝇等),传染病的动物宿主(哺乳动物)以及作为食物来源的动、植物等。

2. 社会环境　社会环境是社会政治、经济、文化等因素的综合。与疾病发生有关的主要社会因素,如社会制度、经济状况、医疗卫生服务、生产和生活活动、生活卫生条件等,对疾病发生和流行有着重要影响。

社会制度和经济状况对人民生活、劳动条件和医疗预防保健工作有直接影响。在贫穷落后的旧中国,传染病、寄生虫病、地方病和职业病等严重地危害着人民的健康。新中国成立后,在中国共产党正确领导下,社会政治、经济状况发生了根本的变化,为人民卫生保健事业提供了最为有利的条件。由于长期以来坚持的"预防为主"的卫生工作方针、建立和健全各级医疗预防保健网、颁布一系列卫生法规以及开展计划免疫和群众性爱国卫生运动等,使部分严重危害人民健康的疾病得到了有效的控制或基本的消灭,人民的健康水平得到了显著的提高。

人类的生产和生活活动,可造成疾病的发生、流行的有利或不利条件。例如,工业生产中产生大量"三废"排放,农业生产中大量使用化肥和农药等,所造成的环境污染都严重地危害着人类健康。反之,如果重视环境保护、改善劳动条件和减少有害因素,则可创造有利于人民健康的生产和生活环境。

在自然灾害、社会动荡或战争条件下,由于环境和生活条件被破坏以及人口的大量流动等,都能促使疾病的发生和流行。人们的风俗习惯、行为和生活方式等,都对某些疾病的发生和流行有着明显的影响。

第三节　疾病的分布

一、疾病的"三间"分布

(一)疾病的地区分布

每种疾病都有其地区分布的特点。有些疾病遍及全球,但各地区分布不均匀,有些只在一定地区流行。由于疾病的发生往往受地区的自然环境和社会生活条件的影响,所以研究疾病的地区分布,阐明影响分布的因素,有助于制定防治对策和措施。研究某病的地区分布时,可将患病地区以国家、洲为单位划分,在一国内可按省、市、县或更小的行政单位划分。也可根据不同地区地理条件划分,如山区、平原、湖沼、森林、草原等自然地理条件所形成的一个地区。因其具有某些特殊的环境和气候条件,而影响某些疾病的发病率。同时,自然地理条件也能影响人群的经济活动,自然地理条件较行政区域划分更为有用。但按行政区域划分以得到完整的人口数字和发病、死亡资料,便于分析比较。总之,由于各种疾病的特征不同,研究时应根据研究情况划分地区范围。

1. 疾病在各国间的分布 疾病在世界各地的分布均存在差别,其发病率、死亡率各异。如黄热病流行于南美洲和非洲,登革热则流行于热带、亚热带。古典型霍乱在印度和印度尼西亚呈地方性流行。肿瘤发病在世界各地的差别则更为明显。肝癌主要分布在东南亚、东南非、而欧洲、美洲则少见。肝癌男性标化发病率最高的是莫桑比克。乳腺癌、肠癌死亡率欧洲和北美多见。欧美各国心脏病死亡率高于我国和日本。我国和日本脑卒中死亡率高于欧美各国。

2. 疾病在国家内的分布 疾病在一个国家内,不同地区之间发病率的差异也很明显。如血吸虫病在我国有较严格的地方性,流行只限于长江流域及以南13省、自治区、直辖市。克山病在我国自东北向西南呈宽带状分布,此地带介于西南内陆和沿海之间。鼻咽癌多见于华南各省,以广东发病率最高,而胃癌则高发于华北、东北和西北地区。食管癌则以太行山脉的山西、河南、河北三省交界处的死亡率最高。

3. 疾病的城乡分布 许多疾病的分布表现出城乡差异。城市人口多,密度大,交通发达,流动性大,居住拥挤,呼吸道传染病如麻疹、水痘、百日咳、流行性感冒、流行性脑脊髓膜炎等病经常在大中城市中流行,一旦流行,传播迅速;如流行性感冒在一个大城市流行时,往往在两个月内便可涉及各个角落。城市儿童某些传染病的感染年龄比农村儿童提早。城市中工业集中,排放的烟尘及有害气体,加之汽车废气的排出污染空气,空气中有害物质浓度比农村高,因此,城市肺癌死亡率高于农村。

偏僻的农村和山区,人口密度较低,交通不便,流动性小,一些呼吸道传染病不易经常维持流行。有些偏僻山村,可多年没有水痘、麻疹、腮腺炎等病发生,若一旦传入,则可迅速蔓延,引起流行,此时年龄较大的儿童、青年,甚至成年人亦可发病。农村因给水条件和饮水习惯等原因,肠道传染病发病率高于城市,疟疾、血吸虫病、钩虫病、丝虫病、钩端螺旋体病及某些虫媒传染病亦明显高于城市。

(二)疾病的时间分布

时间是研究疾病分布的重要指标之一,无论传染病或慢性疾病,其流行过程均随时间的推移而不断变化。根据疾病在时间上的变化规律,结合在时间上致病因子、宿主和环境三要素变化规律,往往可以发现影响疾病发生的主要因素,为探索病因和制订该病的预防与控制对策提供依据。

1. 短期波动(rapid fluctuation) 短期波动也称爆发,是指在一集体单位或某固定人群中,在短时间内突然出现较多相似病例的现象。爆发常因许多人短期内暴露于同一致病因子而引起,如食物受污染而引起的食物中毒、伤寒、痢疾、甲型病毒型肝炎等。发病高峰与该病的平均潜伏期基本一致。因此,可根据发病高峰推算暴露时间,从而找出致病因子。

2. 季节性(seasonal change) 疾病在每年的一定季节内呈现发病率升高的现象称为季节性。疾病的季节性升高的原因复杂,受各种气候条件、水文和生物媒介、动物宿主的生长繁殖等诸多因素的影响,同时也受到风俗习惯、生产和生活活动等因素的影响。某些虫媒传染病病例只集中在一年的某个季节或少数几个月份,其他季节或月份则无病例发生,表现出严格的季节性,其原因是媒介节肢动物的寿命、活动力、密度、吸血频率、体内病原体的发育和致病力等,均受温度、湿度的影响。如流行性乙型脑炎多发生在夏秋季节。而有些疾病全年都有病例发生,但在一定季节内发病率升高,表现出明显的季节性。如肠道传染病和呼吸道传染病全年均可发生,但肠道传染病在夏秋季节发病较多,呼吸道传染病在冬春季节发病较多。疾病季节性分布表明这期间的致病因子或传播因素特别活跃,因此,弄清造成季节性的原因,对制订并采取有效的预防与控制措施具有重要的意义。

3. 周期性(cyclic fluctuation) 指疾病每隔一定的时期出现一次发病率升高的现象,称周期性流行。呈现周期性流行的大多是呼吸道传染病。引起周期性流行的条件是在人口较多的地区,由于经常有传染源存在,当人群中免疫水平下降,而呼吸道传染病传播途径又易于实现,如果没有特效的预防措施或措施不利时,易感宿主积累到一定比例就会引起周期性流行。如在没有普遍使用麻疹疫苗前,麻疹在城市中每两年一次流行,很有规律。流行性脑脊髓膜炎7~9年流行一次,百日咳3~4年流行一次。有时,病原体的变异也会引起周期性流行。如流感病毒易于变异,当出现新亚型时,人们对新亚型普遍缺乏免疫力,常引起世界大流行。当人们认识到疾病周期性流行的原因后,采取有效措施,将易感人群变为免疫人群时,就能改变或消灭疾病的周期性。例如,麻疹疫苗广泛使用后,我国麻疹发病率显著降低,周期性已不存在。了解疾病的周期性变化规律,为致病因素的探讨、疾病流行的预测及其防治对策的制订提供依据。

4. 长期变异(secular change) 某种疾病经过较长时期后,它的临床表现、发病率或死亡率等发生变化的现象,称为疾病的长期变异。传染病与慢性非传染性疾病均有长期变异的趋势。其主要原因可能是自然、社会环境和生活条件的变化以及医疗技术的提高等因素使宿主和致病因子发生了变化,如近百年来,猩红热的发病率和死亡率均明显下降,重症病人的比例减少,轻型和不典型病例的比例增多;麻疹过去发生主要集中在婴幼儿这一群体,在广泛进行麻疹减毒活疫苗的接种后,麻疹的发病年龄向大年龄组推移。各种恶性肿瘤的长期变异也不相同。从美国几种恶性肿瘤死亡率的长期变异情况可看出,近年来肺癌的死亡率有明显上升趋势,胃癌有下降趋势,而大肠癌与结肠癌保持稳定水平。

(三)疾病的人群分布

研究疾病的人群分布,是指对不同性别、年龄、职业、种族和民族等特征的人群进行发病率,患病率和死亡率等水平的比较。探讨这种差异有助于了解影响疾病分布的因素、探索病因和为防治工作提供依据。

1. 年龄分布 疾病的发生与年龄的关系比与其他特征的关系更为密切。几乎所有疾病的发病率、死亡率均与此变量有关。具有巩固的病后免疫而易于传播的呼吸道传染病,由于成人多在幼年已受感染而产生免疫,大多在儿童中发病率高,如麻疹、百日咳、最高发病率在学龄前儿童,而腮腺炎和白喉则在学龄儿童多见,以后随年龄增长,这些疾病发病率下降;具有大量隐性感染的传染病,在儿童中发病率高,在成年人中少见,如流行性乙型脑炎、脊髓灰质炎等。那些免疫不巩固的疾病和传播不广泛的疾病,则可发生于任何年龄,而各年龄组发病率的高低,主要取决于其各自暴露于该病机会的多寡。大多数非传染病的年龄分布主要取决于暴露于致病因子的机会。有些癌症好发于低年龄组,如白血病死亡率以幼儿为高,骨癌以青少年为高发。冠心病、肺癌亦随年龄增长而上升,老年龄组达高峰,这可能由于致病因子长期积累,长期作用于机体的结果。

2. 性别分布　许多疾病出现性别上分布的差异,有些与环境因素或机体内在因素有关,有些则至今尚无满意的解释。探讨男女性别发病率和死亡率的差异,常有助于探讨致病因素。

有些传染病男女发病率不同,主要是暴露机会不同所致。如钩端螺旋体病及血吸虫病感染率男性高于女性,是由于男性参加农田劳动及游泳者较多,以及接触疫水的机会较多的缘故。有的地方,男、女性都参加水田劳动,接触疫水的机会均等,故男女比值亦相近;非传染病患病率亦有性别差异,如我国云南个旧锡矿的肺癌,男、女性别比值为13.2∶1,而该省宣威其比值则为0.99∶1。其原因是锡矿男矿工居多,接触矿井中致癌物质机会多,故男性发病率显著高于女性;而宣威是由于当地大气被致癌物质污染和居室内烧煤等因素,男、女与致癌物质接触机会均等,故肺癌发病率的比值,在性别上没有什么差别。有些疾病的发生可能与解剖生理或内分泌的差异有关。如胆囊炎、胆结石等女性发病率明显高于男性。

3. 职业分布　职业与许多疾病有着密切的关系。比较不同职业人群发病率的差别,是从与发病率有关的职业因素中寻找可能病因的好方法。疾病的职业分布,取决于人们与致病因子接触的机会。如煤矿工人易患尘肺;冠心病的发病与体力劳动多少有关,体力劳动少的职业人员易患冠心病。接触化学物品联苯胺的工人易患膀胱癌。镍矿工人易患肺癌。传染病的发生与职业也有密切关系,如我国北方伐木工人易患森林脑炎、皮毛加工厂工人易患炭疽。

4. 种族和民族　不同种族和民族的人群发生的疾病种类的频率均有差异。不同种族人群包含着许多因素,如遗传因素、地理环境、宗教信仰及生活习惯等,这些因素均影响疾病的发生与流行状况。马来西亚有三个民族,其高发癌症不同,马来人患淋巴癌较多。印度人患口腔癌多。而中国人则以鼻咽癌和肝癌较多。不同民族之间疾病种类及发病率的差异,可以考虑遗传、生理、风俗及卫生文化水平等因素的影响。原发性肝癌在非洲以斑图族人最多见,而非洲其他地区有些民族并不高发。

(四) 疾病的地区、时间、人群分布的综合观察

以上分别叙述了疾病的地区、时间、人群的分布。实际工作中,对疾病的描述往往是综合进行的。只有综合描述,才能获得有关病因线索和丰富的流行因素信息。

黑热病在世界各地分布大致可分为地中海型和印度型。在地中海和中亚地区,黑热病主要是婴儿和幼儿的疾病,成人很少感染,故有婴儿利什曼病的名称。该型病犬是一个重要的传染源。在印度则不同,患者大多为年龄较大的儿童和青年,婴儿极少感染。本型犬不起主要传染源作用。我国江苏等华东地区与之相似,符合印度型。西北地区的甘肃等省,犬的感染率较高,有的达到6.7%,因此和地中海型相似。总之,通过黑热病年龄和地区分布综合分析,明确了我国黑热病的类型,为防治本病提供科学依据。

细菌性痢疾发病有明显的季节性,若将发病率急剧上升至迅速下降为止定为季节性高峰期,则该期发病数占全年的60%～90%。但因我国南方和北方气候条件不同,其季节性高峰期的时间也不相同。南方为3—9月,高峰为5—8月;北方为6—10月,高峰为7—8月。

移民流行病学(migrant epidemiology)是通过观察某种疾病在移民人群、移居国当地人群及原居住国人群的疾病发病率或死亡率差别,以探索该病发生与遗传和环境关系。它是利用移民人群研究疾病的分布,从而找出疾病原因的一种研究方法,是地区、人群、时间分布综合描述疾病的一个典型实例。已用于肿瘤、慢性病和一些遗传病的病因研究中。

移民流行病学常应用于以下原则。

1. 若某病发病率和死亡率的差别是由环境因素造成,则该病在移民人群中发病率或死亡率与原居住国的人群不同,而接近于移居国的发病率或死亡率。

2. 若该病的发病率或死亡率是由遗传因素起作用,则移民与原居住国人群的发病率或死亡率相同,而不同于移居国。

具体应用时,应考虑移民人群生活条件改变的程度及原居住国和移居国的医疗卫生水平。

日本为胃癌高发区,而美国则是低发区,假设日本人胃癌死亡率为 100% ,则非美国出生的日本移民为 55% ,在美国出生的日本移民为 48% ,而美国白人为 18% 。日本移民胃癌死亡率高于美国白人,而低于原居住国日本人,说明环境因素对胃癌的发生关系较大。同样,日本移民宫颈癌和脑血管疾病的死亡率低于日本本国人甚多,而与美国白人较接近。日本人高发必有与之联系的环境因素。移民一旦脱离日本环境,则宫颈癌和脑血管病的死亡率下降,说明环境因素的作用。

世界各地华侨的鼻咽癌发病率均高于当地各民族的发病率,而且在国外出生的华侨也比当地人或其他民族的移民发病率高,如在夏威夷的华侨,非美国出生的华人鼻咽癌发病率为 54/10 万;在美国出生的华人为 12.1/10 万;夏威夷本地人为 1.8/10 万;日本移民为 1.4/10 万;菲律宾移民为 5.5/10 万。中国是鼻咽癌的高发区,中国人移居美国后,环境发生了变化,但鼻咽癌高发特征仍保留至下代,遗传因素值得考虑。

二、疾病流行强度

疾病的流行强度是指某病在某地一定时期内发病数量的变化及其特征,提示疾病的社会效应。描述疾病流行强度的术语有静息(subsidence)、散发(sporadlc)、流行(epldemlc)、大流行(pandemlc)、暴发(outbreak)。

(一)静息

静息是指某病在某地区一定时期内处于停息状态,少则几年,多则几十年检不出阳性材料,也不出现病例,但并没有根除。例如,20 世纪 90 年代以来,世界范围内一些长期不活动的鼠疫疫源地有突然反复而出现动物或人间鼠疫。例如,1994 年马拉维和印度的苏拉特鼠疫在静息 15 ~ 30 年又重新出现。

(二)散发

散发是指某病的发病人数不多,而且病例间无明显的相互传播关系,或者在一定地区的发病率呈历年一般发病率水平。一般以当地前 3 年该病的发病率水平作为参考,未明显超出以往的一般水平时,即可称为散发。如大规模接种麻疹疫苗后,人群免疫水平提高及易感人群减少,麻疹的发病呈散发。

(三)流行

流行是指某病在某地区发病率显著超过该病散发发病率水平。一般为散发发病率的 3 ~ 10 倍,应根据不同病种、不同时期和不同历史情况做出判断。

（四）大流行

大流行是指某病的发病率远远超过该病流行的水平，其显著的特征是传播迅速、波及面广，常超出省界、国界甚至洲界。如流行性感冒、霍乱全球性大流行。

（五）暴发

暴发是指在集体单位或小居民区短时间内突然出现许多相似病例的现象，其特点是情况突然，罹患率高。如集体食堂食物中毒等。

第四节 现 况 调 查

一、概述

现况调查（prevalence survey）又称现患调查或横断面研究（cross-sectional study）。从性质上来说，现况调查是属描述性研究，是描述流行病学中应用最为广泛的方法。它按照事先设计的要求，在某一人群中应用普查或抽样调查的方法收集特定时间内有关变量与疾病的资料，以描述目前疾病的分布及某因素与疾病的关系。从时间上说，调查是在特定的时间内进行的，即在某一时点或在短时间内完成，故称为横断面研究。由于所收集的资料基本上不是过去的记录，也不是随访的调查资料，而是调查当时所得到的现患和其他有关资料，故又称现患调查。在现况调查中常进行相关性研究，即所查的疾病或健康状况与某些特征或因素是同时存在的，即在调查时因与果并存，故只能为病因研究提供线索，而不能得出有关病因因果关系的结论。

现况调查应强调在一定时间内，这个时间尽可能短一些，若调查的时间拖延过长，其调查结果的分析和解释较为困难。现况调查主要用于调查疾病现患情况，也可用于调查感染率、带菌状况或免疫水平等。

现况调查的目的如下。

（1）描述疾病或健康状况在特定时间内在某地区人群中分布情况及影响分布的因素。

（2）描述某些因素或特征与疾病之间的关系，寻找病因及流行因素线索。

（3）进行疾病监测并为评价防治措施的效果提供参考信息。

（4）调查与决定高危人群，从而为卫生保健工作的计划和决策提供依据。

（5）达到早期发现病人、早期诊断和早期治疗的第二级预防的目的。

现况调查适用于病程较长而发病频率较高的疾病（如慢性疾病）。

二、现况调查的种类

（一）普查

1. 概念 普查（census）是指在特定时间、对特定范围内的人群进行的全面调查。特定时间应该较短，甚至指某时点。一般为 1~2 天或 1~2 周，最长不宜超过 3 个月，特定范围可指地区或某种特征的人群。

2. 调查的目的　① 了解疾病的基本分布情况,如血吸虫病、高血压、冠心病、食管癌的分布等。② 了解人群健康水平,如检查儿童的发育及营养状况。③ 确定各项生理指标,如测定人群血液中红细胞数、测量人群血压值,以确定各项正常生理指标。④ 早期发现并及时治疗病人,如宫颈癌的普查普治。⑤ 描述某些可疑病因与疾病的联系,为寻找疾病的危险因素提供线索。

3. 优缺点　① 优点:能提供疾病分布情况和流行因素或病因线索;通过普查能起到普及医学科学知识的作用;能发现人群中的全部病例,使其得到及时治疗。② 缺点:由于工作量大难以作得细致,普查对象常难免有遗漏,不适于发病率很低的疾病;且此种调查耗人力物力大,成本高,只能获得患病率而不能获得发病率的资料。

4. 普查工作中应注意的问题　① 划定明确的普查范围。根据调查目的事先规定调查对象,并掌握各年龄组和性别的人口数。② 统一调查时间和期限。各调查组应大体上同时开始调查,并在一定期限内完成,普查时间不宜拖得太长,以免影响调查结果的准确性,尤其对有时间波动的疾病。③ 普查中使用的临床诊断标准和检测方法必须统一且固定,否则不同地区的患病率就不一样,而且资料之间无可比性。④ 普查时要使漏查率尽量小,若漏查率高达30%,则该调查无代表性意义。一般要求应答率在85%以上。

(二) 抽样调查

1. 概念　抽样调查(sampling survey)指从研究对象的总体中随机抽取有代表性的部分样本进行调查,从样本获得的信息来推断总体情况。它是以小推大,以部分估计总体特征的调查研究方法。

2. 抽样调查的用途　① 描述疾病的分布情况。② 研究影响健康的因素。③ 研究卫生措施与预防、医疗措施及其效果。④ 检查与衡量资料的质量。⑤ 检验卫生标准。⑥ 衡量一个国家或地区的卫生水平。

3. 抽样调查的优缺点　此法省时间、省人力和物力,调查范围小,调查工作容易做得细致。但设计、实施与资料分析比较复杂,重复和遗漏不易发现,不适用于变异太大的变量调查,小样本抽样调查对发病率很低的疾病收效不大,当须扩大样本到近于总体75%时,反不如直接普查。

4. 抽样调查的原则和方法　抽样调查设计和实施要遵循两个基本原则,即随机化和样本大小适当。常用随机化抽样方法有以下几种。

(1) 单纯随机抽样(simple random sampling)　按照一定技术程序以同等概率的抽样称简单随机抽样。随机化是随机抽样的极其重要的原则。随机化需要一定的技术来实现,"随机"不等于随意或随便。从口袋里摸取有号码的纸团,结果不会得到满意的随机样本。抽签法或掷钱法在原则上虽是可取的,但实用的价值很小。

使用随机数字表是比较简单而可靠的随机化方法。用法举例:自500名学生中随机抽查100名在服驱虫药后排出的蛔虫数。自随机数表取出500个四位数记在学生卡片上,按随机数大小将卡片排列成序,以开头100张或末尾100张卡片为样本。

(2) 系统抽样(systematic sampling)　即按一定比例或一定间隔抽取调查单位的方法。首先确定抽样范围和样本含量,并给每一单位依次编号。然后确定抽样比,即确定每隔多少单位中抽取一个单位进入样本。至于究竟抽其中第几个,则须用随机方法决定,就是在从 1 至 n 个数中,随机选出一个数,把它作为起点,以后顺次每 n 个单位选一个单位进入样本。例如,某乡有 5 000 户,2 万人口,今欲抽查 1/5 的人口可用系统抽样,每 5 户抽 1 户,抽到的户每个成员都要调查。决定起点应是随机的。

用系统抽样得到的样本,其代表性较有保证,因为构成样本的单位是从分布在总体各个部分的单元中按一定比例抽取出来的。但是必须事先对总体的结构有所了解,才能最恰当地应用系统抽样。

(3)分层抽样(stratified sampling) 把总体按若干标志或特征(例如,性别、年龄、居住条件、文化水平等)分成若干层,然后在每层中抽取调查单位,再合成为总体的一个样本,这种方法称分层随机抽样。具体抽样方法可用简单随机抽样法或系统抽样法。由于各层次之间的差异已被排除,其抽样误差较其他抽样小,代表性亦较好。各层若按一定比例抽样,则称按比例分层抽样。但各层内变量的变异很大时,分层抽样的益处不大。例如,按年龄分层,没有考虑各层男女比例的差异很大,如果差异很大,就不能算好的分层。层间差异大,层内差异小最适合分层抽样。

(4)整群抽样(cluster sampling) 就是从总体中随机抽取若干群对象(如学校、工厂、村庄等),对整群内所有调查单位进行调查,称之整群抽样。例如,调查 20 所小学约 10 000 名小学生某疾病的现患率,现拟抽查 1/5 的数量,如用单纯随机抽样方法抽到对象分散在各所小学,调查很不方便;但若随机抽取 4 所小学,抽到的学校学生全部调查,则方便多了。本法易被群众接受。整群抽样的缺点是抽样误差较大。

(5)多级抽样(multi-stage sampling) 是进行大规模调查时常用的一种抽样方法。实质上是上述抽样方法的综合运用。从总体中先抽取范围较大的单元,称为一级抽样单元(例如,省、自治区、直辖市),再从每个抽中的一级单元中抽取范围较小的二级单元(县或街道),最后抽取其中部分范围更小的三级单元(村或居委会)作调查单位。在大规模调查时,可按行政区域逐级进行。我国进行的慢性病大规模现况调查大多采用此方法。

5. 抽样调查样本大小主要影响因素 在抽样调查时,样本过大可造成浪费,且由于工作量过大,不能保证调查质量而使结果出现偏倚。样本过小则没有代表性。样本大小取决于:① 如果研究单位之间的变异较大,样本则要大些,如其间均衡性较好,则样本可以小些。② 在调查的人群中,欲调查某疾病的现患率,如现患率低,则样本量要大。反之,样本可小些。③ 调查要求的精确度高些,样本量就要大。反之,样本量不必过大。④ 把握度的大小(即 $1-\beta$),如把握度要求高,则样本量适当大些,反之,则可小些(样本大小具体计算方法参阅《卫生统计学》)。

三、现况调查中的偏倚及其控制

影响现况调查资料准确性的有抽样误差和偏倚(bias)。抽样误差是不可避免的,但可以通过统计学方法测量其误差大小,且可以通过样本大小和抽样设计来适当控制。而偏倚则属非抽样误差(即系统误差),是指在流行病学研究的设计、实施或资料分析阶段,由于设计者、实施者的人为因素,在研究对象的选择、资料的收集、数据处理与分析,以及结果的解释时所产生的各种系统误差。现况调查中产生偏倚的途径有以下几方面。

1. 无应答引起的偏倚(non-response bias) 无应答实际上是指漏查,若因各种原因引起无应答者较多时,则会产生偏倚而难于分析调查结果。如抽样调查中,无应答率达 30%,则很难由调查统计量来推断总体参数。影响应答率大小的因素有以下几种。

(1) 群众对调查的意义认识不足。有的调查对象认为自己健康状况良好,不愿意参加调查或检查,甚至有意躲避。为了减少漏查造成的偏倚,在调查前及调查实施过程中应做好宣教工作和组织工作。

(2) 调查对象因重病或病程较长、年龄较大等原因不愿外人打扰而拒绝检查或调查。因此应从关心调查对象的健康出发,耐心地做好解释工作,热心体贴,在调查的同时,应尽量减少调查对象的病痛和满足调查之外的其他要求。

(3) 调查方法或调查内容不适当,不能得到调查对象的密切配合。在进行正式调查前应做好小范围预调查工作,找出调查方法和调查内容的不足,及时调整调查方案,改进调查工作方法和修订调查表内容。

(4) 因调查对象外出、出差、探亲等原因,未能会见。遇该情况时应设法补救,及时补查。

2. 被调查对象应答引起的偏倚 当询问调查对象有关疾病、既往史、个人习惯、隐私、特征或暴露史时,由于各种原因,使回答不准确而引起偏倚。如当询问病人某种暴露史,由于病人因自己患病,故对暴露史能记忆起来,而健康人由于不在意则常遗忘,这种偏倚称回忆偏倚(recall bias)。有时偏倚是由于调查对象不愿意提供真实情况而引起,称报告偏倚(reporting bias),如有些年轻人的吸烟史往往被隐瞒。调查中应做好细致工作,设法消除被调查者的顾虑。

3. 观察者偏倚(observer bias) 在实际观察中由于观察者变异而产生系统误差。观察者变异可分两种。

(1) 观察者间变异,这是由于不同观察者同一名被调查者的调查或检查的结果有所不同。

(2) 观察者内变异,这是指同一名观察者对同一病人或健康者,前后两次检查或调查结果不同。

为了防止观察者偏倚的产生,对疾病诊断和阳性结果都应有明确的标准;对参加调查的人员在调查前应做好培训工作,在调查过程中应统一标准,遇到疑问应讨论。

4. 由于检查器械或仪器引起的偏倚 器械本身不准确,标准试剂不标准,或试验条件不稳定等都可引起系统误差。例如,测量血压容易产生偏倚,血红蛋白测量仪器未标化,亦会引起偏倚。

防止这种偏倚的产生主要在于使用前对仪器进行标定,试验、检验方法应有详细操作规范和程序,并要求严格地遵循。

5. 调查者偏倚 调查者在调查时无意识地或有意识收集有选择性的资料。例如,调查者希望获得"阳性"结果而有选择性地收集具有某些特征的资料。为此,要求调查者具有严谨的科学态度,客观地对待调查工作,以保证调查资料的客观性、真实性。

第五节　病例对照研究

一、概念及结构模式

（一）病例对照研究的概念

病例对照研究（case-control study）亦称回顾性研究（retrospective study）。它是选择有特定疾病的人群组，与未患这种病的对照组，比较两组人群过去暴露于某种可能危险因素的比例，分析暴露是否与疾病有关。假如病例组有暴露史比例或暴露程度显著高于对照组，且经统计学检验差异有统计学意义，则可认为这种暴露与某疾病存在联系。这种研究方法是比较病例与对照的过去暴露史，它在时间上是回顾性的，是由"果"探讨"因"。

（二）病例对照研究结构模式

病例对照研究是研究人群中已经发生过的暴露与已经发生疾病的关系，是先确定病人，再追溯可能与疾病有关系的因素，必须确认暴露是发生在疾病之前。其结构模式见图 4-1。

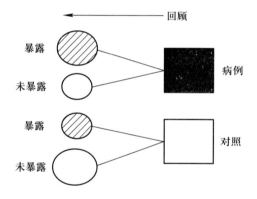

图 4-1　病例对照研究的结构模式

二、病例和对照的选择

病例与对照选择是设计中的一个重要问题，其基本原则是所调查的病例足以代表总体中该病的病例，对照足以代表产生病例的总体。

（一）病例的选择

病例的选择主要有两种，一是医院的病例，来源于某一或若干家医院的门诊或住院部在一定时期内诊断的全部病例或随机样本。优点是较易进行，省经费；缺点是带有选择性，容易产生选择偏倚，仅反映该机构的病人特点，而不是全人群该病的特点。另一来源是某一特定时间和地区内，通过普查、疾病统计或医院汇总得到的病例，然后选择其所有的病例或其中的一个随机样本，其优点是选择偏倚比医院的病例要小，结论推及该人群的可信程度较高。缺点是较难进行,要求有完善的疾病登记,否则,只能调查经过选择的一部分病例;不能代表全人群的情况。

所选病例必须是患同一种疾病的病人,在选择诊断标准,病例的年龄、性别、种族、职业等时要有一个明确的规定。

(二)对照的选择

对照的选择更为复杂,关系到病例对照研究的成败。对照的来源有两个,一种是从医院的其他病人中选对照,即在选择病例的医院内选择其他病种的病人作对照,病种以越复杂越好。这样比较方便,且这种对照的应答率和信息的质量均较高。另一种是当病例是一地区的全部或大部分病例时可以从该地区未患该病的人中选对照,其优点是研究结论推及总体的可靠性大,缺点是选择和调查时都较费事,且应答率不高。

同时选两种对照,即从一般人口中选择对照,又自住院病人中选择对照。研究结果一致,则能增强评价的依据。如结果不一致,则需分析其原因,可能有偏倚。

三、研究因素的收集

病例对照研究对所选定的病例和对照,应收集与测量其所研究暴露因素的信息资料。

1. 信息资料的来源　病例对照研究的资料来源有访问调查记录、通信调查表、登记报告、医疗记录、职业史记录等。大多是由调查人员使用调查表直接询问研究对象本人或家属,也可采用通信方式进行调查,必要时查登记报告或医疗记录。

2. 暴露因素的规定　调查研究时,除收集姓名、性别、年龄、住址等一般资料外,重要的是要取得可疑暴露因素、饮食习惯、吸烟习惯、生活习惯。暴露因素必须在调查前有明确的规定。如接触化学物,应确定接触何种化学物,定量测量其暴露程度、接触年数。又如吸烟习惯,除调查吸烟或不吸烟,并应调查开始吸烟年龄、每日吸烟量、吸烟年数、有否深吸习惯等。将暴露因素分级是很有意义的,它可能是提供因素与疾病间的剂量－反应关系。

3. 暴露因素的收集　进行调查时,一般应有专门制订的调查表,病例组与对照组均用同一调查表。调查表设计中尽量不用过多的文字记录,而应用编码方法,以便于资料的整理和计算机的应用。调查的项目必须包括与发病有联系的因素。调查时为了使收集的资料完整,最好有记录或材料作依据,并选择客观指标。对待病例组与对照组均应同样认真,以免产生偏倚,影响所得结果。

四、病例对照研究资料分析

(一)成组病例对照资料分析

1. 资料整理的构架　成组病例对照研究资料可按表 4－1 所示的三格表整理。

从表 4－1 可见,病例对照研究对比的是病例组的曾暴露率即 $\dfrac{a}{a+c}$ 和对照组的曾暴露率 $\dfrac{b}{b+d}$。如 $\dfrac{a}{a+c} > \dfrac{b}{b+d}$,并经统计学检验证实差异有统计学意义,则暴露与疾病有联系。

表 4 – 1 病例对照研究资料整理表

暴露史或特征	病 例	对 照	合 计
有	a	b	$a + b = n_1$
无	c	d	$c + d = n_0$
合 计	$a + c = m_1$	$b + d = m_0$	$a + b + c + d = T$

2. 资料分析

（1）比较病例组和对照组的暴露比，并做 χ^2 检验。最简单的情况是因素与结局都只分为"有"或"无"两类，结果可归纳 2×2 表（表 4 – 1）。

（2）测定这两个比的差异有无统计学意义，可用一般四格表 χ^2 检验或修正 χ^2 检验。若两组差异有统计学意义，说明该暴露因素与疾病存在联系，则进一步求比值比。

（3）求比值比 某因素与某疾病如存在联系，则进一步估计其联系的强度。联系强度可用比值比（odds ratio，OR）估计。

比值（odds）是指某事物发生的概率与不发生的概率之比。从表 4 – 1 资料中，病例组和对照组有暴露史与无暴露史的概率分别为 $\frac{a}{m_1}$、$\frac{c}{m_1}$、$\frac{b}{m_0}$ 和 $\frac{d}{m_0}$

$$病例组的比值 = \frac{\dfrac{a}{m_1}}{\dfrac{c}{m_1}} = \frac{a}{c}$$

$$对照组的比值 = \frac{\dfrac{b}{m_0}}{\dfrac{d}{m_0}} = \frac{b}{d}$$

$$则比值比（odds ratio） = \frac{\dfrac{a}{c}}{\dfrac{b}{d}} = \frac{ad}{bc}$$

即
$$OR = \frac{ad}{bc} \qquad\qquad 公式(4.1)$$

当 $OR > 1$ 时，说明病例组的暴露频率大于非病例组的，即暴露有较高的发病危险性；反之，当 $OR < 1$ 时，说明病例组的暴露概率低于非病例组的，即暴露有保护作用。疾病与暴露联系愈密切，比值比的数值愈大。

实例 Doll 和 Hill 在 1950 年报告吸烟与肺癌关系的病例对照研究结果如表 4 – 2。

表 4 – 2 吸烟与肺癌关系

吸 烟 史	肺癌病人	对 照	合 计
有	688	650	1 338
无	21	59	80
合 计	709	709	1 418

1) χ^2 检验

$$\chi^2 = \frac{(ad - bc)^2 T}{m_1 m_0 n_0 n_1} = \frac{(688 \times 59 - 21 \times 650)^2 \times 1\,418}{709 \times 709 \times 80 \times 1\,338} = 19.13$$

自由度 $=1$，$P < 0.001$

2) 计算比值比 OR

$$OR = \frac{ad}{bc} = \frac{688 \times 59}{650 \times 21} = 2.97$$

分析结果表明吸烟对肺癌高度有害。

(二) 1:1 配比病例对照资料分析

在病例对照研究中，常常应用配比方法，即将病例与对照按 1:1 或 1:R 配成对，在调查或分析时均将此一组病例和对照作为一组而不要拆开。配比对照的目的是排除混杂因素的影响。

1. 资料整理构架　将资料按下列格式整理(表 4 - 3)。

2. 显著性检验　检验暴露史是否与疾病有联系。

表 4 - 3　配比病例对照研究资料整理构架

对　照　组	病　例　组		合计(配比数)
	有暴露史	无暴露史	
有暴露史	a	b	$a+b$
无暴露史	c	d	$c+d$
合计(配比数)	$a+c$	$b+d$	$a+b+c+d=T$

计算公式为

$$\chi^2 = \frac{(b - c)^2}{b + c}$$

其校正公式为

$$\chi^2 = \frac{(|b - c| - 1)^2}{b + c}$$

自由度 $=1$

3. 计算比值比 OR

$$OR = \frac{c}{b} \qquad\qquad 公式(4.2)$$

实例 Sartwell 等研究了美国口服避孕药与妇女患血栓栓塞的关系。共调查了 175 对病例与对照。对象是在 1964—1968 年从美国 5 个城市选择的 15 ~ 44 岁妇女，并以 1:1 配对方法选择对照。然后调查她们在入院前一个月内是否使用避孕药，其调查结果见表 4 - 4。

1) χ^2 检验

$$\chi^2 = \frac{(b - c)^2}{b + c} = \frac{(13 - 57)^2}{13 + 57} = 28$$

表 4 – 4　口服避孕药史与血栓栓塞关系的配对研究

对　　照　　组	病　例　组		合计(配比数)
	有用避孕药史	无用避孕药史	
有用避孕药史	10	13	23
无用避孕药史	57	95	152
合计(配比数)	67	108	175

自由度 $= 1, P < 0.001$

2）计算比值比 OR

$$OR = \frac{c}{d} = \frac{57}{13} = 4.4$$

以上结果说明,所研究的美国某种避孕药暴露史与妇女患血栓栓塞有联系。

五、病例对照研究中的偏倚及其控制

(一)病例对照研究中的偏倚

病例对照研究易产生四类主要偏倚,即选择偏倚、信息偏倚、错误分类偏倚和混杂偏倚。

1. 选择偏倚(selection bias)　是指选择研究对象方法不当或有缺陷而导致结果偏离真实情况,即选入的对象与未选入者之间出现了某些特征的系统差异。病例对照研究中常因未能随机抽样,故易产生选择偏倚,特别是在医院选择病例和对照时更易产生。由于医院收治病人时有不同的选择,病人进医院时也有不同的选择,不同病种亦有不同入院条件,造成了具有或不具有某因素患者和非患者有不同的入院率,后者使病例组与对照组除研究因素外缺乏可比性。这使研究的病例或对照不能代表有关人群,从而使无关的某特征与疾病出现假联系。

2. 信息偏倚(information bias)　常见的有回忆偏倚和调查者偏倚。

(1)回忆偏倚　指比较组间在回忆过去的暴露史或既往史时,其完整性与准确性存在系统误差而引起的偏倚。在病例对照研究时若选用的对照组是来自社区的一般人群,容易产生回忆偏倚,因其对过去的暴露经历易遗忘或不予重视,而病例组对过去暴露经历会认真回忆并提供有关信息。

(2)调查者偏倚　该偏倚是由于调查者事先知道调查对象的患病情况,从而对病例组与对照组在调查收集资料时自觉或不自觉地采取不同的方法或不同的深度和广度去询问,导致两组间产生系统误差。

如研究服用避孕药妇女患血栓栓塞的危险性,研究者从有关报道中得知避孕药和血栓形成有联系,在询问和记录有关的资料时,对血栓性静脉炎的妇女的记录很可能要比没有静脉炎的妇女更为详细,或询问过程中带有倾向性,由此得出的口服避孕药和血栓栓塞之间的联系,

3. 错误分类偏倚(misclassification bias)　错误分类是指将一个调查对象,一个特征错误地分到不是它所属的类别中。例如,将一个病例错误地认为是健康人而分到对照组中去,或者将假阳性分到阳性者中,把假阴性分到阴性者中去。暴露因素或者是疾病都会因错误分类而发生偏倚。如果诊断试验灵敏度与特异度在两组相同,或暴露史的真阳性率和真阴性率相同,

则错误分类的影响是相同的,偏倚会缩小联系的强度。相反,如果真阳性率和真阴性率在两组不同,则错误分类的影响在两组是不同的,偏倚会缩小或夸大联系的强度。

4. 混杂偏倚(confounding bias) 是指由于一个或多个既和疾病又与暴露因素有联系的其他外部因素的影响,它(们)掩盖或夸大了暴露因素与疾病的联系。如年龄、性别和许多疾病又与许多暴露都有联系,所以是最常见的混杂因素。例如,在研究吸烟与肺癌的关系中,年龄是一混杂因素,因为年龄与吸烟有联系,而且年龄是肺癌的危险因素,所以年龄因素会歪曲吸烟对肺癌的影响。

(二)偏倚的控制

病例对照研究的偏倚应在设计阶段、实施阶段和资料分析阶段加以控制。

1. 设计阶段 应加强科学设计。在选择对象时尽可能采用随机抽样原则,如果在医院选择病例,则应从多个医院选择研究对象,并尽可能采用新发病例,不用死亡病例,不用或少用老弱病例。

2. 实施阶段 精心设计调查表,答案尽量标准化。收集信息时,变量尽量采用客观指标,减少调查偏倚。如有无应答对象应多做说服工作,并在分析时无应答对调查结果的影响应做出特别分析和说明。调查人员在调查前均应进行培训,调查过程中统一标准,客观、真实地记录信息。

3. 资料分析阶段 应注意病例与对照两组的均衡性。并利用分层分析方法、多因素分析方法处理,以排除混杂因素的作用。

第六节 队 列 研 究

一、概念及设计原理

(一)概念

队列研究(cohort study)又称群组研究或追踪研究(follow up study),是将特定的人群按其是否暴露于某因素或按不同暴露水平分为 n 个组群或队列,追踪观察一定时间,比较两组或各组的发病率或死亡率,以检验该因素与某疾病联系的假设。定群研究由于在疾病出现以前分组,向前追踪一段时间观察对比其结局,故又称追踪研究。

(二)设计原理

队列研究所要比较的是发病率或死亡率。假如暴露组的发病率或死亡率高于非暴露组,且经统计学检验差异有统计学意义,则表示该病与该因素有联系。定群研究的结构模式及资料整理构架见图 4-2。若暴露组的发病率高于非暴露组的发病率,且差异具有统计学意义,则暴露与疾病有联系,并可进一步分析其联系的强度,即计算暴露于该因素的相对危险度、特异危险度等。

队列研究根据观察开始的时间分为以下两种。

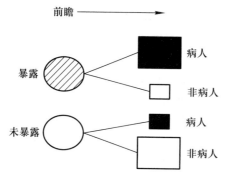

图 4 - 2 队列研究的结构模式

（1）前瞻性队列研究（prospective cohort study） 即一般说的定群研究。其特点是以因素来分组，观察开始时，病例未出现，需要追踪观察一定时期，才能得到发病或死亡的结果，故其性质是前瞻性的，即从现在追踪到将来。

（2）回顾性队列研究（retrospective cohort study） 其特点是追溯到过去某时期，决定人群对某健康危险因素的暴露史，然后追查至现在的发病或死亡情况。在研究开始时，病例或死亡病例一般已发生，由于要追溯到过去某时期，故其性质是回顾性的。

二、研究对象的选择

（一）暴露组的选择

暴露组应已处在某种暴露因素中或已有某种特殊暴露史，并能提供可靠的暴露因素的历史、暴露因素的数量，以及暴露时间的长短等，且便于追踪与观察。

1. 特殊暴露的人群或职业人群 选择由于职业关系或其他原因暴露于某危险因素特别严重的人群作为暴露组研究对象，不但所需要的人数较少，而且较易发现暴露与患病之间是否存在联系。如研究放射线与白血病的关系时，选用接受放射线治疗的患者；研究联苯胺与膀胱癌的关系时，选用染料工人；研究矽肺患者的危险因素时，选用从事石头加工行业的工人。

2. 一个地区的全部人口或其样本 有时可在一地区人群中进行队列研究。首先这一人群比较稳定，便于随访，代表性较好。例如，研究地方性氟中毒的病因可选择环境中如水、空气或土壤中含氟量较高的地区所有或随机样本人群作为暴露组，因为当地人口流动性小，居民配合，便于随访，能得到完整的暴露和结局资料。

3. 便于随访的人群 为了便于随访，往往选择一个团体，或团体中部分人群作为研究对象，可以节省人力、物力，并可提高随访质量和结果判断的可靠程度。例如，研究大肠癌的临床转归及其影响因素可在肿瘤俱乐部会员中选择大肠癌患者作为研究对象。这类人群的代表全人群的可能性稍差，但是能降低失访率，同时提高调查结果的可靠性。

（二）对照组的选择

对照组的设立是为了与暴露组比较，对照人群的选择正确与否直接影响到队列研究的真实性。对照组与暴露组应具有可比性，即对照组人群除暴露因素的影响外，其他各种因素的影响或人群的特征,如年龄、性别、职业、民族等,都应尽可能与暴露组相似。同时在资料收集完毕,进行分析时,还应做均衡检验,以考核两组资料的可比性。

对照组常用以下几种形式。

1. 内对照 若调查对象是一个整体人群,人群内部暴露于某因素的便为暴露组,而非暴露或以暴露级别最低的一组便为对照组。

2. 人群对照 不另设对照,而是以人群为对照。在职业流行病学研究中,常以某职业人群为暴露组,与该地区整个人群的发病(或死亡)率进行比较分析。以人群为对照,应注意对照组与暴露组人群在地理与时间的一致性。

特殊暴露人群人数一般不多,不能得到可靠的分年龄、性别和原因的专率供直接比较,一般须采用标化死亡比或标化发病比做间接比较,两者均须计算标准误并做显著性检验。

3. 外对照组 选择一个与暴露组在年龄、性别、民族、居住地区等方面相似的非暴露组作为对照组进行随访,作为与暴露组比较的基准。例如,研究放射线对放射科医师死亡率的影响时,可以在同地区医院内眼科医师做对照组。

4. 多种对照 为了增强判断依据,可将上述方法综合起来,同时设立多种对照,进行多重比较。如内对照、人群对照、外对照等。这样可以增加判断的依据。

三、资料的分析

队列研究资料分析主要是计算各组发病率、发病密度或死亡率,其次对组间率的差异进行统计学检验,差异有统计学意义则进一步确定因素与疾病联系的强度。队列研究资料归纳见表 4 - 5。

表 4 - 5 队列研究资料归纳表

组　别	病　例	非病例	合　计	发病率
暴露组	a	b	$a + b = N_1$	a/N_1
非暴露组	c	d	$c + d = N_0$	c/N_0
合　计	$a + c = m_1$	$b + d = m_0$	N	

队列所比较的是发病率或死亡率即 a/N_1 与 c/N_0,如 $a/N_1 > c/N_0$,则某因素与发病有联系,甚至是因果联系。

(一) 率的计算

1. 暴露人年数计算 定群研究观察时间较长,其间人口有动态变化,应采取一定方法计算"暴露人年数",才能计算发病率;否则,两组成员由于进入开始观察的时间不同,或因死亡、迁出及其他原因或早或晚地退出该组,而造成观察时间的不同,即各组成员的暴露时间不同,可使发病率出现误差。

2. 累积发病率(cumulative incidence) 期间人群比较固定,且能稳定地维持在一个较长的观察期,可用累积发病率(或死亡率)。计算公式为:

$$累计发病率 = \frac{观察期间发病人数}{观察开始时队列人数} \times 10\,万/10\,万$$

3. 发病密度（ivcidence density） 暴露人口不固定,人群产生了较大的变动。例如,由于工作调动、死于其他疾病、中途加入等,应将变动着的人群转变为人时数代替人数计算,此种发病率称发病密度。人时就是将人与时间因素结合起来作为率分母的单位,常用的单位是人年,是一个观察对象被观察满一年计为一人年。分子为观察期间发病或死亡人数。

（二）统计学检验

暴露组与非暴露组间率的差异要进行统计学检验。当发病率高时,可用 u 检验。如果发病率比较低,则改用二项分布或泊松分布检验。检验方法查阅有关统计学书籍。

（三）联系强度的测量

为了估计疾病死亡与暴露的联系强度,常用的测量指标有相对危险度、特异危险度、人群特异危险度。

1. 相对危险度（relative risk）称"危险比"（risk ratio）或"率比"（rate ratio） 是暴露组发病率（或死亡率）与非暴露组发病率（或死亡率）的比值,简称 RR。

$$RR = \frac{I_e}{I_u} = \frac{a/N_1}{c/N_0} \qquad 公式(4.3)$$

式中 I_e 为暴露组发病率,I_u 为非暴露组发病率。它说明暴露组发病或死亡为非暴露组的倍数。

$RR > 1$,说明暴露因素与疾病有"正"的联系。暴露越多,发病越多,可能是致病因素。$RR = 1$,说明暴露因素与疾病无联系。$RR < 1$,说明暴露因素与疾病有"负"的联系。暴露越多,疾病越少,具有保护意义。表 4-6 中提供的判断数据可供参考。

表 4-6 相对危险度与联系强度

相对危险度		联系的强度
0.9 ~ 1.0	1.0 ~ 1.1	无
0.7 ~ 0.8	1.2 ~ 1.4	弱
0.4 ~ 0.6	1.5 ~ 2.9	中等
0.1 ~ 0.3	3.0 ~ 9.0	强
<0.1	10 ~	很强

2. 特异危险度（attributable risk）又称归因危险度或率差（rate difference） 简称 AR 特异危险度为暴露组发病（或死亡）率与非暴露组发病（或死亡）率之差。

$$AR = I_e - I_u = a/N_1 - c/N_0 \qquad 公式(4.4)$$

特异危险度表示完全由暴露因素所致之危险度。

3. 人群特异危险度（population attributable risk）简称 PAR。

$$PAR = I_t - I_u \qquad 公式(4.5)$$

I_t 为全人群某病发病率或死亡率，I_u 为非暴露者某病发病率或死亡率。

人群特异危险度是测量在人群中因暴露于某因素所致的发病率或死亡率。

四、队列研究中的偏倚及控制

（一）队列研究中常见的偏倚

1. 失访偏倚　研究对象由于在一个较长的追踪期内总会有移居外地、死于其他疾病或意外死亡、拒绝参加实验、外出或不合作等原因而脱离了观察，以致在研究中丢失，这种现象称为失访，由失访造成对研究结果的影响称失访偏倚。失访引起的偏倚大小主要取决于失访率的高低、失访者的特征和暴露组与非暴露组失访结果的特征的差异。最好失访率能小于 5%，如果失访率超过 10%，则结果的推论应慎重考虑。

2. 选择偏倚　任何非研究因素在研究人群中与一般人群中的分布不一致，如年龄、种族等，暴露人群错划入非暴露人群或非暴露人群错划入暴露人群，均可造成选择偏倚。选择偏倚的出现，往往高估或低估了联系的强度。

3. 测量偏倚　随访时对疾病的诊断缺乏严格、客观的标准或缺乏特异性诊断指标或测量仪器精确性差或人为的测量偏倚等，均可造成漏诊或误诊，而导致测量的系统误差。

4. 混杂偏倚　在队列研究中，当研究某个因素与疾病的关系时，由于另一个因素既与该疾病有关联，同时又与所研究的因素有联系，这样就掩盖或夸大了研究员素与疾病之间的联系，这种现象称为混杂，这种因素称为混杂因素。一般性别、年龄等因素常为混杂因素，如研究吸烟与肺癌之间的关系时，若选择 50 岁以上的吸烟人群作为暴露组，因年龄与肺癌和吸烟均有关联，这时高年龄段因素就可能夸大了吸烟因素与肺癌之间的联系。

（二）偏倚的控制

1. 失访偏倚的控制　加强宣传，尽量减少失访的人数。应建立制度来保证减少失访人数，最好失访率小于 5%。

2. 选择偏倚的控制　在选择研究对象时，应严格按规定的标准选择适宜对象。

3. 测量标准的控制　改进测量手段，选用精确性强的仪器，加强特异诊断和运用客观的标准来控制测量偏倚。

4. 混杂偏倚的控制　采用标准化计算发病率及死亡率，在设计时利用限制和匹配的方法，资料分析时按混杂因素（如性别、年龄）进行分层分析及多元分析等方法控制混杂偏倚。

五、队列研究的优缺点

（一）队列研究的优点

1. 在疾病发生前按是否暴露于某因素分析，所以资料偏倚少。

2. 可计算暴露组和非暴露组的发病率，能测量两组间的特异危险度和相对危险度。

3. 一次调查待观察多种结果，如在调查吸烟与肺癌关系时，可同时调查吸烟与支气管炎、肺气肿、冠心病等的关系，并能了解疾病的自然史。

4. 能直接估计因素与发病的联系强度,所得联系比较确实可靠。

5. 因素的作用可分等级,便于计算"剂量－反应关系"。

6. 因样本不必很大,较适用于常见病。

7. 在有完整资料记录的条件下,可做回顾性队列研究,省时省力,出结果较快。

(二)队列研究的缺点

1. 观察时间长,费用贵,不能很快出成果。

2. 准备工作较繁重,设计的科学性要求高。

3. 暴露人年数计算工作量较为繁重。

4. 研究少见病时,需要大量对象,因而不易收集到完整可靠的资料。

5. 每次只能研究一个或一组因素,有多种病因的疾病不适用此方法。

6. 此法亦可产生各种偏倚,因此在设计、调查和资料分析过程中均须尽量减少或控制这些偏倚。

【复习思考题】

1. 什么叫"疾病三间分布"? 举例说明如何进行"疾病三间分布"的综合描述?

2. 疾病发生的基本条件有哪些?

3. 比较现况研究、病例对照研究和队列研究的异同点。

第四章选择题

(汪　鑫　陈　彬)

第五章 社区传染病的预防与护理

【学习目标】

1. 掌握传染病的概念、流行过程和基本特征。
2. 掌握传染病的预防原则。
3. 掌握法定传染病分类管理的要求及报告制度。
4. 掌握传染病管理的基本措施。
5. 掌握预防接种的禁忌证。
6. 掌握预防接种的反应。
7. 掌握社区常见传染病的预防与护理。
8. 了解社区常见传染病临床表现。

【参考学时】 4学时

第一节 传染病的概念、流行特征及预防原则

一、传染病的概念

传染病(communicable diseases)是由病原微生物(细菌、病毒、衣原体、立克次体、支原体、螺旋体、真菌等)和寄生虫(原虫、蠕虫)感染人体后产生的具有传染性的疾病。历史上传染病曾猖獗流行,严重危害人民的生命和健康。新中国成立以来,我国传染病的预防和控制取得了巨大成就,由于疫苗和抗生素的出现,许多传染病被基本控制甚至被消灭,但仍有许多传染病广泛存在,一些已被消灭的传染病正在死灰复燃,新发现的传染病又时有发生。例如,结核分枝杆菌、肝炎病毒等病原体的感染率仍居高不下,艾滋病的发病和蔓延速度在不断加快,特别是2003年上半年出现的传染性非典型肺炎大范围流行等,因此,我们应加强和坚持对传染病的预防和控制,社区护士更应重点做好社区传染病病人的护理与管理,才能达到最终消灭一切传染病的目的。

二、传染病流行过程的基本环节

传染病的流行过程是指传染病在人群中发生、发展和转归的过程。传染源、传播途径和人

群易感性是传染病流行过程必须具备的 3 个基本条件。

(一) 传染源

传染源 (source of infection) 是指病原体已在体内生长繁殖并能将其排出体外的人和动物。传染源包括下列 4 个方面。

1. 传染病病人　急性传染病病人因其症状(咳嗽、吐、泻)而促进病原体播散;慢性传染病病人可长期污染环境;轻型病人数量多而不易被发现,在不同传染病中其流行病学意义各异。

2. 病原携带者　慢性病原携带者不显出症状而长期排出病原体,在某些传染病(如伤寒、细菌性痢疾)中有重要的流行病学意义。

3. 隐性感染者　在某些传染病(如脊髓灰质炎)中,隐性感染者是重要传染源。

4. 受感染的动物　某些传染病可由动物体内排出病原体,导致人类发病,如鼠疫、狂犬病等,因此受感染的动物也是重要的传染源之一。由动物传染的疾病称动物源性传染病。

(二) 传播途径

传播途径 (route of transmission) 是指病原体离开传染源后到达另一个易感者所经历的途径,是由外界环境中各种因素所组成,从最简单的一个因素的传播途径到包括许多因素的复杂传播途径都可发生。

1. 经空气传播　主要通过空气、飞沫、尘埃经呼吸道为传播途径的传染病,如流感、麻疹、肺结核等。当传染源讲话、咳嗽、打喷嚏时,病原体被排出而漂浮于空气中,较大的飞沫和痰液坠落于地,干燥后随尘埃飞扬于空气中,易感者通过呼吸而感染。

2. 经水、食物传播　主要通过水、食物经消化道为传播途径的传染病,如伤寒、细菌性痢疾等。易感者因进食被病原体污染的水或食物而感染,苍蝇、蟑螂等可通过机械性携带病原体污染食物和水。

某些传染病还可通过接触疫水,病原体经皮肤或黏膜侵入人体导致感染,如血吸虫病、钩端螺旋体病等。

3. 日常生活接触传播　主要通过手、用具、玩具等为传播途径的传染病。既可传播消化道传染病(如痢疾),也可传播呼吸道传染病(如白喉)。

4. 虫媒传播　主要见于以吸血节肢动物(蚊子、跳蚤、白蛉、恙虫等)为中间宿主的传染病,如疟疾、斑疹伤寒等。

5. 血液、体液、血制品传播　见于乙型肝炎、丙型肝炎、艾滋病等。

6. 土壤传播　当病原体的芽胞(破伤风、炭疽)或幼虫(如钩虫)、虫卵(如蛔虫)污染土壤时,则土壤成为这些传染病的传播途径。

7. 母婴传播(垂直传播)　指病原体通过母体传给下一代的过程,如风疹、梅毒、乙型病毒性肝炎、艾滋病等在母婴间传播。

(三) 人群易感性

对某一传染病缺乏特异性免疫力的人称为易感者,易感者在某一特定人群中的比例决定该人群的易感性 (herd susceptibility)。易感者所占比例越多,人群易感性越高,该传染病越容易发生、传播和流行。人群易感性的高低还受众多的自然因素和社会因素的影响。降低人群易感性或减少易感者最有效的方法就是普遍推广人工自动免疫,只有这样才能将传染病的流行降到最低,甚至不再发生。

三、传染病的基本特征

传染病与其他疾病的主要区别在于具有下列 4 个基本特征。

(一)有病原体

每一种传染病都是由于特异性的病原体引起的,包括微生物和寄生虫,以细菌和病毒最常见。临床上检出病原体对诊断具有重要意义。

(二)有传染性

有传染性是传染病与其他感染性疾病最主要的区别。病原体由宿主体内排出,经过一定途径侵入另一个宿主体内,这一特性称为传染性。传染病病人具有传染性的时期称为传染期,且每一种传染病都有其相对固定的传染期,是决定病人隔离期限的重要依据之一。

(三)有流行病学特征

传染病的流行过程在自然因素和社会因素的影响下,可表现出以下各种特征。

1. 流行性　在一定条件下,传染病能在人群中广泛传播蔓延的特性称为流行性。按其强度可分为:散发、流行、大流行、爆发。

2. 季节性　某些传染病的发生和流行在每年一定季节出现发病率升高,这一现象称为季节性。如冬春季节呼吸道传染病发病率高;夏秋季节消化道传染病发病率高。

3. 地方性　由于受地理气候等自然因素或社会因素的影响,某些传染病仅局限在一定地区内发生,这种传染病称地方性传染病,如血吸虫病。以野生动物为主要传染源的疾病称为自然疫源性传染病或人畜共患病,也属于地方性传染病,如鼠疫、流行性出血热。存在这种疾病的地区称自然疫源地。

4. 周期性　由于某些传染病经过一定时间后在人群中的免疫水平下降及易感者积累等原因,表现出若干年可出现一次较大的周期性流行。

(四)有感染后免疫

人体感染病原体后,无论是显性或隐性感染,都能产生针对病原体及其产物(如毒素)的特异性免疫。保护性免疫可通过抗体(抗毒素、中和抗体等)检测而获知。感染后免疫属于自动免疫,通过抗体转移而获得的免疫属于被动免疫。感染后免疫的持续时间在不同传染病中有很大差异。一般来说,病毒性传染病(如麻疹、脊髓灰质炎、乙型脑炎等)的感染后免疫持续时间最长,往往保持终身,但有例外(如流感)。细菌、螺旋体、原虫性传染病(如细菌性痢疾、阿米巴病、钩端螺旋体病等)的感染后免疫持续时间通常较短,仅为数月至数年,也有例外(如伤寒)。蠕虫病感染后通常不产生保护性免疫,因而往往产生重复感染(如血吸虫病、钩虫病、蛔虫病等)。

第二节　传染病的管理

一、传染病的报告制度

严格遵守传染病报告制度是早期发现传染病的重要措施。社区护士要严格执行传染病报告制度,及时按规定程序向卫生行政部门指定的卫生防疫机构报告疫情,并做好疫情登记。

根据其传播方式、速度及其对人类危害程度的不同,《中华人民共和国传染病防治法》规定管理传染病分为甲、乙、丙三类,共 39 种,实行分类管理。2013 年,国家卫生和计划生育委员会就部分法定传染病病种进行了调整。

1. 甲类传染病也称为强制管理传染病,2 种:鼠疫、霍乱。

2. 乙类传染病称为严格管理传染病,26 种:传染性非典型肺炎(严重急性呼吸综合征)、艾滋病、病毒性肝炎、脊髓灰质炎、人感染高致病性禽流感、麻疹、流行性出血热、狂犬病、流行性乙型脑炎、登革热、炭疽、细菌性和阿米巴性痢疾、肺结核、伤寒和副伤寒、流行性脑脊髓膜炎、百日咳、白喉、新生儿破伤风、猩红热、布鲁菌病、淋病、梅毒、钩端螺旋体病、血吸虫病、疟疾、人感染 H_7H_9 禽流感。其中按甲类传染病管理的传染病有严重急性呼吸道综合征(SARS)和炭疽(肺炭疽)。

3. 丙类传染病也称为监测管理传染病,11 种:流行性和地方性斑疹伤寒,黑热病,丝虫病,包虫病,麻风病,流行性感冒,流行性腮腺炎,风疹,急性出血性结膜炎,以及除霍乱、痢疾、伤寒和副伤寒以外的感染性腹泻病和手足口病。

根据原卫生部令第 37 号,2006 年 8 月 24 日修改的《突发公共卫生事件与传染病疫情监测信息报告管理办法》,传染病的报告如下。

责任报告单位和责任疫情报告人发现甲类传染病和乙类传染病中的肺炭疽、传染性非典型肺炎、脊髓灰质炎、人感染高致病性禽流感病人或疑似病人时,或发现其他传染病和不明原因疾病暴发时,应于 2 h 内将传染病报告卡通过网络报告;未实行网络直报的责任报告单位应于 2 h 内以最快的通信方式(电话、传真)向当地县级疾病预防控制机构报告,并于 2 h 内寄送出传染病报告卡。

对其他乙、丙类传染病病人、疑似病人和规定报告的传染病病原携带者在诊断后,实行网络直报的责任报告单位应于 24 h 内进行网络报告;未实行网络直报的责任报告单位应于 24 h 内寄送出传染病报告卡。

县级疾病预防控制机构收到无网络直报条件责任报告单位报送的传染病报告卡后,应于 2 h 内通过网络进行直报。

二、传染病的管理措施

传染病管理的主要防疫措施,就是针对传染病流行过程中各个环节的特点,做好管理传染源、切断传播途径和保护易感人群三方面的工作。

（一）管理传染源

1. 对病人的管理 对病人应尽量做到早发现、早诊断、早报告、早隔离和早治疗。传染病报告制度是早期发现传染病的重要措施,必须严格遵守。一旦发现传染病病人,应立即隔离治疗,防止病原体向外扩散,便于管理、消毒和治疗是控制传染源的一项重要内容和措施。隔离期限按照病原体培养结果而定,应隔离至病原体终止从体内排出为止。不同的传染病其隔离期限亦有所不同。

2. 对疑似病人的管理 除及时报告外,应尽早明确诊断。甲类传染病的疑似病人和乙类传染病中的传染性非典型肺炎、肺炭疽疑似病人必须在指定场所进行隔离观察和治疗;乙类传染病的疑似病人应在医疗保健机构指导下治疗或隔离治疗。传染病疑似病人必须接受医学检查、随访和隔离治疗措施,不得拒绝。

3. 对病原携带者的管理 要尽早发现和管理,应重点对传染病接触者、曾患过传染病者、恢复期病人、来自流行区的居民、特殊职业人群(如儿童机构、饮食、饮水服务行业等)定期普查,以便及时发现传染病病原携带者,并进行相应的隔离和治疗,教育其养成良好的卫生习惯,必要时调离工作岗位。

4. 对接触者的管理 接触者是指接触过传染源的某一阶段的易感人群者。传染病接触者都应接受检疫,对接触者实施检疫的期限,一般从最后接触之日算起,相当于该传染病的最长潜伏期。检疫的主要内容包括:留验(隔离观察)或卫生处理、医学观察、健康教育、应急预防接种和药物预防等。

5. 对动物传染源的管理 在传染病流行地区,可及早对动物如家禽、家畜等进行预防接种,以降低发病率。若动物已患有传染病,则应根据动物所患病种及其经济价值,予以隔离、治疗或杀灭。如有一定经济价值的传染病动物,尽可能给予隔离和治疗;对无经济价值的传染性动物则应采取杀灭、动物尸体深埋和焚烧等措施,尽可能减少污染。

6. 对疫源地的管理 对疫源地主要是采取有效的消毒措施,其目的是切断传播途径,杀灭由传染源排到外界环境中的病原体。对传染源的排泄物、分泌物及其所污染的物品进行随时消毒;当病人痊愈或死亡后,对其住所进行终末消毒。

（二）切断传播途径

对于消化道传染病、虫媒传染病及许多寄生虫病来说,切断传播途径通常是起主导作用的预防措施。社区护理人员应根据不同传染病的传播途径采取不同的措施,如呼吸道传染病主要通过空气传播,因此重点应采取通风和室内空气消毒,同时还应加强个人防护(如戴口罩等);肠道传染病主要由粪便排出病原体而污染环境,因此应重点做好对污染物品、分泌物、排泄物及环境的消毒工作,搞好个人卫生;虫媒传播传染病的重点措施是杀虫;对血源性传染病,重点措施是加强血源和血制品的管理、防止经医源途径传播血源性传染病;经水传播传染病的措施则重点放在饮用水的消毒和个人防护。

消毒是指为了防止感染和预防传染病的发生、传播和流行,而采取的杀灭或清除人体体表和各种传播媒介上存活的病原体的措施。

1. 消毒种类

（1）预防性消毒　是指未发现传染源,对可能受病原体污染的场所、物品和人体进行的消毒措施,目的是预防传染病发生。如饮水消毒、餐具消毒、空气消毒、垃圾粪便的无害化消毒等。

（2）疫源地消毒　是指对目前存在或曾经存在过传染源的场所进行的消毒工作,其目的是杀灭由传染源排到外界环境中的病原体。此类消毒又包括:① 随时消毒,指对传染源的排泄物、分泌物、污染物和污染场所及时进行消毒。② 终末消毒,是当患者痊愈或死亡后,对其原居住地进行的最后一次彻底的消毒。消毒范围除对病人所处环境、接触物品和排泄物消毒外,还包括病人治愈后出院前的一次自身消毒或病人死后的尸体消毒处理。疫源地终末消毒的原则是:不使其污染的范围扩大和程度加重,不使已消毒的地段或物体重新被污染。

2. 常用的消毒方法

（1）物理消毒法　是利用物理因素作用于病原体,将其消除或杀灭的方法。常用于被污染的衣物、食具、食物、玻璃器皿、金属器械、废弃物、尸体等的消毒,包括有煮沸消毒、流通蒸汽消毒、巴氏消毒、高压蒸汽消毒、焚烧或烧灼消毒、干烤消毒、紫外线消毒、电离辐射消毒等方法。使用时应根据被消毒物品的特性、可利用价值及病原体的特点等选择适用的消毒方法。

（2）化学消毒法　是应用化学消毒剂使病原体蛋白凝固变性,或使其失去活性而将其杀灭的方法。常用于被污染的家具、墙壁、地面、水源,以及传染源的呕吐物、排泄物、分泌物等的消毒。常用的化学消毒剂有:高效消毒剂(2.5% 碘酊、戊二醛、过氧乙酸、环氧乙烷等)、中效消毒剂(乙醇、部分含氯制剂、氧化剂、溴剂等)、低效消毒剂(汞、氯己定等)。

（3）生物消毒法　即利用生物在新陈代谢过程中形成的条件来杀灭或清除病原体。常用于对大量的粪便、垃圾、污水等进行无害化处理。

（三）保护易感人群

1. 增强非特异性免疫力　主要指开展广泛的健康教育,如锻炼身体、养成良好的卫生习惯、规律的生活制度、合理饮食、保持良好的心理状态、良好的居住环境和人际环境,增强人们的保健意识,有助于提高机体非特异性免疫力。

2. 增强特异性免疫力　又称预防接种,是指将人工制备的抗原或抗体输入机体,使机体获得对某种传染病的特异免疫力,以提高免疫水平,从而预防和控制该传染病的发生和流行。预防接种的具体方法见本章第三节。

三、传染病的访视

（一）初访要求

初访是指社区护士对社区传染病患者进行初次随访,并建立病案档案。具体内容包括以下几个方面。

1. 核实诊断　医院门诊发现传染病后,在填报"传染病报告卡"的同时,要填写该传染病的"诊断依据卡",社区护士根据"诊断依据卡"进行核实与传染病流行的有关证据。

2. 调查传染源　调查该传染病发生的时间、地点及传播的途径,以判断疫情的性质及传播情况。

3. 采取切实可行的防疫措施　遵循传染病流行的三个环节,按照传染病传播的特性,实施有效、适合具体现场情况的措施。向病人及家属以口头或示教的方法进行耐心、细致的健康教育,传授有关防疫知识、隔离方法和治疗护理措施等,使之真正掌握传染病的预防与控制方法,从而达到治愈病人、控制传播的目的。

4. 做好疫情调查处理记录　认真填写相关表格,以备分析、总结用。

(二) 复访要求

复访是指社区护士对社区传染病患者定期随访,并及时记录随访情况。具体内容包括以下几个方面。

1. 了解患者病情和周围的继发情况,包括患者病情的发展与转归,及时修正并确定诊断,并对继发病人立案管理。

2. 了解防疫措施具体落实情况,以修正初访的认识和措施,进一步进行卫生宣传教育。

3. 填写相应表格,记录更全面的资料和发展过程。

4. 病人痊愈或死亡即结束病案管理。

第三节　预防接种

预防接种是指将人工制备的抗原或抗体输入机体,使机体获得对某种传染病的特异免疫力,以提高免疫水平,从而预防和控制该传染病的发生和流行。

一、预防接种的分类

(一) 人工自动免疫

将免疫原性物质接种到人体内,使人体于接种后 1～4 周主动产生抗体,称为人工自动免疫。免疫力可保持数月至数年,常用于计划免疫。其制剂有活菌苗、死菌苗、类毒素。

(二) 人工被动免疫

将含抗体的血清或抗毒素接种人体,使人体迅速获得现成的抗体的方法,称为人工被动免疫。免疫持续时间仅 2～3 周,主要用于治疗或对接触者的紧急预防。其制剂有免疫血清、人血丙种球蛋白、胎盘球蛋白和特异性高价免疫球蛋白等。

(三) 被动自动免疫

将人工自动免疫和被动免疫同时接种,用于疫情发生时保护婴幼儿及体弱接触者的一种免疫方法。但只用于少数传染病,如白喉。

二、计划免疫的程序

计划免疫是有计划地进行预防接种,根据规定的免疫程序对易感人群进行预防接种,以提高人群的免疫力,达到预防、控制,甚至最终消除相应传染病的目的。

为规范和指导各地科学实施扩大国家免疫规划工作,有效预防和控制相关传染病,卫生部于 2007 年 12 月 19 日制定了《扩大国家免疫规划实施方案》(以下简称《方案》)。《方案》规定,在现行全国范围内使用的乙肝疫苗、卡介苗、脊灰疫苗、百白破疫苗、麻疹疫苗和白破疫苗等 6 种国家免疫规划疫苗基础上,将甲肝疫苗、流脑疫苗、乙脑疫苗、麻腮风疫苗纳入国家免疫规划,对适龄儿童进行常规接种。

另外,《方案》还规定,在重点地区对重点人群进行出血热疫苗接种;发生炭疽、钩端螺旋体病疫情或发生洪涝灾害可能导致钩端螺旋体病暴发流行时,对重点人群进行炭疽疫苗和钩体疫苗应急接种。通过这些疫苗的接种,可以预防乙型肝炎、结核病、脊髓灰质炎、百日咳、白喉、破伤风、麻疹、甲型肝炎、流行性脑脊髓膜炎、流行性乙型脑炎、风疹、流行性腮腺炎、流行性出血热、炭疽和钩端螺旋体病等 15 种传染病。

我国现在实施的儿童计划免疫程序见表 5 - 1。

表 5 - 1 国家扩大儿童计划免疫程序

疫苗名称	第 1 针	第 2 针	第 3 针	加 强
卡介苗	出生			
乙肝疫苗	出生	1 个月	6 个月	
百白破	3 个月	4 个月	5 个月	18 ~ 24 月龄
脊灰	2 个月	3 个月	4 个月	4 周岁
麻疹	8 个月			18 ~ 24 月龄
A 群流脑	6 ~ 18 月龄 2 针			
乙脑减毒	8 月龄			2 岁
甲肝减毒	18 月龄			
麻风	8 月龄			
麻腮	18 月龄			
麻腮风	18 ~ 24 月龄			
A + C 流脑				3 岁、6 岁

三、预防接种的禁忌证

为避免预防接种后发生不良反应,必须严格掌握禁忌证。一般禁忌证是指凡有发热、急性疾病或重症慢性疾病、神经系统疾病、免疫功能低下(年老体弱者,妇女月经期、哺乳前半期)、既往接种有严重不良反应或对疫苗中的卵蛋白和抗生素过敏者等,均不宜进行预防接种;特异禁忌证主要指某些人不能用某些生物制品,如有痉挛史、中枢神经系统疾病史者不得接种百白破联合制剂和百日咳菌苗;结核菌素试验阳性者、湿疹、水痘、化脓性中耳炎、免疫功能缺陷等患者不宜注射卡介苗。

四、预防接种常见的反应及处理

（一）一般反应

大多数人都可能在接种后 24 h 内出现程度不同的局部反应和全身反应，是由疫苗本身特性引起的一过性反应，不会造成组织器官不可恢复的损伤。局部可出现红、肿、热、痛、痒等炎症反应，偶见淋巴结肿痛。全身反应主要表现为发热、头痛、全身不适、恶心、呕吐、一过性皮疹等。反应轻微者，无须特殊处理，2~3 天可自行恢复；对于反应较重者应给予对症处理，如降温或局部热敷等。

（二）异常反应

极少数人在接种某种疫苗后可能发生与一般反应性质及表现均不相同的反应，这类反应称之为异常反应。异常反应的发生与接种者体质有密切关系，过敏体质者或免疫缺陷者往往更容易发生。常见的有以下几种。

1. 晕厥　晕厥常在空腹、疲劳及精神紧张状态下注射时发生，多见于妇女、儿童。一旦发生立即让其平卧，取头低脚高位，注意保暖，保持安静，空气流通，喂糖水或温开水，针刺人中、十宣等穴位，一般不需用药。症状重者可皮下注射肾上腺素。

2. 过敏性休克　立即抢救，取平卧或中凹卧位，应迅速与医生联系，并及时给予肾上腺素注射等抗过敏性休克的抢救措施。

3. 过敏性皮炎　血管神经性水肿及过敏性紫癜可用抗组胺药物处理。紫癜发生较重者，必要时可用激素及止血药处理。

4. 高热　物理降温或药物降温。

5. 局部化脓　应区分是感染还是无菌化脓，前者以抗感染为主，必要时切开引流。若是无菌化脓则不可切开，以免造成伤口长期不愈，轻者可热敷，使其自行吸收，重者用无菌注射器抽脓。

第四节　社区常见传染病预防与护理

一、病毒性肝炎

病毒性肝炎（viral hepatitis）是由多种肝炎病毒引起的，以肝损害为主的一组全身性传染病。按病原学分类主要分为 5 型，即甲型、乙型、丙型、丁型和戊型肝炎。本节主要介绍社区常见的甲型、乙型肝炎的护理。

（一）病原学与流行病学

1. 甲型肝炎（hepatitis A，HA）　甲型肝炎是由甲型肝炎病毒（hepatitis A virus，HAV）引起的以肝损害为主的传染病。HAV 属于微小 RNA 病毒科中的嗜肝 RNA 病毒属，主要在肝细胞内复制，通过胆汁进入肠道经粪便排出。HAV 对外界抵抗力较强，耐酸碱，在干粪中 25 ℃能存活 30 d,在贝壳类动物、淡水、海水、污水、泥土中能存活数月。采用高温、紫外线、余氯、甲醛可将其灭活。

传染源主要是急性病人和隐性感染者。HAV 主要从粪便中排出体外,通过日常生活接触而经口传染,水和食物被污染后可引起暴发性流行。甲型肝炎有明显季节性,秋冬季多见,以学龄和学龄前儿童为主,2~10 岁为发病主要人群,其次为青少年。甲型肝炎的流行率与卫生条件、居住条件、生活条件有密切关系,农村高于城市,发展中国家高于发达国家。随着社会发展和卫生条件改善,发病年龄有后移的趋向。感染后可产生持久免疫。

2. 乙型肝炎(hepatitis B,HB)   乙型肝炎是由乙型肝炎病毒(hepatitis B virus,HBV)引起的以肝损害为主的传染病。HBV 属于嗜肝 DNA 病毒科的哺乳动物病毒属,完整的病毒颗粒又名戴恩(Dane)颗粒,由包膜与核心两部分组成,包膜内含乙型肝炎表面抗原(hepatitis B surface antigen,HBsAg)、细胞脂肪和糖蛋白;核心内含环状双股 DNA、DNA 聚合酶、乙型肝炎核心抗原(hepatitis B core antigen,HBcAg),是病毒复制的主体;HBV 在肝细胞内合成后释放入血,同时可存在于唾液、精液、汗液及阴道分泌物等体液中。HBV 抵抗力很强,对热、低温、干燥、紫外线及一般浓度的消毒剂均能耐受。在 37 ℃可存活 7 天;56 ℃可存活 6 h,在血清中 30~32 ℃可保存 6 个月。煮沸 10 min,65 ℃ 10 h 或高压蒸汽消毒可被灭活,对 0.5% 过氧乙酸敏感。

传染源主要是急、慢性病人和病毒携带者。HBV 主要通过血液及体液传播,其传播途径主要有医源性传播、母婴传播、性接触传播。婴幼儿是获得 HBV 感染的最危险时期,随着年龄增长,发病率逐渐减少。感染后或疫苗接种后出现抗 HBs 者有免疫力。乙型肝炎的发生无明显季节性,有性别差异(男性高于女性),以散发为主,有家族聚集现象,有地区性差异(我国为高流行区,农村高于城市,南方高于北方,西部高于东部)。

(二)临床表现

人感染 HAV 后,经一定潜伏期(2~6 周,平均 4 周)发病;乙型肝炎潜伏期为 1~6 个月(平均 3 个月)。根据黄疸的有无,病情轻重,临床上分为以下几类。

1. 急性肝炎   急性黄疸型肝炎临床表现的阶段性较明显,总病程 2~4 个月,可分为三期:黄疸前期、黄疸期、恢复期。黄疸前期突出症状为疲倦乏力、食欲减退、恶心、呕吐、上腹部不适、腹胀、厌油、尿色可呈浓茶样等;本期可持续 1~21 天,平均 5~7 天。黄疸期病人尿色加深,继而先后于巩膜及皮肤出现黄疸,可伴有皮肤瘙痒,肝大、质软,有明显压痛和叩击痛,部分病人有轻度脾大;本期可持续 2~6 周。恢复期可持续 2 周至 4 个月,平均 1 个月。

2. 慢性肝炎   病程超过 6 个月以上,轻症患者可反复出现疲乏无力、食欲减退、头晕、厌油、尿黄、肝区不适、肝稍大有轻微压痛,可伴有轻度脾大,大多数患者可好转以至痊愈。少数患者转为中度慢性肝炎,则症状加重。重度肝炎表现为乏力、食欲减退、肝大,肝区叩压痛、腹胀、腹泻,可伴有肝病面容、蜘蛛痣及肝掌等内分泌失调现象。

3. 重症肝炎   发生率低,病死率高,是一种最严重的临床类型。重症肝炎较多见于孕妇、营养不良者、嗜酒者、原患有慢性肝病者、过度疲劳、长期应用对肝有损害的药物者及合并细菌感染者。急性重症肝炎多以黄疸型开始,2 周内出现极度乏力、严重消化道症状,常有皮肤和黏膜出血、腹水、下肢水肿、蛋白尿,并出现烦躁不安、谵妄、狂躁、抑郁、扑翼样震颤等神经精神症状。黄疸出现后迅速加深,肝浊音界明显缩小,有出血倾向,肝臭、肝功能下降,急性肾衰竭等。2周后出现上述症状则为亚急性重型肝炎;若在慢性肝炎或肝硬化的基础上出现上述症状则为慢性重症肝炎。

(三)治疗

甲型肝炎为自限性疾病,一般预后较好。各型肝炎的治疗原则均以足够的休息、营养为主,辅以适当药物,避免饮酒、过度劳累和损害肝脏药物。

(四)预防

1. 控制传染源　本病的传染源主要是肝炎患者和病毒携带者,故应对社区人群,特别是对高危人群(凡接受过大手术、输血或应用血制品者、血液透析患者、与肝炎病人接触者)进行定期体检和肝功能监测,以及时发现患者。急性患者应隔离治疗至病毒消失。病毒感染者不能从事食品加工、饮食服务、托幼保育等工作。

2. 切断传播途径　甲型肝炎的重点是要搞好环境卫生,养成良好的个人卫生习惯,加强粪便、水源管理工作,注意饮食卫生,严格执行食具用物消毒制度,饭前便后洗手等,防止"病从口入"。乙型肝炎的重点是应加强托幼保育单位及食品服务等行业的监督管理,严格执行食具用物消毒制度;加强美容美发及洗浴中心的消毒管理制度;提倡使用一次性注射用具,对带血及体液污染物应进行严格消毒处理,专袋专送。加强血制品管理,HBsAg 和抗－HCV 阳性者不得献血,防止通过血液和体液传播。采取主动和被动免疫阻断母婴传播。

3. 保护易感人群　对社区人群进行健康教育指导,通过各种途径向大众进行病毒性肝炎有关知识宣教,使人群认识到病毒性肝炎的危害、预防措施、治疗的意义等。解释劳累、营养不良、吸烟、饮酒、暴饮暴食、不合理用药、感染、情绪不稳定等是肝炎复发和病情加重的危险因素,应尽量避免。接种甲肝疫苗、乙肝疫苗或注射丙种球蛋白、胎盘球蛋白可增加人体的抵抗力,有预防或减轻发作的作用。主要接种对象为与肝炎病人密切接触者,尤其是老年人、儿童、体质不良者。

(五)社区护理

1. 心理护理　通过系统的健康教育,使患者正确对待疾病,善于排除不良情绪,保持良好的心态,对肝炎的治疗有耐心和信心。切勿乱投医,以免延误治疗。

2. 适当休息　在肝炎症状明显或病情较重者,嘱病人卧床休息。初起活动时,可在室内散步,如症状继续好转,体力增加,可逐渐扩大活动范围,延长活动时间,以不觉疲乏为度。慢性患者或病毒携带者安排规律的生活,注意劳逸结合。

3. 合理饮食　急性肝炎予以清淡易消化饮食,适当补充维生素,蛋白质摄入争取达到每日 $1 \sim 1.5$ g/kg,热量不足者应静脉补充葡萄糖。慢性肝炎患者给予适当的高蛋白质、高热量、高维生素易消化饮食,避免高脂肪饮食,以防发生脂肪肝,还应禁烟禁酒。

4. 用药护理　按医嘱正确用药,禁用磺胺类和苯巴比妥类药物,防止加重对肝肾的损害。

5. 实施隔离　实施适当的家庭隔离,生活用品如毛巾、牙具、脸盆、餐具等应一人一份,避免相互感染的机会。保持餐具的清洁,定期煮沸消毒。病人的粪便、呕吐物、尿及鼻咽分泌物应放在有消毒剂(3%~5%漂白粉)有盖的容器中浸泡约1 h后,再倾倒。应注意环境卫生,养成良好的个人卫生习惯,勤洗手(特别是接触和照顾病人后),洗手时使用杀菌肥皂和流动水洗手。家中人员及早进行预防接种。室内经常通风,保持空气的清新。

6. 定时复查　如病情加重及时就诊。

二、肺结核

肺结核(pulmonary tuberculosis)是由结核分枝杆菌引起的一种慢性呼吸道传染病,是最常见的结核病。肺结核是我国颁布的《中华人民共和国传染病防治法》中乙类管理的重点防治疾病之一。

(一)病原学与流行病学

结核分枝杆菌具有抗酸性,对外界抵抗力较强,在阴湿处能生存5个月以上,但日光暴晒2 h、70%乙醇2 min或煮沸1 min即可被杀灭。常由于自然变异、诱导变异而产生耐药性。

肺结核主要传染源是排菌患者,主要是通过呼吸道(飞沫)传播,其次通过消化道传播。结核分枝杆菌发生在具有变态反应的人体组织,常导致液化和空洞形成,细菌大量生长繁殖,所以病灶常有干酪样坏死。结核分枝杆菌在体内可经淋巴管、支气管、血液运输或直接蔓延播散,引起躯体其他部位的结核病变。过度劳累、营养状况差、妊娠等都是本病的诱发因素。近年因艾滋病、吸毒、免疫抑制剂的应用,耐药菌株的增加,结核病的发病率呈上升趋势。由于卡介苗的广泛应用,本病的发病年龄后移,60岁以上的老年患者数量增加。

(二)临床表现

肺结核的主要临床表现为低热、乏力、消瘦、盗汗、咳嗽、咯血。

1. 全身症状　全身症状出现早,有全身不适、乏力、午后低热、消瘦、盗汗、食欲减退等,妇女可出现月经失调和闭经。急性粟粒性结核或浸润型肺结核病灶急剧进展或扩散时,发热显著,可出现寒战,发热高达39~40 ℃。

2. 局部症状　局部症状有咳嗽、咳痰、咯血、胸痛、呼吸困难等,一般为干咳或有少量黏液痰,继发感染时则痰液呈脓性,量也较多。部分病人有不同程度的咯血,咯血后低度发热为小支气管内血液吸收引起,高热不退则提示病灶播散,大量咯血阻塞气管可引起窒息;炎症波及胸膜时可出现胸痛,且随呼吸和咳嗽而加重;出现空洞型肺结核,因肺组织广泛破坏,空洞形成和纤维组织增生,致呼吸功能损害,可出现渐进性呼吸困难,甚至缺氧、发绀。

(三)治疗

肺结核的治疗原则在于控制疾病、促使病灶愈合,消除症状,防止复发。控制疾病的重要措施是合理应用抗结核药物,并必须坚持早期、联用、适量、规律和全程用药原则。

常用抗结核药物异烟肼、链霉素、利福平、对氨水杨酸、乙胺丁醇等。

(四)预防

1. 控制传染源　肺结核病的传染源是排菌患者,社区人群要定期进行身体体格检查,特别是以往患结核病者,或密切接触结核病患者的老年人,如果出现低热、不明原因消瘦,咳嗽,气短等症状时,应警惕肺结核的发生,及时就医检查,及时发现患者。凡是活动性肺结核病人(有结核毒性症状、痰菌阳性、X 线显示病灶处于进展期或好转期)均须进行隔离治疗。

2. 切断传播途径　搞好环境卫生,室内要经常通风;养成良好的卫生与饮食习惯,常洗手,不随地吐痰,病人咳嗽、打喷嚏时不要直接面向旁人,用手或手纸掩住口鼻,且事后洗手;病人所用的食具在就餐后煮沸消毒。

3. 保护易感人群　社区开展结核病的科普宣传;向病人及家属讲解结核病对身体的危害性、预防方法、治疗的意义等;培养良好的卫生及饮食习惯;搞好公共环境卫生,保持室内空气清新等。新生儿出生后和与结核病患者密切接触者接种卡介苗可增加抵抗力,有一定的预防作用。

（五）社区护理

1. 心理护理　本病治疗期和康复期较长,给予心理安慰,消除病人紧张、焦虑恐惧心理,保持情绪稳定,鼓励病人树立战胜疾病的信心。

2. 根据病情安排病人休息　重症患者应卧床休息;轻症患者和康复期患者可适当活动,如户外散步、打太极拳、做保健操等。但应保证充足的睡眠和休息时间,避免身心过度劳累。

3. 饮食护理　指导病人进高蛋白质、高热量、高维生素营养丰富饮食,如鱼肉类、豆制品及富含维生素的蔬菜、水果等。

4. 用药护理　按医嘱正确应用抗结核药物,指导病人建立按时服药的习惯,必须坚持规律、全程用药,告知病人药物的不良反应。

5. 实施隔离　向病人及家属宣传消毒隔离的重要性;室内要经常通风,减少病菌数量;排菌病人排出的大小不等的带菌飞沫,大飞沫咳出后很快落于地面,失去传染性,小飞沫却可以在空气中停留数分钟,然后便蒸发成为飞沫核,悬浮于空气中;如果通风不好,这种飞沫核可悬浮 5 h 之久;室内通风良好,阳光充足,病菌易被稀释或被紫外线杀灭,传染性会随之减小。

三、细菌性痢疾

细菌性痢疾(bacillary dysentery)简称菌痢,又称志贺菌病(shigellosis),是由志贺菌属(又称痢疾杆菌)引起的肠道传染病。

（一）病原学与流行病学

痢疾杆菌属于肠杆菌科,为革兰染色阴性杆菌,有菌毛,无鞭毛。根据抗原结构和生化反应不同分为 A、B、C、D 4 群(分别称为痢疾、福氏、鲍氏、宋内志贺菌)及 47 个血清型。流行菌群不断变迁,目前我国多数地区主要以 B 群为流行菌群,其次为 D 群,近年河南、云南等少数地区有 A 群流行。各种痢疾杆菌均可释放内毒素,是引起全身毒血症状的重要因素,A 群还产生外毒素(志贺毒素),具有神经毒、细胞毒活性和肠毒素作用,导致更严重的临床表现。痢疾杆菌在机体外生存力较强,在蔬菜、瓜果及污染物上可生存 1~3 周,但对各种化学消毒剂均很敏感。

传染源是痢疾病人和带菌者。主要是通过粪－口途径传播。志贺菌随病人粪便排出,污染食物、水、生活用品或手,经口使人感染,亦可通过苍蝇传播。本病在夏秋季发病率升高,多与降雨量多、苍蝇密度高以及进食生冷瓜果有关。儿童多因未养成良好的个人卫生习惯而发病率高。病后可获得一定的免疫力,但短暂不稳定,且不同菌群及血清型之间无交叉免疫,故易复发。流行季节如食物或水源污染可导致暴发流行。

(二)临床表现

菌痢的主要临床表现为畏寒、高热、腹痛、腹泻、里急后重和黏液脓血便,严重者可有感染性休克和(或)中毒性脑病。潜伏期数小时至 7 天,一般为 1~3 天。

1. 急性菌痢(普通型) 大多数起病急,有畏寒、发热,体温迅速升高可达 39 ℃;继而出现腹痛、腹泻和里急后重,排便每日 10 多次至数十次,每次量少,初起为稀便,1~2 天后转为黏液脓血便;可出现左下腹压痛,肠鸣音亢进。呕吐、腹泻严重者可有脱水、酸中毒及电解质紊乱表现。多数病人于 1~2 周内康复,少数转为慢性菌痢。

2. 中毒型菌痢 多见于 2~7 岁、体质较好的儿童。起病急骤,突然出现畏寒、高热,体温可达 40 ℃以上,全身毒血症状严重,精神萎靡,迅速出现循环衰竭(如面色苍白或青灰、四肢厥冷及发绀、脉细速、血压降低或测不出)和呼吸衰竭(如烦躁不安、惊厥、嗜睡、昏迷、呼吸异常等)的表现,而胃肠道症状轻微或出现较晚。

3. 慢性菌痢 慢性菌痢是指病程超过 2 个月以上者。常发生腹痛、腹泻、黏液脓血便,也有便秘和腹泻交替出现者,左下腹可有压痛,久病者还可有乏力、贫血、营养不良、维生素缺乏等表现。

4. 心理状态 病人因发热、头痛、全身毒血症状及腹痛、腹泻和里急后重等明显不适感,或担心疾病迁延不愈转为慢性等,常有心情烦躁、焦虑不安。

(三)治疗

急性菌痢的治疗原则是以抗菌消炎(病原治疗)和对症处理(注意饮食、补充水分、维持水、电解质代谢及酸碱平衡)为主。选用有效抗菌药物是治疗急性菌痢、减少和防止慢性化的关键措施。目前较理想的药物是喹诺酮类、复方磺胺甲噁唑等。大部分急性菌痢患者经治疗后多于 1~2 周内痊愈;少数病人迁延不愈或反复发作,转为慢性或带菌者;中毒型菌痢预后差,病死率高。

(四)预防

1. 控制传染源 对社区居民进行定期体检,特别是对菌痢高危人群(学龄前儿童、青壮年期等)定期筛查,以及时发现患者。菌痢病人和带菌者应隔离或者定期进行访视管理,不得从事炊事员、托儿所、水源管理等工作。

2. 切断传播途径 注意饮食及饮水卫生,搞好个人和环境卫生。

3. 保护易感人群 向病人、家属及社区群众宣讲急性菌痢的致病因素、预防及家庭隔离措施,说明养成良好的个人卫生习惯、餐前便后洗手的重要意义,不饮生水、不吃不洁或腐败的食物,保持居家环境卫生,防蝇灭蝇,接触病人后用消毒液或流动水洗手等。口服多价痢疾减毒活菌苗可减少或避免发病。

（五）社区护理

1. **心理护理** 社区护士应安慰关心病人。向病人及家属介绍菌痢家庭隔离护理的重要性及日常护理措施,消除病人焦虑、恐惧及紧张心理,树立增强恢复健康的信心。

2. **饮食护理** 给予少渣易消化的流质、半流质饮食,如米汤、脱脂奶、温热果汁等,忌食生冷、暴饮暴食、油腻或刺激性食物;注意水、电解质代谢及酸碱平衡,鼓励脱水轻而又无呕吐者口服补液,不能进食者及呕吐、腹泻严重引起脱水者,可按医嘱静脉输液。

3. **用药护理** 按医嘱使用抗菌药,如诺氟沙星、庆大霉素、复方磺胺甲噁唑等。

4. **实施隔离** 对患者实施家庭隔离,有条件者可住单人房间,单独使用一套生活用品,食具等每日煮沸消毒 15 min,便盆及地面每日用消毒液清洁,内衣及被褥应勤换洗并暴晒或煮沸消毒,病人的排泄物与分泌物随时消毒后再弃去,接触病人后用消毒液或流动水洗手,并注意加强体育锻炼,保持生活规律,病人应遵医嘱按时、按量、按疗程坚持服药,争取急性期彻底治愈。

四、流行性感冒

流行性感冒(influenza)简称流感,是由流感病毒引起的急性呼吸道传染病。发病率高,传染性强。

（一）病原学与流行病学

流感病毒属正黏液病毒,根据其内部及外部抗原结构不同,分为甲、乙、丙 3 型。甲型流感病毒可感染多种动物,为人类流感的主要病原,且易发生变异。乙型及丙型流感相对较少,且仅感染人类。流感病毒不耐热,对常用消毒剂及紫外线均很敏感,但对干燥及寒冷有相当耐受力。

流感主要传染源为流感患者及隐性感染病毒携带者。动物亦可能为重要贮存宿主和中间宿主。主要通过呼吸道经空气飞沫传播。人群对流感普遍易感,病后虽有一定的免疫力,但不同亚型间无交叉免疫力。病毒变异后,人群重新易感而反复发病。冬季初春发病率高,主要发生于学校、单位、工厂及公共娱乐场所人群聚集的地方。一次流行持续 6 ~ 8 周,流行后人群重新获得一定的免疫力。老幼体弱、呼吸道有慢性炎症者更易发病。

（二）临床表现

临床表现以上呼吸道症状较轻,而发热与全身中毒症状较重为特点。潜伏期为 1 ~ 3 天。其症状通常较普通感冒重,主要为突然寒战、高热、头痛、肌痛、全身不适。上呼吸道卡他症状相对较轻或不明显,少数病例可有腹泻水样便。发热 3 ~ 5 天后消退,但患者仍感明显乏力。年幼及老年流感患者,原有基础疾病或免疫受抑制的病人感染流感,病情可持续发展,出现高热不退、全身衰竭、剧烈咳嗽、血性痰液、呼吸急促、发绀。双肺有干啰音,X 线检查可发现肺部阴影等一系列肺炎表现。

（三）治疗

流感的治疗原则主要是对症治疗(解热镇痛药物)和支持治疗。但儿童患者应避免应用阿司匹林,以免诱发致命的 Reye 综合征。对继发细菌性肺炎者给予有效控制亦十分重要,尤以老年患者病死率高,应积极给予恰当的治疗。抗流感病毒药物可应用金刚烷胺和甲基金刚烷胺。

(四)预防

1. 控制传染源　流感主要传染源为流感患者及隐性感染病毒携带者,应尽可能隔离患者。对老幼体弱、呼吸道有慢性炎症者建立健康档案,在流感流行季节,定期检查,做到及时发现病人并及时治疗,防止流感流行。

2. 切断传播途径　在流感流行时,加强环境消毒,减少公众集会及集体娱乐活动,以防止疫情的进一步扩散。

3. 保护易感人群　接种疫苗(灭活流感疫苗、减毒流感活疫苗)是预防流感的基本措施。接种应在每年流感流行前的秋季进行。对易感人群及尚未发病者,亦可给予药物预防。指导社区人群积极参与体育锻炼和耐寒锻炼,增强机体抵抗力,避免受凉、淋雨、过度劳累等;在流感流行季节尽量少去公共场所,防止感染。

(五)社区护理

1. 心理护理　关心体贴病人,使病人保持乐观稳定的心态,维持健康的心理,均衡饮食,注意保暖,避免疲劳,足够的睡眠等能提高机体免疫力。

2. 饮食护理　给予高热量、高维生素、低脂肪、清淡易消化的流质、半流质饮食,摄入足够的水、盐和维生素,必要时静脉输液,以维持体内水、电解质代谢平衡。

3. 一般护理　保持室内空气新鲜和适宜的温湿度,病情较重者卧床休息,适当限制活动。

4. 对症护理　发热时按医嘱给予解热镇痛药,如阿司匹林、感冒退热冲剂等,体温达39 ℃以上时需进行物理降温;鼻塞流涕者用1%麻黄碱滴鼻液滴鼻;咽喉红肿、疼痛或声音嘶哑者用淡盐水漱口或消炎喉片含服,局部雾化吸入;细菌感染时遵医嘱使用抗生素;大量出汗时要及时用干毛巾擦身更衣,但要注意避免受凉。

5. 对流感患者尽可能实施隔离　加强环境消毒,确保住所或活动场所通风;养成良好的卫生习惯,避免在人前咳嗽、打喷嚏、清洁鼻子,常洗手,不随地吐痰;避免去人多或相对密闭的场所;如有咳嗽、咽痛等呼吸道症状时,应注意戴口罩,避免与人近距离接触。

【复习思考题】

1. 简述传染病的基本概念、流行过程及基本特征。
2. 简述传染病管理的基本措施。
3. 简述预防接种的禁忌证、不良反应及处理原则。
4. 简述社区常见传染病的预防及护理。

第五章选择题

(尹文清)

第六章　慢性非传染性疾病的预防与护理

【学习目标】

1. 掌握慢性病概念及特点;慢性病危险因素的概念、特点及种类;慢性病社区管理的概念;高血压和糖尿病的社区管理流程及常用的社区预防和护理措施。
2. 熟悉慢性病社区管理的流程及其他常见慢性病的预防护理措施。
3. 了解慢性病的流行状况和危害。

【参考学时】　6 学时

第一节　概　　述

近 40 年来,我国慢性非传染性疾病引起的死亡占总死亡比例不断增加,以心、脑血管疾病和恶性肿瘤为代表的慢性非传染性疾病已成为严重威胁我国人群健康的重要公共卫生问题。随着我国平均期望寿命延长,老龄人口增加,以及工业化和城市郊区、农村城市化进程的加速等,导致人们的生活方式改变,使慢性非传染性疾病的危险因素不断增加,据专家估计我国主要的慢性非传染性疾病在今后一段时间将继续呈上升趋势。

一、慢性病的概念、特点与流行概况

(一)概念和种类

慢性病(chronic disease),全称为慢性非传染性疾病(noninfectious chronic disease,NCD),是对一大类发展缓慢、病程持续时间长的疾病的总称。

在我国常见的慢性病有心脑血管疾病、恶性肿瘤、糖尿病、慢性阻塞性肺疾病(COPD)等。鉴于慢性病的高发病率、高死亡率、高致残率,已成为影响人们健康的主要卫生问题,这些疾病多有终身带病倾向,很难治愈或不能治愈,对这些疾病的研究和防治也已远远超出临床范围,而需要应用流行病学的方法,来研究其在人群中的发生、发展和防治规律。

按照国际疾病分类法(ICD-10)分类,慢性病主要分为:① 循环系统疾病,如高血压、冠心病、脑血管等;② 呼吸系统疾病,如慢性支气管炎、慢性阻塞性肺疾病等;③ 消化系统疾病,如慢性胃炎、消化性溃疡、慢性肝病及肝胆结石等;④ 内分泌、营养代谢性疾病,如

甲状腺功能亢进症、糖尿病、高脂血症等;⑤ 骨骼系统及结缔组织疾病,如骨关节疾病、骨质疏松等;⑥ 精神和行为障碍,如失智症(老年痴呆)、抑郁症等;⑦ 肿瘤,如肺癌、肝癌等各种恶性肿瘤。

(二)慢性病的特点

目前,慢性病之所以成为危害人群健康的主要疾病,与慢性病的发病及临床特点有密切关系。慢性病的主要特点如下。

1. 起病的隐匿性　大多数慢性病起病隐匿、发病病因尚不完全清楚,并且潜伏期长,因此在发病初期症状往往不明显,又缺乏特征性,一般的慢性病起病都具有一定的隐匿性。

2. 病程的长期性　慢性病的病程长主要指慢性病的发生和发展是一个长期过程,并且其治疗和康复也是需要长时间、甚至是终生治疗来控制或缓解症状,因此需要长期治疗护理和康复指导。

3. 病情的复杂性　慢性病的病情复杂主要表现为病因和症状都具有多样性,患同种疾病的不同个体往往在不同危险因素作用下发病,且疾病对机体影响范围广,易造成多个器官功能障碍,所以慢性病治疗及预后也显出其复杂性和多样性。

4. 治疗的依赖性　很多作为终身疾病的慢性病需要长期依赖医疗服务和药物治疗,为了避免病情恶化需要在日常生活起居方面采取健康措施,患者对家属和医疗保险等社会支持系统表现出很强的依赖性,需要其不间断地支持与帮助。

(三)慢性非传染性疾病流行概况

据 WHO 的数据显示,2005 年全球有 5 800 万人死亡,其中心血管疾病占 30%,恶性肿瘤占 13%,慢性呼吸性疾病占 7%,糖尿病占 2%,其他慢性病占 9%,所有慢性病造成的死亡高达3 500 万。2008 年全球共有 5 700 万人死亡,其中 3 600 万人为非传染性疾病,主要是心血管疾病、癌症、糖尿病和慢性呼吸道疾病。非传染性疾病引起的死亡预计会由 2008 年的 3 600万增加到 2030 年的 5 200 万。2005 年中国总死亡人数为 942.7 万,慢性病死亡为 747.1 万人,占总死亡的 79%,其中心血管疾病占 33%,恶性肿瘤占 20%,慢性呼吸性疾病占 17%,糖尿病占 1%,其他慢性病占 8%。慢性病已成为我国城乡居民死亡的主要原因,城市和农村慢性病死亡的比例高达 85.3%和 79.5%。

我国主要慢性病的流行情况如下。

1. 高血压患病情况　WHO 在 2010 年指出,全球高血压每年导致 750 万人死亡,约占死亡总人数的 12.8%,高血压是最常见心血管疾病,又是冠心病和脑卒中的主要危险因素。高血压的患病率在各收入人群中比率相当,不过一般来讲高收入人群的患病率最低。新中国成立以来 3 次高血压普查显示其患病率呈递增趋势。2006 年,中国疾病预防控制中心(CDC)发布的《中国慢性病报告》的数据显示,我国 18 岁及以上成年人高血压患病率为 18.8%,全国有高血压患者 1.6 亿,其中 18~59 岁的劳动力人口中有 1.1 亿人患病。

2. 糖尿病患病情况　近 20 年数次大样本的中国糖尿病流行病学调查显示,患病率呈递增趋势,且中老年人是糖尿病的主要受害人群。2005 年我国糖尿病总体估计约为 3.2%,共有患者 3 500 万。2007—2008 年,在中华医学会糖尿病学分会组织下,在全国 14 个省市进行了糖尿病的流行病学调查。通过加权分析,在考虑性别、年龄、城乡分布和地区差别的因素后,估计我国 20 岁以上的成年人糖尿病患病率为 9.7%,中国成年人糖尿病总数达 9 240 万,其中农村 4 310 万,城市 4 930 万左右。我国可能已成为糖尿病患病人数最多的国家,糖尿病已经成为我国主要的公共卫生问题之一。

3. 心脑血管死亡情况　1957 年,我国城乡人口心血管病死亡率为 47.2/10 万,脑血管病死亡率为 39.0/10 万;到 1995 年,心血管病死亡率为 87.9/10 万,脑血管病死亡率为 129.9/10 万;在 2010 年估计脑卒中患者 700 万,每年新发 200 万。现存的患者中有 75% 不同程度地丧失劳动能力,40% 重度残疾,全国每年死亡 100 万以上。

4. 恶性肿瘤死亡情况　1973 年,城市人口恶性肿瘤死亡率为 87.2/10 万,农村为 78.3/10 万;到 1994 年,城市人口恶性肿瘤死亡率为 128.1/10 万,农村为 105.5/10 万,20 年间死亡率分别增加了 40.6/10 万和 27.1/10 万。2000 年,中国肿瘤死亡病例为 140 多万,其中肺癌 30 万、肝癌 28 万、胃癌 26 万、食管癌 14 万、白血病 4 万、乳腺癌 2 万。2010 年的数据显示,全国每年恶性肿瘤新发病例数估计约为 259 万例,恶性肿瘤死亡估计约为 179 万例。

慢性病的急剧上升,带来了沉重的医疗费用负担。1994 年全国慢性病治疗费用是 419 亿元,占同年全国卫生总费用的 28.9%。2005 年 10 月 3 日世界卫生组织在《预防慢性病:一项至关重要的投资》报告中提到,中国、印度和俄罗斯联邦在今后 10 年可因心脏病、脑卒中、癌症和糖尿病使国民收入损失数千亿美元。估计从 2005 年至 2015 年中国累计将损失 5 580 亿美元,印度将损失 2 360 亿美元,俄罗斯联邦将损失 3 030 亿美元。

二、慢性病的危险因素及特点

导致慢性病的发生有多种因素,表现为非特异性、多变性和不确定性。这些因素不是慢性病发生的必然原因,但经流行病学研究证实与疾病发生的确有一定的联系,这些对慢性病发生具有病因学意义的因素称为慢性病的危险因素。

(一)常见的慢性病的危险因素

健康和疾病的影响因素总的来说包含遗传因素和环境因素两大类,慢性病的危险因素也在其中,常见的慢性病危险因素可概括为如下几个方面。

1. 不良生活方式与行为　2010 年 WHO 在《全球非传染性疾病现状报告》中指出 4 个导致慢性病的主要行为风险因素是吸烟、缺乏运动、有害酒精使用和不健康的饮食。

(1)不健康饮食　健康的膳食是身体健康的前提和基础,不健康的饮食包括不进早餐、进食过快、暴饮暴食等不良饮食习惯,以及喜欢进食高盐、高糖、高脂、腌制、熏制、烧烤食物,不喜欢蔬菜、水果等高维生素、高纤维素食品的不良饮食嗜好。不合理饮食会导致机体摄入的营养素不全面,营养素结构不合理;或者导致有毒有害物质在体内蓄积,从而诱发肥胖、糖尿病、恶性肿瘤等慢性病。

(2)缺乏运动　合理的运动具有促进血液循环、加快新陈代谢、提升心肺功能、促进胃肠蠕动和改善不良情绪的作用,适度的运动是健康的必要条件之一。当前快节奏、高压力的生活状态,使以车代步、久坐办公成为人们的常规状态,导致人群运动量明显不足。缺乏运动导致的肥胖、心肺功能和运动系统功能下降,已经成为很多慢性病的危险因素。

（3）吸烟　烟草燃烧后的化学成分十分复杂,其中含有的多环芳烃苯并(a)芘是十分明确的致癌物;烟碱成分有收缩血管的作用,可使血压升高。吸烟是恶性肿瘤、COPD、冠心病、脑卒中等慢性病的重要危险因素,且吸烟量与其危害程度存在明显的剂量－反应关系。WHO已将吸烟作为全球最严重的公共卫生问题列入重点控制领域。

（4）酗酒　适度少量的酒精能加速血液循环,对健康有一定益处。但过度饮酒则会造成肝脏和心脑血管的损害。WHO在2010年指出全球每年大约有230万人死于酒精的有害使用,约占全球死者总人数的3.8%。这些死者中超过半数死于慢性疾病,包括癌症、心血管疾病和肝硬化。

2. 环境因素　包括自然环境和社会环境。

（1）自然环境　自然环境中的自然灾害和人类活动导致的空气、水和土壤的污染等都会对健康产生不利的影响。当前环境污染对健康的不利影响问题已经十分凸显,长期生活在受污染的环境中的人群,其呼吸系统的常见病,甚至恶性肿瘤等慢性病发病率都会明显提高。

（2）社会环境　包括政治制度、经济状况、科技水平、居住条件及卫生保健水平等,不良的社会环境可以直接或间接地成为诱发疾病的重要因素,如战争和动乱会使人群中恶性疾病的发生概率明显提高。

3. 人类生物学因素

（1）遗传　很多慢性病如糖尿病、高血压、恶性肿瘤都表现出明显的家族聚集倾向,常为多基因遗传,上代人患病可使后代的患病概率增加。

（2）年龄　随着年龄的增长,人的器官功能退化及机体调节能力下降,很多慢性病如心脑血管疾病、恶性肿瘤等的发生率都会随着年龄的增长而增加。

（3）性别及特殊生理状况　部分慢性病的患病率在在两性之间存在差异,如肺癌、冠心病男性高于女性,而骨质疏松、胆结石则女性高于男性。在中老年女性人群中雌激素水平低易发生骨质疏松,而雌激素水平高易发生乳腺癌。

4. 性格与心理因素

（1）致病型性格　目前已经研究明确的表现为苛求、急躁、激进的A型性格是冠心病易发行为性格;与之相反的表现为懦弱、胆怯、压抑的C型性格是恶性肿瘤易发性格。

（2）心理压力　过度的生活或工作压力会引起紧张、失眠、焦虑甚至精神失常,个体如果长期处于较大压力下,会使血压升高、血胆固醇升高,免疫力下降,诱发恶性肿瘤、高血压等多种慢性病。

越来越多的资料表明,行为生活方式及与此相关的社会、心理因素是构成了慢性病高发的重要原因,而这些因素也往往被称为可改变的危险因素,而遗传、性别、年龄等人类生物学因素则称为不可改变因素,慢性病预防和管理则主要是针对可改变因素。

（二）慢性病危险因素的作用特点

1. 潜伏期长　慢性病往往是长时间接触危险因素之后才会发生,有些危险因素接触后十几年甚至更长时间才发生疾病。如人体接触接触食物中的亚硝酸盐和胺类物质,往往经过很长时间才发生肿瘤。

2. 特异性弱　慢性病的病因较为复杂,一种危险因素往往与多种疾病有关,如长期精神紧张与恶性肿瘤和心脑血管疾病发病都有关系。

3. 联合作用强　在慢性病的发展过程中,往往存在多种危险因素的联合作用,这种联合作用可使其致病性增强,如雾霾天气和吸烟同时存在,呼吸系统疾病的发生概率会大大增加。

4. 多因多果　在疾病的发生过程中,当多种危险因素共存时,所导致的疾病往往是多种结果,如在某人群中,同时存在吸烟、酗酒、体力活动过少、心理紧张、过度营养等,该人群中可能有人患冠心病,有人患糖尿病或出现高血压、结肠癌等。

5. 广泛存在　慢性病的健康危险因素种类多,广泛存在于人的生存环境和个人习惯之中,影响着人们的健康,导致慢性病发生。

三、慢性病的宏观监测

根据《全国社区慢性非传染性疾病综合防治方案》及各地实际情况,开展主要慢性病如高血压、糖尿病等的监测管理工作,建立疾病报告、登记制度及疾病死亡登记和报告制度,建立慢性病的基础资料,为慢性病的综合控制提供依据。

(一)监测目的

了解行为危险因素、人文环境与死亡变化的趋势,用于制订干预措施和开展效果评价。

(二)监测内容

1. 死因监测　掌握社区人群死亡情况、死亡原因和死因谱的变化等。

2. 行为危险因素监测　了解干预人群主要行为危险因素(吸烟、酗酒、不健康饮食、体育活动缺少等)及相关知识、态度和行为的改变。

3. 人文环境监测　了解干预期间社区环境的变化,如有关政策、法规出台及执行情况;大众媒介支持强度;健康教育开展情况;医院卫生服务与管理(健康教育专栏,医生对病人开展健康咨询,首诊病人量血压等)。

(三)监测原则

1. 各地尽量利用和完善现有的监测系统。
2. 社区监测应根据现场工作需要和条件而定。
3. 应保证监测能够坚持和发展。
4. 确定统一内容、指标和标准,使资料具有可比性和科学性。

(四)监测管理

建立管理制度和管理工作程序,统一标准,动态管理,做好资料的登记、分析、评价和动态观察,使监测资料能动态地为社区慢性病的综合防治工作服务,如在慢性病监测中建立居民健康档案,并能在居民的一生中随时随地为其提供有关资料,也能同时不断充实和完善这些资料。

为了及时捕获人群慢性病及其危险因素的准确信息,我国已初步建立全国范围的慢性病及其危险因素监测系统。中国疾病预防控制中心对中国慢性病及其危险因素监测系统,监测对象为全国 15～69 岁常住居民(在调查地居住 6 个月以上),采取集中调查和入户调查相结合的方式,每 3 年开展一次现场调查,时间为当年 8—10 月。调查内容涉及吸烟、饮酒、饮食、身体活动、体重控制、健康状况、精神状况等方面情况,人体测量则包括对身高、体重、腰围和血压的测量,部分人群将测量空腹血糖。

四、慢性病的社区管理

(一)慢性病社区管理的概念

原卫生部出台的《国家基本公共卫生服务规范(2011 年版)》明确规定社区卫生服务机构应对社区中的高血压和糖尿病人群实施全方位、系统化的管理。慢性病社区管理是以社区为单位,以社区内影响人们健康的发病率较高的慢性病患者和高危人群为管理对象,通过社区卫生服务工作人员采取有计划地指导和干预,降低慢性病的发病率、致残率和死亡率,提高治愈率的健康管理方法。慢性病社区管理的实质是对三级预防工作的具体落实,是以一级预防为主,二、三级预防并重,实现患者管理、高危人群管理和全人群管理相结合的疾病管理与危险因素干预并重的慢性病综合防治体系。其目的不仅包括阻止慢性病的发生,还包括慢性病发生后阻止和延缓其发展恶化,最大限度地减少慢性病的危害。

(二)慢性病社区管理的基市步骤

1. 患者的筛查　通过患者的筛查确定管理的目标人群,一般情况下患者筛查可以通过以下方式实现。

(1)建立健康档案　社区建立居民档案的基本内容包括个人一般情况、家族史、现病史、生活方式等,并可结合当地实际情况进行增补。将健康档案与社区常规的诊疗信息系统连接起来,可对人群开展持续性保健服务。

(2)健康体检　通过体检,发现属于管理范围的患者。

(3)门诊就诊　常规门诊就诊的属于管理范围的患者进行登记。

(4)其他途径　如流行病调查等。

2. 确定目标人群　通过发达国家疾病管理的实践及社区慢性病的主要病种,目前疾病管理的常见病种人群如下。

(1)高血压　高血压是我国现患率最高的慢性病,但其知晓率、治疗率、控制率却很低,通过对患者实施健康教育等持续的干预措施会大大提高治疗效果,提高依从性,减少其并发症和死亡的发生。

(2)糖尿病　糖尿病因其早期的隐匿性和严重的并发症多发性,近年来在疾病管理领域很受重视,中国疾病预防控制中心指出如不采取控制措施,糖尿病将给中国居民健康带来严重威胁。

(3)冠心病　冠状动脉作为高血压、糖尿病和高脂血症等多种慢性病最常累及的靶器官血管,近年来发病率不断上升,而其进一步恶化导致的心肌梗死成为很多慢性病主要致死原因,管理控制冠心病是当前社区卫生服务的任务之一。

(4)脑卒中　2006 年的《中国慢性病报告》指出,脑血管病死亡是我国的第一位死亡原因。存活的脑血管病患者中,约有3/4不同程度地丧失劳动能力,其中重度致残者约占40%,需要卫生服务机构长期的科学看护和康复指导。

(5)恶性肿瘤 当前我国恶性肿瘤死亡人数占总死亡人数的20%,《中国慢性病报告》指出发达国家随着癌症治疗取得进展,并由于开展早期发现和筛查干预,许多癌症的患者存活率大幅提高。因此发挥社区卫生服务职能,以一级、二级预防为主,对恶性肿瘤患者进行社区管理也是当前基层卫生服务的重点工作之一。

3. 疾病管理的干预

(1)疾病管理的干预方式 慢性病的社区管理注重临床措施和非临床措施相结合,对于已经纳入疾病管理的患者,临床措施是针对门诊复查和治疗的患者,包括为其开具处方、转诊和实验室检查,具有一定的周期性,提供管理服务者是全科医生;非临床措施包括对患者支持或解释、观察随访和健康指导等,保证患者能坚持服药、定时服药、定期复诊、采取健康生活方式和科学康复锻炼等,具有长期性和随时性。提供管理服务者包括全科医生和社区护士。

针对非临床措施,常用的疾病管理干预方式包括电话咨询、邮寄材料、上网阅读、家庭访视等,以达到社区管理对患者督促监管的目的。邮寄材料和上网阅读的干预成本相对较低,但是由于其管理方式松散,患者依从性差。家庭访视最能全面评估患者的情况及家庭支持状况,患者的依从性最好,但是人力、物力消耗也相对比较大。因此,一般选择电话咨询,由于其费用低廉且干预效果相对良好,具有成本-效益比可观的优点,目前为我国慢性病管理中最常用的方式。

(2)疾病管理的过程 慢性病管理的过程包含如下4方面。

1)评估管理的患者 通过询问的方式对患者评估。一般来讲,先问一般性的问题,然后逐步进入具体的有针对性的问题,以找出管理患者的关键切入点。以预先设计好的问卷为基础的评估是最为常用方法,问卷调查操作起来比较简单,但是无伸缩性。另一种方法是以预先准备好的问题为基础的评估,根据管理对象回答的情况,向下延伸问题,但是这种以开放性的问答为基础的评价难度大,花费时间长,信息较为全面但信息处理工作量大。通过评估管理对象,目的是确定患者的主要危险因素。

2)制订管理目标 目标需与患者共同探讨制订,具有可行性和个体性的特点。目标表述要清晰、明了,可操作。在制订目标时应注意一次不应设定太多目标,最好每次1个,且目标表述应体现患者的主观能动性,可以患者为第一人称作为目标陈述的主语,如"目标:下周一我可以在没有任何帮助的情况下走到大门口";"目标:下次见医生时我可以说明低血糖头晕的处理办法"。

3)制订干预计划 由于慢性病病情复杂,患者具有个体化特点,环境不断变化,保健计划也要个体化,具有针对性,可操作性。针对患者存在的主要危险因素,优先次序逐步解决。

4)鼓励和指导患者采取健康行为 积极听取患者的谈话,确定患者的信念和障碍,要非常有礼貌地提出采取行动的建议和期望的目标,帮助患者建立正确的健康观念,鼓励采取健康行为。

(3)慢性病的自我管理 慢性病的自我管理是指在卫生保健专业人员的指导和协助下,慢性病患者个人承担一些预防性或治疗性的卫生保健活动。慢性病患者自我管理既是社区慢性病管理的手段,也是社区慢性病管理的目标。在慢性病的预防控制工作中,只有20%的急症期和高危期患者需要临床专业治疗处置,其余80%症状平稳者和健康人都是在卫生保健人员的指导下通过自我管理,只有患者自身采取积极有效的有利于健康的行为,才能远离危险因素,保证正常的生活。

慢性病的自我管理包括如下几个方面:① 行为管理,如按时服药、定期就诊、改变不良饮食习惯、加强锻炼等。② 角色管理,如维持日常角色,做家务、工作和社会交往等。③ 情绪的管理,如愤怒、对未来担心、挫折感和偶尔情绪低落时都要及时调整。

4. 效果评价 疾病管理的评价测量结果对于疾病管理成功与否也是十分重要的,这些反馈的结果对于找出管理的不足,提高疾病管理质量十分有益。评价的主体包括卫生管理部门、社区居民及患者;评价的方法包括询问、检查、行为观察和问卷调查等。评价的指标包括:① 健康知识知晓率。② 自我管理的临床结果和指标结果。③ 患者的满意度。④ 行为结果,如对患者是否执行了戒烟、合理膳食、规律运动、限制饮酒、自我减压等行为进行评价。

第二节 高血压病预防与社区护理

一、高血压病概述

高血压(hypertension)是最常见的心血管疾病,不仅患病率高,且可引起严重的心、脑、肾并发症,是脑卒中、冠心病的主要危险因素。

高血压病严重危害人群健康,应引起高度重视。

根据1999年世界卫生组织和国际高血压学会(WHO/ISH)高血压治疗指南,高血压的诊断标准为:未服用抗高血压药的情况下,收缩压≥140 mmHg[①]和(或)舒张压≥90 mmHg。

(一)高血压分类

高血压可分为原发性和继发性两大类。病因不明的高血压,称之为原发性高血压,又称高血压病,占高血压总数的95%以上;另有不足5%的病人,其血压升高是由于某些疾病而导致的临床表现,称为继发性高血压,如妊娠高血压。

原发性高血压的病因和机制尚不完全清楚,研究表明与遗传、肥胖、精神紧张、摄盐过多等因素有关。

(二)临床特点

高血压病一般起病缓慢,部分患者无症状,仅在偶测血压或普查时发现,一般可有头晕、头痛、头胀、项强、耳鸣、眼花、心悸、失眠等症状,多于情绪波动、精神紧张或劳累后出现,随着病情的发展,血压升高逐步明显而持久,上述症状渐见频繁,但症状的轻重与血压升高的程度可不完全成正比。早期除血压升高外,可无其他体征或实验室检查异常,后期则因并发心脑肾不同程度的损害而有相应的表现。少数病人在某些情况下,血压急剧增高,而出现高血压危象或

---

① 1 mmHg = 0.133 kPa, 1 kPa = 7.5 mmHg。

高血压脑病的表现。

高血压患者的治疗决策不仅根据其血压水平，还要根据患者个人情况、危险因素的数量和程度及临床并发症等情况而定。高血压治疗原则是使血压下降达到或接近正常范围，预防或延缓靶器官损害。一般需长期甚至终生治疗，故需取得病人及家属的充分理解和配合，并根据具体情况选择有效而不引起明显副作用的降压药。

（三）高血压的诊断与评估

1. 高血压的诊断　按照国际高血压的诊断标准和测量要求，同时还应进行相关检查，排除继发性高血压后才能诊断为原发性高血压。确诊后按血压水平分为1、2、3级（表6-1）。

表6-1　高血压的分级

级　别	收缩压/mmHg		舒张压/mmHg
1级高血压（轻度）	140~159	和（或）	90~99
2级高血压（中度）	160~179	和（或）	100~109
3级高血压（重度）	≥180	和（或）	≥110

注：当收缩压和舒张压分属于不同级别时，则以较高分级为准。

2. 高血压的心脑血管危险水平　高血压患者的治疗决策不仅根据其血压水平，还要根据患者危险因素的数量和程度（含年龄>55周岁、吸烟、血脂异常、早发心血管病家族史、肥胖、缺乏体力活动）、靶器官受损情况（含左心室肥厚、颈动脉内膜增厚或斑块、肾功能受损），以及并发临床情况（含脑血管病、心脏病、肾病、周围血管病、视网膜病变、糖尿病），确定患者的心脑血管危险水平，将患者分为低危、中危、高危和极高危4层，见表6-2。

表6-2　高血压的心脑血管危险水平分层

危险因素和其他病史	高血压分级		
	1级	2级	3级
无危险因素	低危	中危	高危
1~2个危险因素	中危	中危	极高危
≥3个危险因素	高危	高危	极高危
靶器官损害	高危	高危	极高危
并存临床情况	极高危	极高危	极高危

二、高血压病的危险因素

原发性高血压的病因和机制尚不完全清楚，研究表明多种危险因素与其发病有关，可分为人类生物学因素和生活行为因素。

1. 人类生物学因素　即通常所说的不可改变的危险因素，为遗传、性别和年龄。高血压为多基因遗传，有明显的家族聚集性，60%的高血压患者有家族史。高血压的发病危险度随年龄的升高而升高。男性发病率高于女性,但 60 岁后性别差异缩小。

2. 个人行为因素 国际上已确定的高血压的个人行为危险因素,即可改变危险因素主要包括超重和肥胖、膳食高盐和中度以上饮酒,此外,还与吸烟、血脂异常、缺少体力活动、糖尿病及精神、心理压力有关。

三、高血压病的预防与社区护理

(一)高血压病预防

体重超重、膳食高盐和中度以上饮酒是高血压病的危险因素,建立良好的生活方式是预防高血压病的根本措施。

1. 健康教育与健康促进 通过各种媒介向大众进行广泛的知识传播,使人群认识到高血压病的危害、高血压病的危险因素、预防方法、治疗的意义等;培养良好的生活方式,坚持运动、合理膳食、不吸烟、不饮酒、防止肥胖及高血脂;根据各地实情采取干预措施,如建立运动场所、开设减肥门诊、公共场所禁止吸烟、提供盛 3 g 食盐的小调匙等。

2. 减重 通常用体重指数(body mass index,BMI)来衡量个体体重是否正常,计算公式是 $BMI = 体重(kg)/身高(m)^2$。当 BMI 指数为 18.5~23.9 时属正常。肥胖者应控制膳食中的能量摄入,减少糖类食物及脂肪,保证其他营养素齐全,增加运动以控制体重。如在人群中平均体重下降 5~10 kg,收缩压可下降 5~20 mmHg。高血压患者体重减少 10%,则可使胰岛素抵抗、糖尿病、高脂血症和左心室肥厚改善。在减重过程中还需积极控制其他危险因素。减重的速度可因人而异,但首次减重最好达到减轻 5 kg 以增强减重信心,以后再根据自觉的症状和有关指标决定进一步的减重的速度和目标。

3. 限盐与合理膳食 每日食盐不超过 6 g,少食各种咸菜及其他腌制食品;脂肪占总热量的 30% 以下,食油每日 20~25 g,其中饱和脂肪不超过 10%,少食动物性脂肪;每日新鲜蔬菜400~500 g、水果 200 g、肉类 50~100 g、鱼虾类 50 g、奶类 250 g,鸡蛋每周 3~4 个,少吃糖类和甜食;多食绿色叶菜、鲜奶及豆制品类食物,增加钾、钙的摄入。

4. 限制饮酒 饮酒与高血压患病率呈线性相关,同时饮酒可降低高血压药物的药效,因而高血压患者应戒酒。如饮酒,男性每日饮酒的酒精量应少于 30 g,女性则应少于 15 g。

5. 适度运动 根据个体情况及气候等因素选择合适的运动种类和运动量,一般运动频度为 3~5 次/周,每次 30 min 左右,运动后心率达到(170 - 年龄)次/min,自觉舒适,精神愉快,睡眠、食欲良好。运动种类可选择步行、慢跑、打太极拳、打门球、练气功、跳迪斯科等。运动不仅有利于血压下降,且对减轻体重、增强体力有利。但运动强度应注意个体差异,锻炼循序渐进,避免剧烈活动而诱发脑卒中等并发症。

6. 保持心情愉快 生活中应注意减轻心理压力,保持心理平衡。要多发现生活中的积极因素,以乐观的态度对待人生,追求精神愉快。每天要有充足的休息与睡眠时间,注意劳逸结合。

(二)高血压患者的社区管理

根据《国家基本公共卫生服务规范》(2011 年版)的要求,以二、三级预防为主,高血压患者的社区管理内容如下。

1. 筛查　对辖区内 35 岁及以上常住居民,每年在其第一次到乡镇卫生院、村卫生室、社区卫生服务中心(站)就诊时为其测量血压。① 对第一次发现收缩压≥140 mmHg 和(或)舒张压≥90 mmHg 的居民在去除可能引起血压升高的因素后预约其复查,连续 3 次,若每日血压高于正常范围,则可初步诊断为高血压。如有必要,建议转诊到上级医院确诊,2 周内随访转诊结果。② 对已确诊的原发性高血压患者纳入高血压患者健康管理。③ 对可疑继发性高血压患者,及时转诊。建议高危人群每半年至少测量 1 次血压,并接受医务人员的生活方式指导。高血压筛查流程见图 6 - 1。

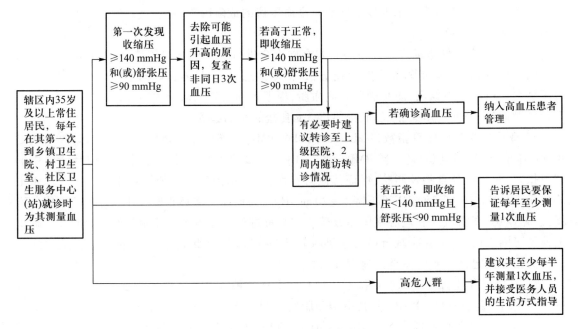

图 6 - 1　高血压筛查流程

2. 高血压患者的随访　对原发性高血压患者,每年要提供至少 4 次面对面的随访。内容包括:① 测量血压并评估是否存在危急情况,如出现收缩压≥180 mmHg 和(或)舒张压≥110 mmHg;意识改变、剧烈头痛或头晕、恶心、呕吐、视物模糊、眼痛、心悸、胸闷、喘憋不能平卧及处于妊娠期或哺乳期同时血压高于正常等危急情况之一,或存在不能处理的其他疾病时,须在处理后紧急转诊。对于紧急转诊者,乡镇卫生院、村卫生室、社区卫生服务中心(站)应在 2 周内主动随访转诊情况。② 若不需紧急转诊,询问上次随访到此次随访期间的症状。③ 测量体重、心率,计算 BMI。④ 询问患者疾病情况和生活方式,包括心脑血管疾病、糖尿病、吸烟、饮酒、运动、摄盐情况等。⑤ 了解患者服药情况。高血压患者的随访流程见图 6 - 2。

3. 分类干预　① 对血压控制满意(收缩压 < 140 且舒张压 < 90 mmHg)、无药物不良反应、无新发并发症或原有并发症无加重的患者,预约进行下一次随访时间。② 对第一次出现血压控制不满意,即收缩压≥140 mmHg 和(或)舒张压≥90 mmHg,或出现药物不良反应的患者,结合其服药依从性,必要时增加现用药物剂量、更换或增加不同类的降压药物,2 周内随访。

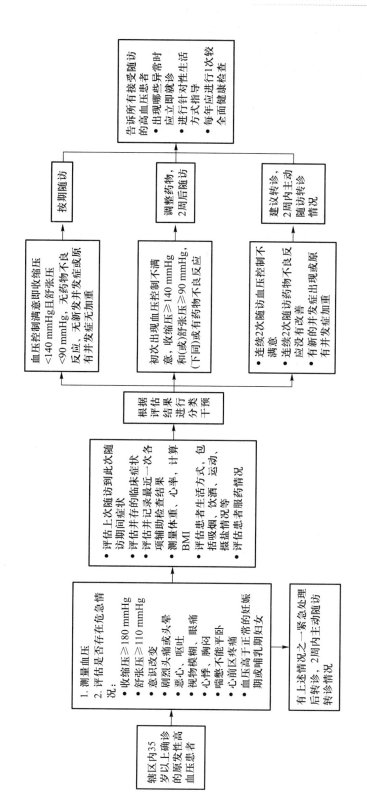

图 6 - 2 高血压患者随访流程

③ 对连续 2 次出现血压控制不满意或药物不良反应难以控制,以及出现新的并发症或原有并发症加重的患者,建议其转诊到上级医院,2 周内主动随访转诊情况。④ 对所有的患者进行有针对性的健康教育,与患者一起制定生活方式改进目标,并在下一次随访时评估进展。告诉患者出现哪些异常时应立即就诊。

4. 健康体检　对原发性高血压患者,每年进行 1 次较全面的健康检查,可与随访相结合。内容包括体温、脉搏、呼吸、血压、身高、体重、腰围、皮肤、浅表淋巴结、心脏、肺部、腹部等常规体格检查,并对口腔、视力、听力和运动功能等进行粗测判断。

(三) 高血压病的社区护理

1. 遵医嘱正确服药　教育患者遵嘱用药,不可随意增减药量或停药或自行突然撤换药物。用药从小剂量开始,采用合理的药物联合达到最大的降压效果;初始治疗方案无效或不能耐受,改用另一种不同类型降压药;尽可能使用长效降压药,改善治疗依从性和防止血压波动过大。

对中、青年患者或合并糖尿病患者,血压控制在 130/85 mmHg 以下,甚至可控制在 120/80 mmHg 以下;对老年患者,宜控制在 140/90 mmHg 以下。根据患者用药情况,观察相应的不良反应,并嘱患者定期检查。

2. 预防体位性低血压　从卧位或坐位站立要慢,并在站立前先做适当的肢体活动;在服药后最初几个小时,避免长时间站立,或尽量选择在休息时间内服药;如在睡前服药,夜间起床排尿尤要注意缓慢起床。在患者首次服药、联合用药或加量时应特别注意预防体位性低血压。

3. 预防心脑血管意外　保持良好的心态,学会控制情绪,保持有规律的生活,充足的睡眠,防受寒,避免剧烈运动、过度用力和强烈应激等,避免使血压突然升高的各种因素,以防心脑血管意外。

4. 做好院前急救　一旦患者出现高血压急症,应迅速让患者绝对卧床休息,抬高床头,避免一切不良刺激,放松心理,保持呼吸道通畅,及时送医院治疗。

5. 指导正确测量血压　测量血压是高血压诊断及评价其严重程度的主要手段,同时也是评价治疗效果和用药的依据。临床上通常采用间接方法在上臂肱动脉部位测得血压值,由于血压有明显波动性,高血压诊断上需要于非同日、多次反复测量才能判断血压升高是否为持续性。目前使用以下 3 种方法评价血压水平。

(1) 诊所偶测血压　诊所偶测血压是目前临床诊断高血压和分级的标准方法,由医护人员在标准条件下按统一的规范进行测量。

(2) 自我测量血压　自我测量血压是受测者在家中或其他环境里给自己测量血压。

(3) 动态血压监测　动态血压监测应使用符合国际标准(BHS 和 AAMI)的监测仪,受测者处在日常生活状态下,测压间隔时间为 15 ~ 30 min,白昼与夜间的测压间隔时间尽量相同,一般监测 24 h,如果仅作为诊断评价,可以只监测白昼血压。动态血压监测参考标准正常值:24 h < 130/80 mmHg,白昼 < 135/85 mmHg,夜间 < 125/75 mmHg。正常情况下,夜间血压均值比白昼血压均值低 10% ~ 20%。

最好选择符合计量标准的汞柱式血压计进行测量,若使用机械式血压表或符合国际标准(BHS 和 AAMI)的电子血压计,需与汞柱式血压计同时测值校正。

第三节 糖尿病预防与社区护理

一、糖尿病概述

糖尿病(diabetes mellitus,DM)是一组由遗传和环境因素相互作用而引起的临床综合征。因胰岛素分泌绝对或相对不足及靶细胞对胰岛素敏感性降低,引起糖、蛋白质、脂肪、水和电解质等一系列代谢紊乱,以血液中的葡萄糖升高为主要标志,久病可造成多个系统损害。

认识糖尿病

(一)糖尿病的分型和临床特点

糖尿病主要分为原发性和继发性两大类,继发性糖尿病相对少见且病因明确。原发性糖尿病分为两型。

1. 1 型糖尿病(胰岛素依赖型,insulin-dependent diabetes mellitus,IDDM) 因胰岛 B 细胞破坏引起胰岛素缺乏,与病毒感染和自身免疫有关,多发生于青幼年,临床特点为起病急、多尿、多饮、多食、体重减轻较明显,容易发生酮症酸中毒,必须依赖胰岛素治疗。

2. 2 型糖尿病(非胰岛素依赖型,non insulin-dependent diabetes mellitus,NIDDM) 多见于 40 岁以上的中老年人,有家族性发病倾向,肥胖是重要的诱发因素,此外,不良的生活方式和饮食习惯也与其发病有关,一般起病缓慢,临床症状相对不明显或缺如,无酮症酸中毒倾向,但在一定诱因下可发生酮症酸中毒,不依赖胰岛素治疗,必要时也需要用胰岛素来控制。

(二)糖尿病的诊断与评估

1. 糖尿病的诊断标准 根据空腹血糖情况和糖尿病症状可做出糖尿病的诊断。1999 年我国采取了 WHO 专家委员会公布的新的诊断标准。糖尿病诊断标准为:糖尿病症状加任意时间血浆葡萄糖≥11.1 mmol/L,或空腹血糖≥7.0 mmol/L,或口服糖耐量试验中 2 h 血浆葡萄糖≥11.1 mmol/L。

2. 糖尿病的症状与并发症 糖尿病的典型症状是"三多一少",即多食、多饮、多尿和体重减轻。其并发症分为以低血糖与酮症酸中毒为代表的急性并发症和包括血管病变所致的心、脑、肾、视网膜病变等重要脏器的损害和周围血管损伤。糖尿病对人健康的影响主要在于其慢性并发症,是患者死亡的主要原因,双足及下肢坏疽可以造成残疾,糖尿病引起的视网膜病变和白内障可以导致失明。

二、糖尿病危险因素

糖尿病的发生与多种因素有关,可分为人类生物学因素、生活行为因素和环境因素。

1. 人类生物学因素 即通常所说的不可改变的危险因素,如遗传、年龄和先天的子宫内营养环境不良等。糖尿病有明显的遗传倾向,表现为家族聚集性,且 2 型糖尿病的遗传倾向更为明显。糖尿病的发病危险度随年龄的增加而增加。最新研究显示,如果先天子宫内营养环境不良,低体重儿在成年后肥胖,则发生糖尿病和胰岛素抵抗的概率会大大增加。

2. 生活行为因素 可改变危险因素,主要包括不合理膳食,包括高盐、高糖、高脂饮食、低纤维素、低维生素饮食,中度以上饮酒,缺少体力活动及心理压力过大等。

3. 环境因素 病毒感染,如 1 型糖尿病与柯萨奇 B4 病毒、腮腺炎病毒、EB 病毒感染免疫反应有关,另有专家指出持续性病毒感染引起的 T 淋巴细胞亚群改变与 2 型糖尿病自身免疫致病有关。环境中的化学毒物或某些药物可影响糖代谢,体质敏感者可发生糖尿病。

三、糖尿病的预防与社区护理

(一) 糖尿病的预防

1. 建立良好的生活方式 生活有规律,戒烟限酒,参加有规律的体育锻炼,平衡膳食。

2. 维持合适的体重 维持 BMI < 24。肥胖是糖尿病的危险因素,因此首先要预防超重与肥胖。预防肥胖主要为调整饮食结构和增加运动,控制能量的摄入和增加能量的消耗。

3. 定期体检 定期体检和血糖测定,特别是对糖尿病高危人群(有家庭史、高血压、高血脂、肥胖、老年人等具备糖尿病危险因素的人群)定期筛检,以及时发现患者。

(二) 糖尿病的社区管理

根据《国家基本公共卫生服务规范》(2011 年版)的要求,以二、三级预防为主,糖尿病患者的社区管理内容如下述。

1. 筛查 对工作中发现的 2 型糖尿病高危人群进行有针对性的健康教育,建议其每年至少测量 1 次空腹血糖,并接受医务人员的健康指导。

2. 随访评估 对确诊的 2 型糖尿病患者,每年提供 4 次免费空腹血糖检测,至少进行 4 次面对面随访。① 测量空腹血糖和血压,并评估是否存在危急情况。如出现血糖 ≥16.7 mmol/L 或血糖 ≤3.9 mmol/L,收缩压 ≥180 mmHg 和(或)舒张压 ≥110 mmHg,有意识或行为改变,或视力突然骤降等危险情况之一,或存在不能处理的其他疾病时,须在处理后紧急转诊。对于紧急转诊者,乡镇卫生院、村卫生室、社区卫生服务中心(站)应在 2 周内主动随访转诊情况。若无上述紧急情况,询问上次随访到此次随访期间的症状。② 测量体重,计算 BMI,检查足背动脉搏动。③ 询问患者疾病情况和生活方式,包括心脑血管疾病、吸烟、饮酒、运动、主食摄入情况等。④ 了解患者服药情况。

3. 分类干预 ① 对血糖控制满意(空腹血糖值 < 7.0 mmol/L),无药物不良反应、无新发并发症或原有并发症无加重的患者,预约进行下一次随访。② 对第一次出现空腹血糖控制不满意(空腹血糖值 ≥7.0 mmol/L)或药物不良反应的患者,结合其服药依从情况进行指导,必要时增加现有药物剂量、更换或增加不同类的降糖药物,2 周内随访。③ 对连续 2 次出现空腹血糖控制不满意或药物不良反应难以控制,以及出现新的并发症或原有并发症加重的患者,建议其转诊到上级医院,2 周内主动随访转诊情况。④ 对所有患者进行有针对性的健康教育,与患者一起制订生活方式改进目标并在下一次随访时评估进展。告诉患者出现哪些异常时应立即就诊。

4. 健康体检 对确诊的 2 型糖尿病患者,每年进行 1 次较全面的健康体检,体检可与随访相结合。内容包括体温、脉搏、呼吸、血压、身高、体重、腰围、皮肤、浅表淋巴结、心脏、肺部、腹部等常规体格检查,并对口腔、视力、听力和运动功能等进行粗测判断。糖尿病患者的社区管理服务流程见图6-3。

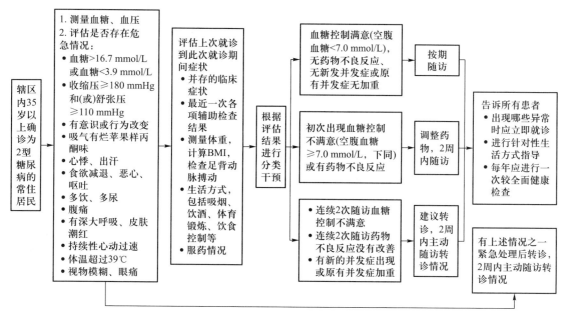

图6-3 糖尿病患者社区管理流程

(三)糖尿病的社区护理

1. 使患者明确治疗目标 社区护士应运用健康教育的技巧,使患者明确血糖控制的目标,积极开展运动、饮食治疗,按医嘱进行药物治疗,控制血糖于理想状态,预防各类并发症。糖尿病血糖、血脂等控制目标见表6-3。

表6-3 糖尿病血糖等指标的控制目标

指 标	评 价		
	良好	尚可	差
血浆葡萄糖/(mmol·L^{-1})			
空腹	4.4~6.1	≤7.8	>7.8
餐后2 h	4.4~8.0	≤10.0	>10.0
睡前	5.0~6.0	6.1~10	>10
糖化血红蛋白/%	<6.5	≤7.5	>7.5
总胆固醇/(mmol·L^{-1})	<4.5	<6.0	≥6.0
三酰甘油/(mmol·L^{-1})	<1.5	<2.2	≥2.2
血压/mmHg	<130/80	130/80~140/90	>140/90
体重指数			
男	20~25	25~27	>27
女	19~24	24~26	>26

2. 饮食治疗　合理的膳食治疗是糖尿病患者的基础治疗,它能帮助控制血糖在理想水平,减少药物用量,减少并发症的产生和发展,减少医疗费用。

(1) 控制总热量　根据患者活动强度及体重状况,确定每日摄入的总热量见表 6-4。

表 6-4　糖尿病患者每千克体重每日热能摄入量　　　　　　　　　　　单位:kcal

活动(劳动)强度	体　　重		
	消瘦	正常	肥胖
重体力劳动(如搬运工)	45 ~ 50	40	35
中体力劳动(如电工安装)	40	35	30
轻体力劳动(如坐着工作)	35	30	20 ~ 25
休息状态(如卧床)	25 ~ 30	20 ~ 25	15 ~ 20

注:1 kcal = 4.184 kJ

(2) 合理供给糖类　糖类又称碳水化合物,其供给量应占总能量的 50% ~ 60%,经常吃一些粗粮,也可用土豆、山药等代替部分主食,不吃白糖、红糖、冰糖、蜂蜜等精制糖,喜甜食者可用甜叶菊、木糖醇或糖精等来代替。

(3) 适量摄入蛋白质　蛋白质成人每日每千克体重 1 g,儿童、孕妇、乳母、消耗性疾病者酌情增加,其中优质蛋白质占 1/3。糖尿病性肾病时,则根据病情适当控制。

(4) 限制脂肪摄入　脂肪所供给的能量占总能量的 30% ~ 35%,限制饱和脂肪酸的摄入,避免食用牛油、猪油、奶油等动物性脂肪,胆固醇摄入每日低于 300 mg,控制摄入动物内脏、动物脑组织、蛋黄等富含胆固醇的食物。

(5) 提倡高膳食纤维饮食　膳食纤维每日摄入量在 25 ~ 35 g,选择含膳食纤维高的食物,如玉米、燕麦片、麸皮、米糠及叶菜类蔬菜等。

(6) 保证维生素、矿物质的供给,减少酒和盐的摄入　按合理膳食要求,多食含能量低的各种新鲜蔬菜如绿色叶菜类、一些红黄色的蔬菜等,血糖控制良好者限量食用水果,黄瓜、西红柿等能量含量低,可不限制,以补充各种维生素;另外宜经常食用各类精肉、鱼虾、牛奶等,以补充机体铁、钙等矿物质的需要;同时减少酒和盐的摄入,盐每日少于 6 g,尽量不饮酒。

3. 膳食指导　为保证上述饮食治疗要求能正确执行,护士应帮助患者制订具体的、简单易执行的食谱。

4. 运动治疗　运动可增加患者心肺功能和改善体内新陈代谢,纠正血糖、血脂代谢紊乱,预防和减少糖尿病慢性并发症,降低致残率。糖尿病伴严重眼病、肾病、糖尿病足、神经病变、心力衰竭、严重心律失常、严重高血压及各种急性感染、并发急性代谢紊乱时暂不宜运动。

(1) 运动准备　根据个体情况,循序渐进,逐渐增强,避免剧烈运动,不过于疲劳。运动前做一次全面的体检,制定合理的运动计划。运动前要进行准备活动,避免关节、肌肉损伤。运动不宜在空腹时进行,开始阶段应随带一些糖果、饼干,以防低血糖。

(2) 运动种类　糖尿病患者可选择任何一种运动,但以低至中等强度的持续、有序、有度的有氧运动方式为佳,特别是有血管硬化的糖尿病患者应避免高强度的剧烈运动。可选择快步走、慢跑、骑车、游泳、爬山、跳健身操、跳舞、打球、打太极拳等,也可选择训练器训练肌力、肌肉耐力等。

（3）运动时间　每次 30 ~ 40 min,可从 10 min 开始逐步增加。

（4）运动强度　糖尿病患者运动强度应相当于 70% ~ 80% 的最大心率,或运动后即时心率为(170 - 年龄)次/min。运动强度要注意个体差异,逐步增强。

（5）运动频率　每周 3 ~ 5 次。

5. 指导药物治疗　使患者了解常用药物的作用和不良反应,遵嘱正确用药。如需注射胰岛素,则教会患者如何注射和药物保存方法及如何避免低血糖的发生等。

6. 预防并发症　糖尿病是终身性疾病,需长期坚持药物治疗、饮食治疗及运动治疗,控制好血糖,预防和延缓慢性血管性并发症如动脉硬化、糖尿病性视网膜病变、糖尿病肾病等;同时避免一些诱发因素,避免发生酮症酸中毒、急性心脑血管意外、低血糖等急性并发症。外出随带糖尿病急救卡,以备应急。糖尿病患者应定期体检,查血压、血脂、血糖、体重、视力、听力、视网膜等,注意心脑血管并发症的发生。此外,糖尿病患者易发生皮肤及腔道的感染而加重病情,因此要保持环境的清洁,注意个人卫生,防止皮肤受伤,特别要防止呼吸道、泌尿道和会阴部的感染。

7. 加强支持系统的支持作用　可在社区成立糖尿病俱乐部并开展相应的活动,通过这样一个类似的组织,使患者之间相互沟通,相互支持,也可通过这样的途径贯彻健康教育计划。同时发掘社区资源,利用患者的家人、朋友、社区工作者、志愿者等力量,加强患者的健康责任感,使其主动地参与,配合疾病管理,控制病情发展,预防并发症,提高生活质量。

第四节　冠心病预防与社区护理

一、冠心病概述

冠状动脉粥样硬化性心脏病(coronary atherosclerotic heart disease),简称 *心绞痛的护理* 冠心病,是指冠状动脉发生粥样硬化,使管腔狭窄、甚至阻塞,导致心肌缺血、缺氧,从而产生一系列临床症状,如胸闷、心绞痛,甚至发生心肌梗死而危及生命。

根据冠状动脉病变的部位、范围及病变严重程度和心肌缺血发展的速度、范围和程度的不同,临床上将冠心病分为 5 种类型:隐匿型冠心病、心绞痛型冠心病、心肌梗死型冠心病、心力衰竭型冠心病和心律失常型冠心病、猝死型冠心病。心绞痛型和心肌梗死型冠心病是常见类型。

心绞痛是由于心肌需氧和供氧之间失去平衡而发生心肌缺血的临床综合征,典型表现:突发的胸痛,常位于胸骨体上、中段后方或心前区,可放射至左上肢内侧达环指和小指;疼痛性质为缩窄性、窒息性或严重的压迫感,病人常停止原先活动;常见诱因为劳累、激动、受寒和饱餐等;持续时间 1 ~ 5 min,很少超过 15 min;休息或含服硝酸甘油后迅速缓解。心绞痛发作分为劳累性、自发性及混合性 3 种,除劳累性心绞痛中稳定性心绞痛外,其他常统称为"不稳定性心绞痛"。

心肌梗死是指冠状动脉病变基础上,心肌血供急剧减少或中断造成心肌缺血性坏死,临床上表现为胸骨后剧烈疼痛、心律失常、休克、心力衰竭和发热、白细胞增高、红细胞沉降率增高等。

根据临床表现,结合心电图、负荷试验、血清心肌酶谱及冠状动脉造影等一般可明确诊断。

冠心病是一种严重危害人们健康的心血管疾病,冠状动脉严重狭窄或阻塞可造成相应区域供血断绝而导致心肌坏死,而坏死本身是一个不可逆的过程,坏死区域越大,心功能受损就越明显,预后也就越差。如果在血管堵塞的早期能得到积极的治疗,使堵塞的血管重新开通,则可以使坏死的心肌范围限制在最小,使坏死周围的损伤和缺血心肌得到挽救,心功能最大限度地得到保护;若治疗不及时,会导致患者死亡或产生许多并发症,如室壁瘤、乳头肌功能失调或断裂、心力衰竭、严重心律失常、栓塞等,这样即使生命得到挽救,但因心功能受到严重损害,病人的生活质量也会下降。

二、冠心病的危险因素

冠心病的危险因素:① 高脂血症:胆固醇增高(总胆固醇、低密度脂蛋白和三酰甘油增高均为独立危险因素),此外高密度脂蛋白减低、载脂蛋白 A – Ⅰ 和 A – Ⅱ 降低、载脂蛋白 B 及脂蛋白 a 增高等均为危险因素。② 高血压:无论收缩压或舒张压增高均有意义。③ 糖尿病。④ 吸烟。

冠心病的其他相关因素:肥胖、高龄、雌激素减少、A 型性格、缺少活动、过量饮酒、精神压力、家族史、纤维蛋白原增高、同型半胱氨酸增高及某些微量元素异常等。

三、冠心病预防与社区护理

(一)冠心病预防

冠心病预防重点首先是积极预防动脉硬化的发生,即一级预防;如已发生动脉硬化,则积极预防病变发展,并争取逆转,即二级预防;如已发生并发症,则及时治疗防恶化,延长寿命,提高生活质量,即三级预防。

1. 健康教育与健康促进　预防冠心病应从儿童开始,培养良好的生活方式,坚持运动、合理膳食、不吸烟、不饮酒、防肥胖及高血压;帮助人群实施戒烟计划;同时做好高危人群的管理,通过定期的体检,及早发现高血压、高脂血症、糖尿病等冠心病的高危人群,建立健康档案,定时测量血压、血脂、血糖、心电图,实施健康干预,防止疾病进展。

2. 合理膳食,防止高脂血症　限制总热量,维持适宜体重,限制脂肪特别是动物性脂肪、胆固醇的摄入,少食食用糖类,特别是 40 岁以后,应避免经常食用高胆固醇及高动物性脂肪的食物。提倡清淡饮食,多食富含维生素 C 的新鲜蔬菜和水果。

3. 适当的体力劳动和体育锻炼　运动量根据身体情况,循序渐进,以不过多增加心脏负担和不引起不适为原则。生活有规律,劳逸结合。

4. 戒烟、限酒　吸烟是冠心病的危险因素,应提倡戒烟;可少量饮用一些酿造酒如葡萄酒。

5. 积极治疗相关疾病　积极治疗与本病有关的疾病,包括高血压、糖尿病、高脂血症、肥胖症、痛风、肝肾疾病及内分泌疾病等,尽可能地预防或延缓动脉硬化的发生。

6. 早期诊断　所有具有可疑冠心病表现的患者均应作心电图检查,特别是老年患者出现无明显诱因的胸闷、疲劳、气急或难以解释的牙痛、肩颈痛及上腹痛等情况应及时就医,避免心肌梗死的发生。

（二）冠心病的社区护理

1. 预防心绞痛、心肌梗死　冠心病患者的日常护理重点为预防心绞痛、心肌梗死的发生，主要措施如下。

（1）消除紧张心理，保持乐观情绪，学会放松自己。

（2）遵嘱服药，随身备有硝酸甘油片剂或气雾剂。

（3）外出时，身边佩戴急救卡。

（4）教会患者及家属遇患者心绞痛发作时的处理方法。不惊慌，先让患者原地休息，放松身心；身边备有药物的，立即舌下含服硝酸甘油或异山梨酯片，或使用硝酸甘油气雾剂；重者及时送医院就诊。

2. 冠心病康复锻炼　冠心病患者适当运动能改善心血管功能，增强心脏收缩能力，降低心肌耗氧量，从而改善冠状动脉血流，有利于缓解冠心病的症状，减少心绞痛和心肌梗死的发生。同时对中老年人进行定期体检，早期发现与冠心病密切相关的病症，如高血压、糖尿病、高脂血症、肥胖症等，给予正确的保健指导，以预防冠心病的发生。

（1）冠心病的发展阶段及分级康复处理　冠心病的康复护理一般分为二个阶段：发病前的预防性康复锻炼和发病后的康复锻炼。发病后的康复锻炼分为 3 个时期：Ⅰ期康复指急性心肌梗死 2 周以内，冠状动脉分流术或冠心病动脉气囊腔内成形术后早期康复，主要目标是通过适当运动，减少或预防患者绝对卧床所带来的不利因素；Ⅱ期康复指患者出院至病情稳定，一般为 1～2 个月，主要目标是使患者恢复一般日常生活活动能力，增加心功能储量，提高生活质量；Ⅲ期康复指病情处于较长期稳定状态的患者，包括陈旧性心肌梗死、稳定型心绞痛及无症状型冠心病，主要目标是改善或提高患者的体力活动能力和心血管功能，恢复发病前的生活和工作。此外，预防性康复在发病前进行，主要目标是预防冠心病的发生。

（2）发病前期和Ⅲ期康复锻炼　冠心病患者的Ⅰ期康复主要在医院进行，Ⅱ期康复在医院和社区进行，社区护士应指导患者做好发病前期和Ⅲ期康复锻炼。① 选择合适的锻炼项目：以行走、慢跑、打太极拳、做柔软体操、跳舞、登山、做游戏、骑自行车等耐力运动为主，也可适当进行一些小力量的练习，以增强肌力，如用哑铃进行动态练习，自由呼吸，不闭气。② 确定适宜的运动强度：运动强度因人而异，一般以运动时心率和自觉疲劳程度来判断。运动时以心率达到本人最大心率的 60% ～80% 为宜。老年人可用"170 - 年龄 = 心率"来掌握运动强度，如 60 岁老年人，170 - 60 = 110，即运动中心率达到 110 次/min 左右即可。同时，还要注意运动时的自我感觉，一般以稍累为宜。③ 运动频率：每次运动持续时间一般 10～30 min，体力较好者可达 60 min，运动中可适当安排休息；每周运动次数也应视情况而定，每周 3～5 次不等。据研究表明，老年人参加中等强度、短时间运动，即使每周 1 次，也能达到有氧运动锻炼的目的，使身心两方面都得到益处。

（3）锻炼时的注意事项　活动要注意循序渐进，最大活动量以不出现症状为原则。如有心率过快、呼吸困难，应立刻停止运动，并予积极的处理，如含服硝酸甘油、吸氧等。当运动中出现胸闷、胸痛、面色苍白、口唇青紫、明显心悸、气短、头晕、恶心或呕吐、动作失调、心律失常时，应立即停止运动，请求帮助，及时送医。如果出现运动后疲劳感不消除、失眠、食欲减退、下肢水肿、持续心搏加快时,也说明运动量过大,应暂停运动,必要时应到医院进行全面检查。另外要根据心功能和患者个体的耐力情况而定,如心功能Ⅰ级患者,可以慢跑、打太极拳、做操。心功能Ⅱ~Ⅲ级患者,可以到室外平地散步,做些力所能及的活动。

第五节 脑卒中预防与社区护理

一、脑卒中概述

脑卒中(cerebral apoplexy)又称脑血管意外(cerebral vascular accident),是一组由于脑部血管病变或全身血液循环紊乱所致的脑组织供血障碍性疾病,又称急性脑血管病。以急性脑功能损害为特征、以局灶性神经功能缺失(如瘫痪、失语)为共性,特点为发病急、病情演变快,病死率、致残率高。

急性脑血管病按病损的性质不同可分为出血性脑血管病和缺血性脑血管病两大类,临床上发病最多的是脑出血和脑血栓形成。

(一)脑出血

脑出血多在白天活动或情绪激动时骤然起病。急性期主要症状有头痛、呕吐,迅速出现意识障碍、颜面潮红、呼吸深沉带有鼾音、脉搏缓慢有力、血压升高、全身大汗、大小便失禁。内囊出血有典型的"三偏征",即偏瘫、偏盲、偏身感觉障碍;若出血灶在主侧半球则有失语;下丘脑受累时可导致应激性溃疡而出现上消化道出血;桥脑出血可因丘脑下部体温调节中枢及呼吸中枢受损而出现持续高热和呼吸无规律,出血量大时可破入第四脑室而迅速进入深昏迷,查体见交叉性瘫痪或四肢瘫、瞳孔缩小呈针尖样;小脑出血表现为眩晕、呕吐频繁,枕部头痛、眼球震颤、共济失调等。脑出血的症状常在数小时内达到高峰,严重病例可在短时间内因脑疝形成而死亡。

(二)脑血栓形成

脑血栓形成患者可有头痛、头晕、肢体麻木等先兆,病情进展缓慢,一般无意识障碍,常在夜间睡眠时发生,于次晨起床时发现肢体瘫痪。上述表现突然起病,一般仅维持数分钟至数十分钟,症状、体征在 24 h 内消失的,称短暂性脑缺血发作。

急性脑血管病与心血管疾病、恶性肿瘤构成当今人类死亡率最高的疾病。据统计,其发病率约为 200/10 万,致残率约为 86.5% 。虽然近年来由于早期诊断技术和抢救治疗水平的不断提高,使急性脑血管病的死亡率有了大幅度下降,但人群中总的发病数和致残的人数却在上升。由于残障,给患者及其家庭生活带来极大困难和不便,生活质量明显下降。

早就诊,及时治疗,早期康复训练可以有效地降低病死率和致残率,提高患者的生活质量。

二、危险因素

急性脑血管病的危险因素有高血压、心脏病、糖尿病、高脂血症、高龄、精神紧张、酗酒、吸烟、肥胖、无症状性颈动脉狭窄、代谢综合征、高同型半胱氨酸血症、不良饮食习惯(如高盐、高脂、低钙、少纤维素饮食)等。口服避孕药增加患病的危险性。发病人群多为中老年人,脑出血常因精神紧张、情绪激动、用力排便及过度疲劳等因素而诱发;脑血栓形成发病多于夜间血流缓慢时发生。

三、脑卒中的社区预防与护理

(一)脑卒中预防

通过各种媒介向社区居民进行广泛的知识传播,使其了解急性脑血管病的危险因素、危害及预防方法,教育和指导社区居民特别是中老年人如何避免各种诱发因素,避免心理应激,减少脑血管意外的发生。同时教育人们如何进行急性脑血管病的应急救护,降低死亡率和致残率。

1. 控制高血压　高血压是脑血管病最重要的危险因素,及时诊断和治疗高血压患者是预防脑卒中的重要措施。

2. 防治心脏病　对房颤、冠心病和左心室肥大的防治是预防心源性栓子引起脑栓塞的基础。

3. 防治糖尿病　糖尿病患者发生缺血性脑血管病的危险性是非糖尿病患者的 2 倍,因糖尿病容易引起动脉硬化、高血压。因此,防治糖尿病是预防脑血管病的重要措施。

4. 防治高脂血症　控制高脂血症有助于预防动脉硬化。饮食调节是控制高血脂的首要方法,如通过饮食控制不能使血脂水平正常,则应适当用降血脂药物进行治疗。

5. 戒烟、酒　已知吸烟可导致血管痉挛、高血压和血中胆固醇升高,加速动脉硬化,导致血液黏稠度增高、血流变慢而引发血栓形成。多数流行病学研究证明,嗜酒者脑卒中的发生率比非饮酒者高。因此,戒烟、避免大量饮酒是预防脑血管病的有效措施。

6. 建立良好的生活方式　不适当的生活方式会增加脑血管病的危险性,包括肥胖、活动减少、饮食结构不合理、精神紧张等。运动锻炼、平衡膳食、精神放松等对预防脑卒中的发生有积极作用。

7. 慎用避孕药　长期服用雌激素较高的避孕药物可能会使中风的危险性增加,应以低雌激素避孕药或其他避孕方法替代。有导致脑卒中的其他危险因素存在,或年龄在 45 岁以上的妇女,不宜服用避孕药。

8. 管理高危人群　定期体检,对高血压、高血脂、糖尿病、肥胖、老年人等急性脑血管病的高危人群进行健康管理,正确治疗相关疾病,采取健康的生活方式,避免诱发因素。

9. 避免诱发因素　凡影响血压或脑血管血流供应的各种原因都可成为脑血管意外的诱因,老年人、高血压、糖尿病等患者应尽量避免这些因素,如过度疲劳、情绪激动、用力过猛(如搬运重物、用力大小便等)、体位突然改变、饮食过饱、饮酒过量、受寒、看情节惊险的电视节目等。

(二)脑卒中的社区护理

1. 康复护理　急性脑血管病引起的残障以偏瘫为多,越早进行康复训练,效果越好。康复的目标在于尽可能地恢复患者的日常生活和工作能力、回归社会(康复方法详见康复护理）。

2. 心理护理　急性脑血管病患者病后往往都有不同程度肢体、语言、智力等方面的残障，对患者及家庭都是一个沉重的打击。如何让患者及家庭成员面对现状，树立信心，积极参与患者的康复治疗，需要做细致而长期的心理护理。患者的心理康复也是病后康复的一个主要内容。

3. 协助生活护理　脑卒中患者由于肢体的残障，日常生活活动受限，护理人员除了指导患者及家属进行正确的康复活动以外，亦应指导家属做好生活护理，防止并发症的发生，如压疮、泌尿道感染、肺炎等。

4. 做好院前急救　急性脑血管病常突然起病，且大多是在家庭或工作单位里发病，有的是在出差或旅游时，院前处理是否得当是降低死亡率和致残率的重要环节。

（1）正确安置患者体位　当患者突然发病跌倒时，首先应保持镇静，设法将患者抬到床上。搬动时要注意不要将患者从地上扶起至坐位或立位，更不能背起患者，或一人抬头、一人抬脚，这样会使患者的病情加重。最好是由 2~3 人轻轻地托住患者的头肩、背臀和腿部，同时将患者抬起，然后轻放于床上。

（2）拨打急救电话　在安置患者的同时拨打 120 急救电话，使患者在最短时间内得到救治。

（3）保持呼吸道通畅　患者平卧后可将其上身稍许垫高，头偏向一侧，以防呕吐物和口鼻腔分泌物被吸入气管。若口腔和鼻腔内有较多的分泌物和呕吐物时，应用毛巾或纱布及时擦除，防止窒息和吸入性肺炎。同时，解开患者的衣领纽扣、皮带，取出义齿。

（4）避免病情加重　转送患者时，应头朝上坡、足朝下坡，即头部高于下肢，以减少脑部充血，减轻脑水肿。在患者送往医院的途中，可以轻托起患者的头部和上半身，避免头部因振动过大而导致出血加重，或使患者呕吐加重，甚至发生窒息。宜用担架或床等平稳地运送患者到医院，切忌手忙脚乱地背着、抬着去医院，一路颠簸易使患者脑出血加重或引起脑疝，也易致呼吸不畅而使患者窒息。

第六节　恶性肿瘤预防与社区护理

一、恶性肿瘤概述

恶性肿瘤是机体细胞在致癌因素的长期作用下发生过度增生及异常分化所形成的新生物，新生物一旦形成，不会因致癌因素的消除而停止生长，其生物学特性为过度增殖、浸润、复发与转移。

恶性肿瘤是对人类生命危害最大的重要疾病之一，恶性肿瘤的防治是社会公众普遍关注的重要问题。2010 年数据显示，全国每年恶性肿瘤新发病例数估计为 2 596 112 例，发病例数居前 5 位的恶性肿瘤依次为肺癌、胃癌、肝癌、食管癌和结直肠癌。全国每年因恶性肿瘤死亡估计为 1 798 147 例，死亡例数居前 5 位的恶性肿瘤依次为肺癌、肝癌、胃癌、食管癌和结直肠癌。

恶性肿瘤的治疗方法主要有手术、化疗、放疗、中医及各种支持治疗。早期恶性肿瘤以根治性手术为主,并辅以放疗、化疗及免疫治疗等综合措施。晚期恶性肿瘤采用化疗、放疗、姑息性手术、全身支持治疗和对症处理等,以延长生命。

二、恶性肿瘤危险因素

肿瘤的确切病因尚未明了,但长期的流行病学调查及临床研究发现,肿瘤的发生与化学因素、物理因素、生物因素、遗传因素和不良生活方式等有关。

1. 化学因素 现已证明有 1 000 多种化学物质能诱发动物肿瘤,包括烷化剂如氮芥、硫苯类;多环芳烃化合物,如苯并芘,燃烧纸烟、脂肪不完全燃烧、煤炭、石油,以及用烟直接熏制鱼、肉时,均能产生多环芳烃化合物;芳香胺类化合物如芳香胺类染料联苯胺;氨基偶氮染料如猩红、奶油黄、亚硝基化合物如 N - 亚硝胺、N - 亚硝酸胺;植物毒素如苏铁素、黄樟素等;金属致癌物如砷、镉、镍、铍等;真菌毒素如黄曲霉毒素、杂色曲霉毒素等。

2. 物理因素 物理性致癌因素主要有电离辐射,如 X 线和 γ 线可致肺癌、白血病等。非电离辐射如过强紫外线照射可诱发各种皮肤肿瘤。射频和微波辐射是否致癌,目前大多数研究者持否定态度,而低频非电离辐射是否致癌尚在研究中。此外,一些长期的物理性刺激,也可诱发机体细胞恶变。

3. 生物因素 一些病毒、真菌毒素、寄生虫等与人类的某些肿瘤密切相关,如 EB 病毒与鼻咽癌有关,乙型肝炎病毒与肝癌有关,人类乳头状瘤病毒与妇女宫颈癌有关,C 型病毒与人白血病发生有关;真菌毒素如黄曲霉毒素是迄今所知的最强的动物致癌剂之一,与人类的肝癌发生有密切的关系,此外镰刀菌毒素可诱发消化道肿瘤;寄生虫如埃及血吸虫感染与膀胱癌有关,日本血吸虫与大肠癌、肝癌有关,寄生虫的感染在肿瘤的病原学上的作用尚有争论,一般认为只起促进癌的发生作用而不是癌症的发动作用。

4. 遗传因素 有些癌症在某些家族中高发并有一定规律,多年来的肿瘤病因学研究也表明,遗传因素在肿瘤的发生中起着不可忽视的作用。肿瘤遗传不是肿瘤本身直接被遗传下去,遗传的只是肿瘤的易感性。具有某些肿瘤易感性的人在外界致癌因素的作用下,容易发生肿瘤。有明显遗传因素的肿瘤有视网膜母细胞瘤、肾母细胞瘤、结肠息肉综合征、神经纤维瘤病等。此外,乳腺癌、胃肠癌、肝癌、食管癌、白血病、恶性黑色素瘤等也往往有家族聚集现象。

5. 不良生活方式 长期吸烟、酗酒和不良的饮食习惯,以及长期的心理压抑、频繁的心理应激等都与恶性肿瘤的发生有密切关系。如吸烟与肺癌、鼻咽癌有关,长期酗酒与肝癌、胃癌、直肠癌发病有关,腌制食品、咸菜等与胃癌有关,霉变食品与食管癌、肝癌有关,高脂肪低膳食纤维饮食与肠癌、乳腺癌、胰腺癌的发病有关,长期的精神紧张、抑郁、焦虑、绝望也是引起恶性肿瘤的重要原因。

三、恶性肿瘤的社区预防与护理

(一)恶性肿瘤预防

人类几十年的防癌实践证明,控制肿瘤发病应重在预防。就科学防癌来说,1/3 以上的癌症是可以预防的,如皮肤、口腔、肺、肝等的癌症,其病因已了解颇多,预防是完全可能的;1/3的癌症如能早期发现、早期诊断、早期治疗是可以治愈的;另有约 1/3 的癌症患者因为发现较晚或治疗不当,根治的希望不大。

1. **环境整治**　人类癌症中 80% 是由环境因素引起的,故首先应从保护人类生存环境、减少环境污染着手。在全社会树立环保意识、减轻环境污染对实施癌症的一级预防十分重要。

2. **做好职业防护**　在人们的生产、工作环境中,常会接触到一些有毒的致癌物质,应注意做好职业防护,如改善生产工艺,做好生产设备的维修和管理,特别是在化工生产中防止跑、冒、滴、漏等现象,同时做好个人防护及个人卫生,如正确使用防护服、防护面具等。

3. **维持健康的心理**　紧张的心理情绪和不良的心理刺激可以通过下丘脑和下丘脑控制的激素分泌直接影响机体的免疫功能,长期的精神紧张、抑郁、焦虑、绝望等可使机体胸腺退化,T 淋巴细胞的生长和成熟受抑制,巨噬细胞活动能力降低,白细胞活动受干扰。因此,提高心理应对能力,保持乐观的心态,维持健康的心理,能提高机体免疫力,是防治癌症的重要措施。

4. **建立健康的生活方式**　膳食合理,限盐、低脂,少吃腌、泡、熏、炸食物,不吃霉变食物,增加绿叶及深色蔬菜、鱼类及豆制品、水果及坚果的摄入,常吃杂粮;坚持体育锻炼或加强体力活动,增强自身的抗病能力,保持合适的体重;不吸烟,少饮酒,不暴饮暴食;注意卫生,减少日光照射与人工紫外线照射;预防接种相关疫苗,如乙肝疫苗,防止相关病原体的感染;慎用激素类药物。

5. **定期体检**　定期的健康检查很有必要,可以早期发现肿瘤患者。如 40 岁以上的成年人,尤其是有吸烟嗜好的,应每年行一次 X 线胸片检查、做一次直肠指检;婚后妇女每年做一次阴道脱落细胞检查,30 岁以上妇女经常行乳房自检等,对早期发现肿瘤都有积极的意义。

下列常为恶性肿瘤的早期征兆:① 身体任何部位触及的硬结或不消的肿块;② 疣或黑痣有颜色加深、迅速增大、瘙痒、脱毛、溃烂或出血等改变;③ 久治不愈的溃疡或持续性消化不良;④ 吞咽食物有哽噎感、胸骨后不适、灼痛或食管有异物感;⑤ 耳鸣、重听、外耳道出血或鼻塞、头痛、回缩涕带血;⑥ 持续性声音嘶哑,刺激性干咳或痰中带血;⑦ 原因不明的大便带血或黏液血便,无痛性血尿;⑧ 经期不规则或大出血,经期外或绝经后不规则阴道出血;⑨ 颈部肿块;⑩ 原因不明的体重减轻或持续低热。如出现以上现象,应及时就诊做进一步检查,并积极处理。

(二)恶性肿瘤的社区护理

1. **心理护理**　焦虑、抑郁、恐惧和担忧等是癌症患者最常见的心理反应,而且可贯穿于病程的始终。如果患者的心理反应过于消极或负性情绪时间过长,对其治疗和康复极为不利。

(1) **恶性肿瘤患者心理变化特点及护理**　恶性肿瘤患者在诊治过程中往往会经历以下心理过程:① 否认期:得知患病后感到震惊,怀疑诊断的可靠性,希望是良性肿瘤或是误诊,拒绝接受治疗,并辗转多家医院检查,以证实自己的猜测。② 愤怒期:当患者发现身患恶性肿瘤已不可否认时,会表现出极大的愤怒,常迁怒于亲属及医护人员。③ 协议期:患者经过愤怒、发泄后,发现对缓解病情并无帮助,便开始寻求名医、秘方、偏方等,还会与医护人员讨价还价,祈求多活些日子,以便能完成未了的心愿。④ 忧郁期:一段时间后,由于效果欠佳、病情加重或癌症复发等多种原因,患者会感到无助和绝望,表现为畏缩、悲伤、哭泣、沉默、不吃不喝,甚至有自杀的倾向。⑤ 接受期:患者经过长时间的心理活动与思想斗争,心境变得平静,逐渐开始面对现实,并能理性地配合治疗。

上述心理特点可同时、反复地发生或较长时间停留在某个阶段。

各期心理护理重点为:否认期主要是帮助患者理性地分析,避免因此延误治疗;愤怒期主要是理解患者,避免与患者冲突,引导其合理宣泄自身的情绪;协议期主要是帮助患者建立治疗的信心和接受正规的治疗;忧郁期和接受期主要是加强支持系统的支持作用,增强患者信心,不断予以鼓励,帮助患者面对许多问题。

（2）发挥榜样作用　组织肿瘤患者与"抗癌明星"座谈,讲述他们治疗、康复的经历与经验。明星的现身说法往往会使病人得到很好的心理支持,增强战胜疾病的信心。

（3）信心疗法　通过认知疗法、心理暗示、社区集体心理干预等方式,对恶性肿瘤患者实行"信心疗法",使患者建立战胜疾病的信心,有足够的毅力克服恶性肿瘤治疗后的许多不适。

2. 饮食护理　少食多餐,多食新鲜的蔬菜和水果,足够的能量、高蛋白、高维生素饮食,并注意食物的色香味,营造良好的进食氛围,促进食欲。在肿瘤化疗期间,根据胃肠道反应情况调整饮食性质和量,并可采取中医食疗来改善胃肠道症状。

3. 预防感染　化疗、放疗后,患者易发生呼吸道、泌尿道及其他部位的感染,应注意室内空气新鲜、防受凉、有呼吸道感染者避免探视;多饮水,保持会阴部清洁;做好各种管道护理,如喉癌术后的喉管护理、人工肛门护理、膀胱造口管护理等。

4. 康复护理　恶性肿瘤及时进行适当的康复治疗,可提高患者的生存质量,如乳癌术后上肢活动功能的康复、人工肛门的排便训练、喉癌术后进行食管发音功能训练等。

5. 运动锻炼　恶性肿瘤患者视情况进行适度的运动锻炼,对增强体质、提高免疫力、调节情绪、增强信心都很有帮助。

6. 减轻痛苦　晚期恶性肿瘤患者,在进行心理治疗的同时,采用药物镇痛,减轻痛苦,提高生存质量。

7. 临终关怀　癌症晚期患者,做好家庭临终关怀,让濒死患者在剩余有限的日子里能控制疼痛,在舒适、安全的环境中接受关怀,享受余晖,使患者坦然面对死亡,安详宁静地离开人世。

【复习思考题】

1. 慢性病的特点有哪些?
2. 简述慢性病社区管理的基本步骤。
3. 简述高血压患者的社区护理。
4. 简述糖尿病患者的社区护理。

第六章选择题

（马连娣　陈雪萍）

第七章　社区预防

【学习目标】

1. 掌握社区诊断的概念、方法、步骤,能独立或合作完成一社区诊断报告;社区干预的概念;社区干预策略与社区干预的内容;居民健康档案的管理。

2. 熟悉健康促进的基本理论;居民健康档案的基本内容;建立与完善居民健康档案的意义。

3. 了解社区诊断的目的意义;健康促进与健康教育的关系;社区干预评价。

【参考学时】　8 学时

第一节　社区诊断

一、社区诊断的概念

社区诊断是运用社会学、统计学、流行病学等研究方法对社区进行考察、收集、发现和分析社区的人口学特征,疾病、死亡情况和影响健康的因素,通过数据的整理与分析,确定本社区存在的主要公共卫生问题,制订社区干预计划,动员和争取社区各方面力量参与解决社区的主要健康问题。

二、社区诊断的目的

社区诊断是社区医务人员开展社区卫生服务的重要依据。其目的主要有以下几项。

1. 确定社区的主要公共卫生问题。

2. 寻找造成这些公共卫生问题的可能原因和影响因素。

3. 确定本社区卫生服务需要优先解决的健康问题、干预重点人群及相关因素。

4. 为社区卫生服务效果的评价提供基线数据。

社区诊断完成后,再制订社区卫生服务计划,明确工作目标,确定优先解决社区健康问题顺序,同时应考虑人力、物力、财力是否充足。计划实施后,要对其进行评价,看是否达到了预期的目标。然后再进行下一次的社区诊断,进入一个新的周期。

三、社区诊断的方法

社区诊断的主要方法如下。

（一）分析二手资料

分析二手资料主要是查看已有的社区健康相关的资料及各种记录数据。其资料来源有：当地政府、居民委员会或派出所等提供的资料，全国性及地方性普查获得的资料，医疗、卫生防疫、社区卫生服务等机构提供的资料，卫生年鉴和有关杂志、报纸等资料。这些资料方便、易得，短时间内可获得大量的信息，但针对性不强，包含的信息也较表浅，需做进一步的调查研究。

（二）实地考察

实地考察的目的是收集客观资料。可直接深入社区，观察人们的居住环境、设施、交通手段、服务机构的种类和位置、垃圾处理情况、居民的生活方式和互动方式等。社区护士通过观察认识社区的现象，对研究居民的生活行为及健康与疾病间的关系有重要的意义。

（三）社区卫生调查

1. 社区访谈　社区访谈是指通过访问重要人物，了解社区情况，以达到准确评估社区的目的。访问人物必须来自社区各个阶层，非常了解社区，能够从不同角度反映社区的情况和问题。用访谈法获得社区居民认识、态度等有价值的主观资料。

2. 社区讨论会　社区护士可以通过讨论会的形式了解居民的需求和居民对社区问题的态度及看法。另外还可了解居民参与社区活动的积极性，以及获得解决社区健康问题的方法和途径。

3. 问卷调查　问卷调查应采用随机抽样的方法，以使结果具有代表性。收集资料的方法有信访方式和访谈的方式。信访方式具有高效、经济、调查范围广泛等特点，缺点是回收率低。访谈方式优点是回收率高、灵活性强，缺点是调查费用高。设计问卷时应注意以下问题：① 一个问题只能询问一件事，避免一题多问，以便于调查对象做出明确的答复。② 避免诱导性问题。③ 慎重处理敏感与隐私的问题。

四、社区诊断的步骤

（一）收集资料

收集资料是进行社区诊断的基础。只有在完整、准确的信息基础上才能发现社区存在的问题，做出正确的诊断。所收集资料必须能够应用于社区诊断，为社区计划提供参考依据。社区诊断收集的资料一般包括以下内容。

1. 社区的自然环境状况　包括社区地理位置、范围、地貌、地质矿藏、地震等自然灾害发生的情况，江河湖泊、绿化、耕地，一般气候、生活水源、人口居住情况、自来水普及率、环境污染状况、生活环境和工作环境、卫生设施和卫生条件等。

2. 社会人口学特征　包括总人口数，年龄及性别分布，如人口出生率、死亡率、人口自然增长率、平均寿命、种族特征、遗传危险性、计划生育情况和群众生育观念等。

3. 社区的人文、社会环境状况　包括当地的传统习俗、宗教、文化遗产、思想渊源、教育水平;社区的管理机构、当地的经济产业结构、主要的经济来源、消费水平、经济水平、消费意识、发展潜力;其他社会团体的发展情况、作用、影响;文化活动、娱乐场所、家庭结构、婚姻状况、家庭功能;公共秩序、社会秩序等情况。

4. 社区健康状况

（1）健康问题分布及严重程度 社区内各种疾病的患病率及发病率,社区疾病谱,年龄、性别、职业构成比;各种疾病或疾患的死亡率、死因、社区死因谱,年龄、性别、职业构成比;婴儿死亡率、孕产妇死亡率、2周发病率、就诊率及医疗费用支出情况。

（2）健康危险因素 如吸烟、酗酒,含咖啡因饮料,高脂血症,社区居民对健康的认识信念和求医行为。

5. 社区资源

（1）机构性资源 包括公、私立医疗机构资源,如诊所、卫生所、医院、疗养院等;其他地方行政单位,公、私福利机构,社区团体及公共设施等。要了解这些机构的潜能、可近性及可利用性。

（2）人力资源 包括社区内、外医疗和非医疗人力资源,如专家领导人员、组织人员、实施人员、参与人员、备用力量等。

（3）经济资源 包括社区整体的经济状况、产业性质、公共设施及交通状况。注意经济分布及可利用的情况。

（4）社区动员潜力 包括社区居民的社区意识、社区权力结构及运用、社区组织活动,社区负责人与居民对卫生事业的关心程度及社区人口素质与经济能力等。

6. 其他

（1）医疗保险 社区居民享受医疗保险的种类,覆盖人群的多少,保障水平的高低。

（2）医疗保健服务的地点 在本社区有多少医疗保健服务设施,分布在什么位置,以及这些医疗保健服务机构的主要职能,是否能满足社区居民的需求。

（二）整理与分析资料

1. 资料的整理 资料整理分手工整理和计算机整理。

（1）手工整理时,首先核查资料,然后按资料性质或数量分组,拟订整理表,再用划记法或卡片法归组。

（2）计算机整理时,先对资料编码,然后过录,录入数据,再对录入的数据进行逻辑检查,以发现录入错误并改正。

2. 资料的统计分析

（1）计量资料反映集中趋势的指标有均数、几何均数、中位数;反映离散趋势的指标有标准差、方差和变异系数。

（2）计数资料可用率、构成比、相对比等指标。

（3）资料的推断性统计分析。可应用95%可信区间估计其总体参数;应用假设检验,如 t 检验、χ^2 检验、u 检验等。

（4）多变量统计分析,如需要,可做多变量统计分析,如多元回归分析、判别分析、聚类分析等。

(三)建立社区诊断

1. 社区诊断与个人健康护理诊断的区别　社区诊断与个人健康护理诊断在观念、方法及内容上既有相同之处,也有明显的差异,见表 7－1。

表 7－1　社区诊断与个人健康护理诊断的区别

项　　目	个人健康护理诊断	社 区 诊 断
对象	个人	社区＝人群＋环境
主客观资料	症状、体征、健康史	社区事件和群体健康状况等
资料来源	询问病史 体格检查 实验室检查 心电图和 X 线检查等	居民反映 健康档案记录 日常医疗活动日志 社区文献资料
收集资料方法	视、触、叩、听法 各种物理诊断检查法	人口统计方法 卫生统计方法 社区调查 社区筛查 流行病学方法
结果	确定个人护理诊断,找出原因,制订护理计划	发现社区主要健康问题和可利用资源 找出问题的主要影响因素 确定解决问题的优先顺序 制订社区卫生服务计划

2. 社区诊断　社区诊断的陈述由护理诊断的 3 个基本要素(PES)构成,即问题(problem)、原因(etiology)、症状和体征(signs and symptoms)。

(1)问题　是对社区的健康状况或问题简洁清楚的描述。

(2)原因　即相关因素,指认为与社区健康问题有关的各方面的相关因素和危险因素。相关因素主要用于描述存在的社区护理问题的原因,危险因素是用于描述潜在的社区护理问题的原因,一个健康问题有可能具有多种原因,而这些因素之间有可能相互联系。因此,确认最主要的和具体的原因是制订有效社区护理干预的基础。

(3)症状和体征　可以推断问题的主观和客观资料。

举例:P—社区居民高血压患病率高于全国平均水平。

E—社区居民对不良生活习惯可以导致严重疾病的认识不足;缺乏高血压的相关知识;社区护士人员少,顾及不到健康教育。

S—社区居民高血压发病率高达 12%;社区居民喜爱吃咸食、精神压力大、休息和娱乐活动少。

3. 确定社区的主要健康问题和优先要干预的健康问题

(1)确定社区主要健康问题与重点疾病　可考虑应用死亡率资料,引起大量死亡的疾病或死亡顺位中的前几位;参考发病率与患病率资料,潜在寿命损失的主要原因和疾病;本社区发病率、死亡率高于全国平均水平的疾病;该健康问题对居民健康的影响程度,目前有无有效的干预手段,解决该健康问题的成本、效益如何,其流行病学问题是否已清楚。

（2）确定高危人群 社区卫生服务计划的制订过程中,在主要卫生问题与重点疾病被确定后,应确定哪些人属于高危险人群,对高危险人群应采取更有效的预防措施,以降低疾病对人群健康的危害。高危险人群的危险因素有年龄、性别、职业、社会经济状况、民族、婚姻状况、风俗习惯、人体的遗传特征等。

（3）确定主要危险因素 在做社区诊断时,必须明确哪些因素与疾病结局关系密切,是主要危险因素,以便预防和控制。

（4）依据危险因素的可干预性排序 其原则为:该因素是明确的致病因素;是可以测量且定量评价其消长的;是可以预防控制的,且有明确的健康效益;干预措施是对象所能接受的、操作简便的;干预费用是低的。

（四）制订社区干预计划

社区干预计划是为解决社区健康问题所制订的计划,具体内容包括确定护理对象和活动目标、制订具体的措施方案。

1. 确定干预对象 干预对象是需要干预的所有人群和需要改善的环境、设施等。如社区所有的患高血压的人,社区所有育婴的母亲,社区污水和垃圾,社区卫生保健设施等。

2. 制订干预目标 预期目标是通过各种干预措施后,期望个人、家庭、群体的健康状况所能达到的结果。预期目标包括宏观目标和具体行为目标,宏观目标是期望达到的最终结果,如提高小学生的安全意识。具体行为目标可由多个目标组成,每个目标均应做到特定的、可测量的、可达到的、相关的、有时间限制的,以便落实干预计划和进行干预效果评价。

3. 制订具体实施方案 社区干预的实施方案是针对整个社区的某一健康问题进行干预的措施,涉及许多专业知识与技术,不是社区护士仅凭专业护理技术能完成的,要求护士具备一定的管理、协调、沟通和教育的能力。制订实施方案包括以下内容。

（1）选择具体活动方法 在确定解决问题的办法时,应该周密思考,找出解决问题的可行性办法,也就是用何种社区护理工作方法适宜解决相应的问题。要检验所使用方法的利弊,有些方法或策略适合一个社区不适合另一个社区,并有多种因素影响其方法或策略发挥作用,如自然因素、心理因素、社会因素、文化经济和政治因素等。

（2）明确社区现有资源、选择最佳干预策略 社区护士必须明确社区内外有助于解决问题的各种资源,在此基础上选择最佳的干预策略,它包括社区卫生服务人员、仪器设备、物质供应和经费等。

（3）计算实施计划所需要的工作量和经费预算 所需工作量的计算,首先计算每项计划所需工作量,由此算出所需护士人数。进行每项社区干预都需要经费,要做好预算。

（4）进行具体时间安排 如某项行为干预计划在一年内进行 6 次,每次间隔 2 个月。

4. 形成书面干预计划 社区干预计划的内容应包括所收集的主客观资料、社区诊断、干预目标、具体的干预措施等。社区干预计划成文后,仍须不断地探讨,便于及时发现问题,进行修改。

第二节 社区干预

社区干预是以社区健康为中心的综合干预,是指充分利用社区的资源,在社会各部门的参与下,针对不同的目标人群,按事先制定好的社区护理实施计划,在不同的场所开展防治疾病和促进健康的活动,实施是计划付诸行动的阶段,尤其是运用在社区健康护理时,实施不仅是一项护理行为,更重要的是如何来协调各项措施的落实。

一、概念

社区干预就是有计划、有组织地开展一系列活动,以创造有利于健康的社区环境,改变人们的行为和生活方式,降低危险因素水平,预防疾病,促进健康,提高生活质量。

二、社区干预策略

社区干预的策略很多,尽量使用以往解决类似问题有效的方法和策略。制订措施时应注意用切实可行的办法解决问题,短时间内不能完全解决的疑难问题,应做阶段性的计划逐步解决。

(一)社区干预原则

1. 选择覆盖最大人群的措施。
2. 制订措施时要考虑社区自我参与能力。
3. 制订的措施所用经费少,所获效益大。
4. 制订的措施可行性大,措施是以实事求是可行性分析研究和评价为基础制订的。
5. 制订的措施效率高,注重有效性分析,把达到的目标看成是成功的主要目标。
6. 措施的扩散和覆盖率高,也就是措施能作为样板扩大到其他社区使用,居民的利用率高。

(二)社区干预策略

1. 制订健康公共政策　健康公共政策,是指所有政策领域都必须考虑到健康、和平并对人民健康负有责任,包括法令、条例、制度、规章和规范等,保护个人、家庭和社区远离各种危险因素,使他们尽早做出有利于健康的选择,这些政策也在寻求如何实现资源的平等分配。

2. 环境支持　创造支持性环境就是改善社会生活环境、改善政治生活环境、促进经济保障及充分发挥妇女的作用,营造一个安全、舒适、满意、愉快的生活和工作环境,系统地评估不断变化的环境对人们健康的影响,以保证环境向积极有利的健康方向发展。

3. 社区参与　健康促进的重点是社区,没有社区居民的参与,就不可能创建和谐健康的环境。通过具体和有效的社区行动,如确立优先问题、做出决策、制定及实施保健计划等,充分挖掘社区资源的潜力,发挥社区的作用,帮助社区人群认识自己的健康问题,提高人群有关健康权利和健康责任的知识及意识,以增强自我帮助和发展健康的生活方式,提高社区居民的生活质量和健康水平。

4. 发展个人技能 通过学校、家庭、工作单位、社区及各种团体机构进行健康教育,提供健康信息,改善个人的健康意识和知识,提高个人的生活技能,有准备地应对人生发展各个阶段可能出现的健康问题,掌握处理各种慢性病和意外伤害的方法和技能,促使人们更有效地控制自身的健康问题和他们生存的环境,以支持个人和社会的发展。

5. 调整卫生服务方向 调整卫生服务方向是根据新的健康需求,从一种全新的视角调整其结构和职能的过程。需要个人、社区组织、卫生专业人员、卫生服务机构、工商机构和政府一起工作,共同负责,更合理地解决资源分配问题,改进服务的质量和服务的内容,建立一个有助于健康的卫生保健体系,以提高人们的健康水平。

三、社区干预的内容

(一)实施干预计划时社区护士应遵循的原则

1. 掌握相应的知识和技能:熟练的知识和技能是实施社区健康护理计划的基础。

2. 适当的分工与合作:社区健康的许多工作需要居民和其他相关机构人员的配合,根据团队成员的情况,与多方协调,合理地分配和授权他人工作,做到有效利用人力资源。

3. 及时发现和处理实施中遇到的各种困难和问题。

4. 为服务对象提供安全、舒适和便于利用的环境。

5. 及时、准确、认真地记录实施过程。

(二)社区干预的内容

1. 政策和环境支持 社区护士向相关部门提案,促使某些法律法规的制定。如环境保护相关法律法规的规定,国家和食品营养餐等相关政策的建立等。

2. 公共信息 选择适合社区的教育方法,为预防疾病、增进健康、治疗疾病、减少疾病或伤残带来的影响提供信息。如运用社区板报、举办各种学习班等多种形式向社区居民进行健康教育。

3. 增加社区的自助能力和社区的自信 提高社区成员解决问题的技能,以及强化沟通和联合协作解决问题的方法。

4. 个人技能发展 社区护士举办各种学习班,如举办烹调学习班,培训居民合理制作膳食的方法。

5. 开展社区护理的相关活动 对社区居民进行促进健康、预防疾病、维持健康和提高社区人群的健康水平等相关护理活动。

四、社区干预评价

社区干预评价是对预期目标已经达到的程度和社区干预后取得的结果做出客观判断的过程,通过社区干预评价,总结经验,吸取教训,改进和修订计划。由于社区干预活动时间长,覆盖面广,效果不如个人和家庭护理突出,所以评价显得尤其重要。

（一）社区干预评价的分类

1. 按活动性质分类

（1）过程评价　过程评价是针对社区护理过程中 5 个步骤的评价。

评估阶段：评价内容包括收集的资料是否可靠，是否涵盖社区居民关心的健康问题，通过整理分析这些资料能否确定社区健康问题，收集资料的方法是否恰当等。

确定问题阶段：也就是进行社区护理诊断时期的评价。评价内容包括确定的社区护理问题是否存在，问题是否反映了社区居民的健康需求，是否能明确地找出问题的原因和相关因素，问题是否通过社区干预能解决等。

计划阶段：对制订的计划进行评价。评价内容有目标和措施是否以服务对象为中心，是否明确、具体和可行，计划是否考虑有效利用社区资源等。

实施阶段：是计划付诸行动阶段的评价。内容包括是否按照计划加以实施，服务对象是否获得所需的支持与帮助，实施中是否记录服务对象对护理措施的反应，护理措施是否按预期规定目标进行，实施中是否花费最少人力、物力和财力等。

评价阶段：对评价阶段进行评价的内容包括是否制订评价标准，是否进行了过程评价，对评价过程中发现的各种问题是否及时修正，评价是否实事求是等。

（2）结果评价　结果评价是针对计划项目实施情况所达到的目标和指标的总评价，分为近期结果评价和远期结果评价。近期结果评价主要包括护理对象的知识、态度和行为改变情况，政策出台情况，费用等。远期结果评价包括疾病及其危险因素的变化情况，经费效益比等。

2. 按时间顺序性质分类

（1）事前评价　即做社区干预规划的评价。实际上是通过模拟或预测方法对社区干预的方案进行预评估，以确定社区干预各种方案及实施计划的取舍。

（2）中期评价　按照预定计划完成短期目标时，或者实施到短期目标的中途时，对社区计划的进展情况进行评价，确定是否按照预定计划进行，结果如何，今后发展如何，方案是否需要修订等。

（3）事后评价　当通过社区干预达到预定目标后进行评价，以确定是否已经达到预期目标。

（二）社区干预评价方法

1. 干预活动的快速评价法　包括：① 定性调查法，即专题小组讨论、个别访谈法、观察法等。② 定量调查法，即抽样问卷调查法、特殊调查法等。

2. 利用监测系统的监测结果评价　包括：① 行为危险因素监测，即评价护理对象的知识、态度和行为的变化情况。② 人文环境监测，即评价政策和社区环境因素的改变。③ 死亡监测，即评价护理对象疾病死亡率的变化。④ 发病监测，即评价护理对象发病率的变化。

在实际工作中应根据社区的具体情况及客观条件采取适当的评价方法，以达到良好的效果。

第三节　社区健康促进

社区健康促进是指通过健康教育和社会支持,改变个体和群体行为、生活方式和环境影响,降低社区的发病率和死亡率,提高社区居民的健康水平和生活质量。

一、健康促进的概念与概述

(一) 健康促进的概念

健康促进在近几十年内受到广泛重视,1986 年在渥太华召开了世界第一届国际健康促进大会,对健康促进做了如下定义:"健康促进是促使人们提高、维护和改善他们自身健康的过程"。即健康促进的目的是增强个人和社区控制影响健康危险因素的能力,从而改善人群健康的过程。

1995 年 WHO 西太区办事处发表《健康新地平线》中指出:"健康促进是指个人与家庭、社区和国家一起采取措施,鼓励健康行为,增强人们改进和处理自身健康问题的能力"。

2000 年 6 月,世界卫生组织前总干事布伦特兰在第五届全球健康促进大会上指出:"健康促进就是要使人们尽一切可能让他们的精神和身体保持在最优状态。宗旨是使人们知道如何保持健康,如何在健康的生活方式下生活,并有能力做出健康的选择"。

美国学者劳伦斯·格林(Lawrence Green)对健康促进所下的定义是目前得到普遍公认的,即"健康促进是指一切能促使行为和生活条件向有益于健康改变的教育与环境支持的综合体"。由以上定义可看出,健康促进的概念比健康教育的概念更为广义,健康促进涉及整个人群和人们社会生活的各个方面,是综合的教育,是调动社会、经济和环境条件的活动,是在健康教育的行为干预基础上,进一步从组织、政策、经济和法律方面提供支持环境,从而促进人们维护和提高他们自身健康的过程。

(二) 健康促进产生的背景

1. 疾病谱和死因谱的改变　近半个世纪以来,随着经济与科技的发展,人类的疾病谱和死因谱发生了变化,慢性非传染性疾病的发病率急剧上升。当前,慢性非传染性疾病的防治已成为最主要的公共问题之一。控制慢性病防治最有效的办法是动员全社会的力量,大力开展健康教育与健康促进活动,增强社区居民的自我保健意识,掌握预防保健的基本知识,降低慢性病的发病率。

2. 人口老龄化　当前,我国老年人数日趋增加,人口老龄化给社会造成巨大压力,一方面,社会劳动人口比例下降,老年人赡养系数增大,造成经济负担;另一方面,老年人易患各种慢性病,自我照顾能力减退,需要更多的医疗护理。如何维护老年人的健康,满足老年人的健康需求,使他们安度晚年已成为全社会共同关注的重点。因此,充分发挥社区的作用,通过开展健康教育和健康促进活动,提高老年人的健康水平和生活质量,实现"健康老龄化"才是解决这一社会问题的根本途径。

3. 生活方式改变　生活方式是人们在长期的生活过程中形成的生活意识和习惯化行为

状态。大量研究表明,在当今社会中,不良的生活方式和有害的健康行为已成为危害人们健康和导致疾病的主要原因。在社区广泛开展健康教育与健康促进,改变不利于健康的生活方式与行为,促使人们的行为和生活方式向有益于健康的方向发展。

4. 医学模式的转变 从 20 世纪 70 年代起,医学模式由生物医学模式转变为生物－心理－社会医学模式。由于医学模式的转变,促使人们的健康观念发生了根本的改变,认识到人的健康与心理、行为、环境等各种因素有关。如何及早实施干预措施,预防疾病的发生与发展,已成为人们迫切的愿望,积极开展健康教育和健康促进活动,可以满足广大群众自我保健意识的需求。

随着社会的发展,人们保健意识的提高,追求高品质的健康生活已成为一种时尚,为了满足人们的健康需求,健康教育和健康促进得到了快速发展,并逐步形成了完整的学科体系。

(三) 健康促进活动中的社区护士角色

21 世纪对护士的一个最大的挑战。护士不但要成为称职的操作者,还要成为称职的教育者,只有胜任科学、系统的健康教育工作的护士,才能履行整体护理的职责,成为合格的护士。健康教育和健康促进是社区护士的基本职责之一,在活动中,社区护士承担多种角色,其中主要的角色如下。

1. 教育者 启发社区服务对象的健康意识,改变其对健康的态度,帮助人们实践健康的生活方式。

2. 沟通者 运用人际沟通的技巧,与服务对象进行有效的沟通,将健康知识准确无误地传递给受教育者。

3. 咨询者 通过健康咨询,为社区服务对象提供有关知识和信息,帮助解答社区居民关心的健康问题。

4. 提供指导者 通过健康教育向社区居民提供自我保健知识及有关疾病预防的知识,使服务对象提高自我照顾的能力,预防疾病的发生。

5. 组织协调者 社区的健康促进活动形式多样,需要团队的合作共同完成,因此社区护士应具备较强组织协调能力,联络各部门团结一致推广社区的健康促进活动。

二、健康促进与健康教育的关系

(一) 健康教育

1. 健康教育概念 1988 年第 13 届世界健康大会提出健康教育概念:健康教育是一门研究以传播保健知识和技术,影响个人和群体行为,消除危险因素,预防疾病,促进健康的科学。它重点研究知识传播和行为改变的理论、规律和方法,以及社区教育的组织、规划和评价的理论与实践。通过传播和教育手段,向社会、家庭和个人传授卫生保健知识,提高自我保健能力,养成健康行为,纠正不良习惯,消除危险因素,防止疾病发生,促进人类健康和提高生活质量。

由此可见,健康教育是以健康为中心的全民教育,通过社会人群的参与,改变其认知态度和价值观念,从而自觉采取有益于健康的行为和生活方式。

健康教育的实质是一种干预,它提供人们行为改变所必要的知识、技术和服务,使人们在面临促进健康、疾病预防、治疗康复等健康问题时,有能力做出行为决策。

2. 健康教育的意义

(1) 健康教育是一项低投入、高产出、高效益的卫生保健措施。

(2) 健康教育是实现初级卫生保健任务的关键。

(3) 健康教育是提高广大群众自我保健的重要渠道。

(4) 健康教育是卫生保健事业发展的必然趋势。

(二) 健康促进与健康教育的关系

健康是人的基本权利,是社会经济发展的基础,也是一项最有价值的投资,健康包括躯体健康、精神健康、道德健康和社会适应良好的状态。人人享有健康是世界范围内一项重要的社会目标,健康教育和健康促进则是实现这一目标的重要措施和保证。

二者关系体现为:健康教育是基础,没有健康教育就无所谓健康促进。同样健康促进是对健康教育的强力支撑,没有健康促进,健康教育的效果会很局限,因此健康教育是健康促进的基础,健康促进是健康教育的发展。二者相辅相成,密不可分。

健康促进含义比健康教育更为广泛,健康促进涉及整个人群和人们社会生活的各个方面,与健康教育相比,健康促进将客观的支持与主观的参与融为一体。"客观支持"包括政策和环境的支持,"主观参与"侧重于个人和社会的参与意识和参与水平。因此,健康促进不仅包含了健康教育的行为干预内容,同时还强调行为改变所需要的组织支持、政策支持、经费支持等各项策略。健康促进的策略主要有政策倡导、积极参与和建立联盟,不仅是卫生部门的事,它要求全社会人员共同参与及多部门的合作,健康促进的核心是把社会的健康目标转变为社会的行动,它是一项社会工程。

随着社会经济发展和生活水平的提高,社会对健康教育和健康促进相互理解将进一步深化。当群众的卫生保健需求日益增长时,健康教育与健康促进就成为满足这种需求的重要手段和渠道,促使人人享有卫生保健的目标早日实现。

三、有关的基本理论

健康教育的理论模式是社区护士进行健康教育和健康促进的行动指南,相关的理论模式有十多种,这里介绍几种社区常用的模式。

(一) 知–信–行模式

知–信–行模式中知就是知识或信息,信就是正确的信念和积极的态度,行即产生促进健康的行为。知识是基础,是行为改变的必要条件,要最终达到改变不良行为,仅有知识是不够的,必须对知识进行思考,对健康有明确的认识,使其产生信念认同,具有积极采取行动的动力,这样才能采纳有益于健康的生活方式和行为,达到行为改变的目的。

信念和态度的转变是行为改变的前提,促使态度改变的积极因素有:增加知识和信息的权威性和可靠性,增强知识和信息传播的效能,强化预期的效果和效益,适当利用行为者对生病或死亡的认可性,激发行为者自我负责、自我制约及主人翁意识,并借助法律、政策、经济及公众舆论等手段来促使行为者的态度向有益于健康的方向转变。

社区护士只有利用行为改变的积极因素,针对不同对象、不同心理进行强化干预,及时、有效地消除或减弱不利影响,才能促使社区居民向增进健康的方向发展。

(二)健康信念模式

健康信念是人们接受劝导、改变不良行为,采纳健康促进行为的基础和关键,其模式的建立是"知－信－行"转化过程中不可缺少的必要中间环节。健康信念模式是社会心理学家提出的,用以解释和干预健康相关行为的重要理论模式。该模式是在需要动机理论、认知理论和价值期望理论的基础上发展起来的,它认为健康信念的形成主要涉及以下几个因素。

1. 感知到易感性 人们对自己患某种疾病可能性的判断,感知自己有可能成为某疾病或危险因素的受害者。

2. 感知到严重性 人们对某种疾病严重性的判断,感知到某疾病或危险因素的生理、心理及社会后果。

3. 感知到效益 人们对于采取某种行为后,能否有效地降低患病的危险性和减轻后果的判断,即行为效果期望,确信采纳某预防保护行为对避免该疾病后果的有效性。

4. 感知到障碍 人们意识到假若他们采取某种行为时,可能客观存在的或自己心理上的障碍,即对实现预防保护行为可能遇到的种种障碍有思想准备,且认为有克服的办法。

5. 感知到自我效能 人们对自己能够成功地采取行动,并获得期望结果的信心,即效能期望,具有自信心,感到自己有能力实施相应的健康保护行为。

6. 影响因素 包括人口学因素,年龄、性别、种族等;社会心理学因素,个性、社会阶层、同伴及社会压力等;结构因素,有关疾病的知识,既往与疾病的接触等。

7. 提示因素 指诱发健康行为发生的因素,如大众媒体对疾病预防与控制的宣传,医务人员的提醒、家庭成员或朋友患病等都有可能作为提示因素诱发个体采纳健康行为。提示因素越多,个体采取健康行为的可能性越大。

社区护士在健康教育中如能有针对性地从以上几个方面帮助教育对象,就有可能促使其实现健康保护行为。

(三)健康促进模式

健康促进模式是以健康信念模式为基础,对健康信念模式进行了进一步的补充和完善。此模式解释了健康生活方式及健康促进行为可能产生的条件,提出健康促进行为主要取决于3个因素。

1. 自我感知因素 包括人们对健康的理解、对健康重要性的认识、对自我健康状况的认识、对自我健康控制能力的认识、对采取某种健康促进行为后利弊的认识等。

2. 影响因素 包括个体的年龄、性别、种族、性格、文化程度、经济收入、对该病的认知等。

3. 提示因素 采取健康行为的可能性将依赖于本人对健康的渴望程度、健康教育效果、媒体对健康促进的宣传等。

四、社区健康促进的计划、实施与评价

健康促进是一项涉及面广、内容复杂的系统工程,包括预防疾病,控制影响健康的各种危

险因素及确定政策和建立组织机构等方面,其作用涉及目标人群的生命准备、生命保护和晚年生命质量等各个阶段。因此,每项健康促进活动无论周期长短都必须按一定的程序进行。

实施健康促进活动的基本程序主要包括计划、实施和评价,三者之间密不可分,并相互制约。

(一)计划

计划是根据研究的目标人群的有关健康问题及其特征,提出解决该问题的目标,以及实现目标所采取的一系列具体方法和策略。

1. 制订目标　在制订社区健康促进计划时首先要有明确的目标,它是实施计划,评价效果的依据。

(1)总体目标　指在执行某项健康促进计划后预期应达到的理想的影响和效果,是一个宏观目标,给计划提供一个总体上的努力方向。如项目是青少年的控烟计划,其总体目标可写成:造就不吸烟的年轻一代。

(2)具体目标　又称计划目标,是为实现总体目标设计的、具体的、量化的指标。具体讲,它应回答4个W和2个H,即:

Who?	对谁?
What?	实现什么变化(发病率、信念、行为)?
Where?	在什么范围内实现这种变化?
When?	在多长时间内实现这种变化?
How much?	变化程度有多大?
How to measure it?	如何测量这种变化(指标或标准)?

除计划的具体目标外,还有教育的具体目标和行为的具体目标。教育的具体目标是为实现行为的转变必须达到的知识、信念、态度和技巧;行为的具体目标是指执行计划一定时期后,目标人群的行为转变情况。如以控制吸烟为例,执行该计划1年后要达到的目标可陈述如下。

① 知识目标:60%青少年能说出吸烟成瘾的主要原因,80%青少年能说出3种不吸烟对健康的好处。

② 信念目标:60%的青少年相信自己能把烟戒掉,70%的青少年相信自己在吸烟的人面前能控制自己不去吸烟。

③ 态度目标:70%的青少年表示自己现在及将来都不吸烟,80%的青少年表示更喜欢和不吸烟的人交往。

④ 技巧目标:60%的青少年学会如何拒绝吸第1支烟的技巧,90%不吸烟的青少年学会劝阻他人不要在公共场所吸烟。

⑤ 行为目标:60%的青少年戒烟,40%的青少年能够劝阻家人不吸烟。

2. 制订干预策略

(1)确定目标人群。

(2)根据项目内容选择干预方法,制订社会策略和环境策略。

(3)准备教育资料,确定干预场所。

(4)确定健康促进活动的日程和组织人员。

（二）实施

实施是按照计划去实现目标获得效果的过程。如无有效的实施工作,再好的计划也不能产生经济效益和社会效果。因此,在健康促进活动中,实施是重点和关键的工作环节。项目实施的首要任务是社区开发,包括机构建设和政策支持;其次是项目培训;再次是以社区为基础的干预;最后是质量控制。

1. 社区开发　社区健康促进是社区与多部门合作的一项系统工程,社区开发是联合国倡导的一项世界性运动。其目标主要包括建立领导机构、积极动员靶人群参与、加强网络建设和部门间协调及制定政策项目的开展,做好这项工作的关键是争取社区决策者的重视和支持。健康促进活动的开展由社区政府领导,有利于协调各部门的工作,创造良好的社区支持环境。实践表明,社区政府成为健康促进的决策和协调机构是实现社区健康促进目标的关键,政策的支持比任何卫生干预都重要。社区领导和群众代表共同参与健康促进活动的计划、实施、评价及决策的全过程,有利于调动社区的积极性,维持项目的发展和长期效果。

2. 项目培训　项目培训是为完成项目目标而建立与维持一支有能力、高素质工作队伍的活动,并使该队伍在项目结束后仍能延续项目的活动,巩固项目的效果。项目实施人员主要从执行机构中挑选,必要时可从相应业务部门聘请。其培训应使实施人员掌握和熟悉与实施该计划有关的管理知识和专业知识及专业技能,并能把所学到的知识和技能运用到实际工作中,产生明显的效果。

3. 以社区为基础的干预　社区居民在性别、年龄、职业、经济、文化及生活习惯等各个方面都存在着差异,其健康状况又受到各种复杂因素的影响。因此,以社区为基础的干预必须是多部门合作,采用多种方法进行多层次的综合防治的干预方案。

工作场所、公共场所、中小学校、政府部门及居民家庭等都可以是社区干预的场所,不同的场所有不同的核心干预。如控烟干预应以学校、政府部门及医院为主,干预的方法可灵活掌握,以将有针对性的信息传递到有危险因素的特殊人群为原则。

在干预人群上,应区别对待高危人群、脆弱人群及一般人群。控制艾滋病的干预中,如同性恋者、卖淫嫖娼者、吸毒者、艾滋病感染者及其亲属是性教育中的高危人群,宾馆服务员、流动人口、长途汽车司机、劳务输出工作者是其脆弱人群,其余则为一般人群。

4. 项目执行的质量控制　健康促进活动中的质量主要是指为达到预期目标而采用的一系列专业活动的合适程度。质量控制是指利用一系列方法来保证项目执行过程的质量。它评估的是计划本身的设计及计划过程的优劣,以解释计划成败或需要进一步改进的原因,它说明的是计划执行的动态发展过程,而不是计划结果的程度和行为效应。

建立质量控制体系可保证计划设计和执行过程中的每个环节有章可循,其内容主要有计划中的各项活动是否按时间表进行,工作的开展是否与计划相符合,实施人员的知识、技能、态度,目标人群参与状况、相关部门配合情况、经费开支审计、成立专家小组审查制度,组织有关人员对项目活动进行现场考察等。

（三）评价

评价是对社区的健康促进活动进行全面的监测、核查和与预期目标进行比较的过程。通过社区健康促进评价确定各项活动的实施情况、符合程度、费用、效益、效果等,因此健康促进的评价应贯穿于整个健康促进活动的始终。具体评价方法见本章第二节社区干预。

五、社区常见的健康促进活动

(一)社区体育锻炼

社区护士和其他相关人员,应充分调动当地的社会网络,取得社区政府的支持,积极引导社区充分利用,认识和挖掘潜在的社区资源,协调各部门解决锻炼用场地、器械,以及医学检测等各方面的实际问题,在社区装配适宜的健身器材,提高社区居民体育锻炼的积极性和参与率,从而提高社区居民的身体素质和生活质量。

(二)学校卫生和烟草预防

青少年常见疾病如贫血、龋齿、视力不良、肥胖等是影响青少年健康成长的主要问题,而吸烟往往从青少年开始。因此,要提高学校管理者和教师对学生健康的关心程度,使其意识到在学校开设健康教育课程的必要性。通过健康教育,在学生中普及科学饮食和营养卫生知识,加强体育锻炼,加强吸烟有害健康的宣传,提高学生自我保健意识。在公共场所张贴吸烟有害健康的标语,树立禁止吸烟的标牌,举办吸烟有害健康的讲座,让家长为自己孩子树立不吸烟的榜样等。

(三)艾滋病教育

在社区中举办艾滋病讲座、给社区居民发放有关艾滋病的图片小册子等,普及艾滋病知识,调动社区居民参与艾滋病预防的意愿和积极性,预防艾滋病的传播。开展安全性行为教育,使个体获得更多的自我保护信息的技能。开展道德、法制教育,树立积极健康的恋爱、婚姻、家庭观念,营造洁身自好的社区舆论环境。动员多部门参与推进安全套和注射器的提供,使更多部门担负起社会健康的责任,是改善艾滋病流行状况的健康促进活动。

(四)慢性病的综合防治

慢性病如冠心病、高血压、糖尿病已成为威胁人类健康的主要疾病,与人们日常生活习惯、行为等密切相关。在社区人群中开展有关慢性病的知识讲座,对高危人群进行检测、诊断、治疗和护理均是有效地降低疾病危险性的健康促进活动,包括对高危人群和患病者进行定期随访,进行营养与膳食指导,提高社区居民依从膳食指南的意识,演示与指导病人及家属掌握一些常用护理技术,并对病人进行动态的依从性监测,使高危人群和患病人群树立健康意识,关心自己和他人的健康,降低社区慢性病的发生率、残障率和死亡率,提高社区居民的生活质量。

(五)母乳喂养

母乳喂养是人类养育后代的一种自然方式,但由于社会的发展,生活方式的改变,母乳喂养率在世界范围内明显下降,导致了婴儿营养不良,感染性疾病的发生率增加。推行母乳喂养已被视为保障和促进儿童健康成长的一项重要措施。在社区要建立母乳喂养支持体系,对孕产妇及亲属进行系统、连续的健康教育和指导。如孕产妇的合理膳食安排;帮助母亲在产后30 min 内开始母乳喂养,指导母亲掌握哺乳的方法和技巧,鼓励按需哺乳;教会母亲在母婴分离情况下如何进行乳房护理,保持泌乳等。改善妇女和儿童的健康状况,同样也是社区的一项重要健康促进活动。

(陈晓玲)

第四节　居民健康档案

居民健康档案是记录与社区居民健康有关信息的系统性文件,是社区卫生保健服务中有效的健康信息收集工具。居民健康档案是居民享有均等化公共卫生服务的体现,是医疗卫生机构为居民提供高质量医疗卫生服务的有效工具,是各级政府及卫生行政部门制订卫生政策的重要参考依据。

一、建立居民健康档案的目的和意义

(一)建立社区健康档案的目的

建立居民健康档案,旨在利用社区档案记录的信息,使社区医护人员全面地认识社区居民的健康状况、社区家庭问题和卫生资源的利用状况,有的放矢地为社区居民提供优质、高效、综合性服务,最终达到保护、促进社区居民健康和提高生活质量的目的。

(二)建立居民健康档案的意义

1. 为解决居民健康问题提供依据　健康档案中记载着居民个人和家庭的基本情况和健康状况,从健康档案中可以获取居民的健康现状。分析健康档案中个人、家庭和社区的健康状况,找出存在的健康问题,为制订治疗方案、预防保健计划提供可靠的依据。

2. 对居民健康动态管理　建立健康档案可以将服务对象根据病种进行分类管理,运用统计学指标,随时进行个人健康状况前后对比,通过分析连续记录的资料,对居民健康进行动态监测和管理。

3. 为教学和科研提供信息资料　健康档案涵盖了社区居民个体和家庭的基本资料、健康状况、健康管理等健康信息,可用于社区护理的教学及人员的培训,提高社区卫生服务人员的业务能力,增加其工作经验。利用电子化健康档案可以实现对健康信息的数据化管理,为全科医疗和社区护理科研提供良好的素材和资料。

4. 为评价社区服务质量提供依据　完整的健康档案能连续、动态观察居民的健康状况,在一定程度上反映社区医护人员的质量和技术水平,是评价社区卫生服务质量和医疗技术水平的工具之一。

总之,居民健康档案体现了以人为本,以健康为中心的特色,健康档案的原始记录具有公正、客观等特点,成为基层卫生服务领域内重要的医疗法律文书,可以为司法工作提供参考依据。

二、居民健康档案的建立

（一）建档的对象和原则

1. 建档的对象　建档的对象为辖区内常住居民,包括居住半年以上的户籍及非户籍居民,以 0～6 岁儿童、孕产妇、老年人、慢性病患者和重症精神疾病患者等人群为重点。

2. 建档的原则　首先应以政策引导、居民自愿为原则,其次是突出重点、循序渐进,优先为重点人群建立健康档案。建档时充分利用辖区相关资源,共建共享居民的健康档案信息,逐步实现电子信息化。

确定建档对象的流程如图 7-1 所示。

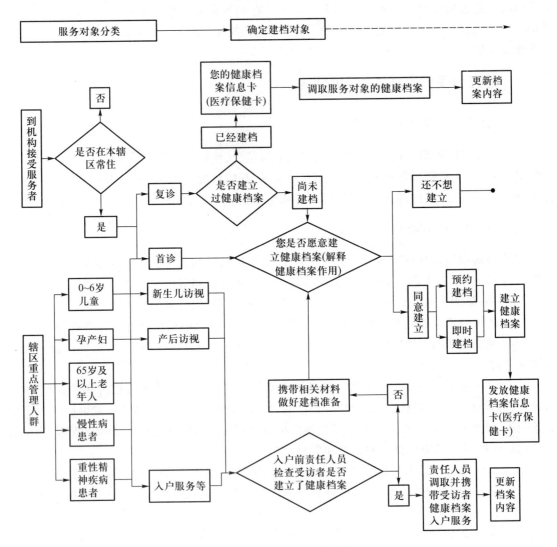

图 7-1　确定建档对象流程

［来源于《国家基本公共卫生服务规范(2011 年版),城乡居民健康档案管理服务规范》］

（二）建立健康档案的方法

1. 辖区居民到乡镇卫生院、村卫生室、社区卫生服务中心(站)接受服务时,由医务人员负责为其建立居民健康档案,根据其主要健康问题和服务提供情况填写相应记录,同时为服务对象填写并发放居民健康档案信息卡。

2. 通过入户服务(调查)、疾病筛查、健康体检等多种方式,由乡镇卫生院、村卫生室、社区卫生服务中心(站)组织医务人员为居民建立健康档案,并根据其主要健康问题和服务提供情况填写相应记录。

3. 已建立居民电子健康档案信息系统的地区应由乡镇卫生院、村卫生室、社区卫生服务中心(站)通过上述方式为个人建立居民电子健康档案,并发放国家统一标准的医疗保健卡。

4. 将医疗卫生服务过程中填写的健康档案相关记录表单,装入居民健康档案袋统一存放。农村地区可以家庭为单位集中存放保管。居民电子健康档案的数据存放在电子健康档案数据中心。

三、居民健康档案的内容

居民社区健康档案包括个人健康档案、家庭健康档案和社区健康档案。个人健康档案包括以问题为导向的健康记录和以预防为导向的健康记录两种方式。家庭健康档案通过家庭各成员健康资料的总体分析得以建立。社区健康档案通过社区健康调查,了解社区卫生服务状况、卫生服务资源利用情况及居民健康状况进行统计分析后得以建立。

（一）个人健康档案的内容

个人健康档案包括以问题为导向的健康记录和以预防为导向的健康记录两种方式。个人健康档案封面如图7-2所示。

1. 以问题为导向的健康记录 包括患者的一般资料、健康问题目录、健康问题描述、重点人群健康管理记录表及接诊、会诊、双向转诊记录表等内容。

(1) 患者的一般资料 ① 人口学资料:如性别、年龄、文化程度、职业、社会经济状况等。② 健康行为资料:如饮食习惯、运动、饮酒、就医行为等。③ 既往史和家庭史:既往疾病治疗情况、外伤史、手术史及家庭成员主要疾病、遗传病史等。④ 生物学基础资料:如身高、体重、腰围、臀围、血压等。⑤ 生活环境:如住室通风、饮水、厕所等环境情况。

(2) 健康问题目录 健康问题目录记录了过去影响、现在正在影响或将来会影响患者健康的异常情况。健康问题目录常置于健康档案的首页,常分为主要问题目录和暂时(临时)性问题目录。

1) 主要问题目录(master problem list) 主要记录慢性健康问题、健康危险因素及尚未解决的健康问题,如表7-2所示。

2) 暂时(临时)性问题目录(temporary problem list) 主要记录急性、短期或自限性健康问题。暂时性健康问题的记录有助于全科医师和社区护士及时发现可能的重要线索,如表7-3所示。

编号□□□□□□-□□□-□□□-□□□□□

居民健康档案

姓　　名:＿＿＿＿＿＿＿＿＿＿＿＿＿＿＿

现 住 址:＿＿＿＿＿＿＿＿＿＿＿＿＿＿

户籍地址:＿＿＿＿＿＿＿＿＿＿＿＿＿＿

联系电话:＿＿＿＿＿＿＿＿＿＿＿＿＿＿

乡镇（街道）名称:＿＿＿＿＿＿＿＿＿＿＿

建档单位:＿＿＿＿＿＿＿＿＿＿＿＿

建 档 人:＿＿＿＿＿＿＿＿＿＿＿＿

责任医生:＿＿＿＿＿＿＿＿＿＿＿＿

建档日期:＿＿＿＿＿年＿＿月＿＿日

图 7 - 2　个人健康档案封面

表 7 - 2　主要问题目录

问题编号	主要问题	诊断日期	ICPC 编码	处理情况	处理结果

表 7 - 3　暂时（临时）性问题目录

问题编号	问题名称	发生日期	ICPC 编码	处理经过	现况及转归

（3）健康问题描述 可采用"SOAP"形式逐一描述,包括主观资料（subjective data）、客观资料（objective data）、对健康问题的评估（assessment）及健康问题的处理计划（plan）。

主观资料:患者或家属所提供的症状、患病史、社会生活史及患者的主观感觉等。

客观资料:各种检查、测量等获取的健康问题的客观资料,包括体格检查、实验室检查、心理测量、行为测量等。

对健康问题的评估:对评估的问题要按统一分类系统进行命名,常用的分类系统有国际疾病分类（ICD）、基层医疗国际分类（ICPC）等。

健康问题的处理计划:并不只是疾病的治疗计划,而应是体现以患者为中心,涉及诊断计划、治疗计划、保健指导、康复及健康教育等多方面内容。健康问题记录方式"SOAP"书写范例见表 7 - 4。

表 7 - 4 健康问题记录方式"SOAP"书写范例

问题1:	高 血 压
S	头痛、头晕 1 月余 饮酒史 22 年,近 10 年来每日饮白酒 3 两（150 g）,菜肴味咸 父亲 65 岁死于脑卒中
O	面红体胖,性格开朗 血压 180/110 mmHg,心率 92 次／min 眼底动脉段性变细缩窄,反光增强
A	根据病人主诉资料和体格检查结果,初步印象:原发性高血压 结合其家族史和可能出现的并发症,应采取措施控制血压,并随访观察
P	诊断计划: 1. 心电图检查、X 线胸片 2. 血糖、血脂测定、肾功能检查 治疗计划: 1. 口服降血压药 2. 低盐饮食,逐步控制食盐摄入量至不超过 6 g/d 3. 低脂饮食,减少富含胆固醇食物,增食膳食纤维 4. 控制饮酒 5. 控制体重,增加运动量 健康教育计划: 1. 有关高血压知识指导、高血压危害因素评估 2. 生活方式和行为指导 3. 自我保健知识指导 4. 病人家属的教育

（4）重点人群健康管理记录表 重点人群主要包括 0 ~ 6 岁儿童、孕产妇、慢性病患者、重症精神疾病患者、老年人等。

对 0~6 岁儿童的健康管理记录表可具体分为新生儿家庭访视记录表、1 岁以内儿童健康检查记录表、1~2 岁儿童健康检查记录表及 3~6 岁儿童健康检查记录表。不同年龄阶段健康检查记录表要针对儿童生长发育特点设计,如新生儿家庭访视记录表包括新生儿出生情况、新生儿听力筛查、新生儿疾病筛查、喂养方式、脐带脱落、黄疸部位等内容,1 岁以内儿童健康检查记录表包括前囟闭合情况、服用维生素 D 情况、发育评估等内容。

孕产妇的健康管理记录表包括孕早期、孕中期、孕晚期访视记录及产后访视,产后 42 天访视记录。通常在妊娠 12 周前由孕妇居住地的乡镇卫生院、社区卫生服务中心建立《孕产妇保健手册》。健康管理记录根据孕产妇各期临床诊疗及护理特点确定,如产后访视记录应包括恶露、会阴或腹部伤口恢复、产褥感染、子宫复旧等内容。

慢性病患者健康管理记录表常见的有高血压患者随访服务记录表、2 型糖尿病患者随访服务记录表等。高血压患者随访服务记录表应包括患者是否出现头痛、头晕、心悸、胸闷、四肢发麻、下肢水肿等症状,血压、体重、BMI 等,以及日吸烟量、日饮酒量、运动、摄盐等生活方式、遵医行为、服药依从性、药物不良反应及患者用药情况等内容。2 型糖尿病患者随访服务记录表则应包括患者是否出现视物模糊、手足麻木、体重明显下降等症状,血压、体重、足背动脉搏动等体征及生活方式、空腹血糖、服药依从性、低血糖反应情况、药物不良反应等内容。

重症精神疾病患者,健康管理记录表主要针对辖区内诊断明确、在家居住的重症精神疾病患者,对精神分裂症,分裂情感性障碍,偏执性精神病,双相障碍,癫痫所致精神障碍和精神发育迟滞伴发精神障碍等重性精神疾病患者的感觉、知觉、思维、情感、意志行为、自知力等精神状况及社会功能情况、患者对家庭社会的影响、服药情况、危险性评估进行记录。

老年人健康管理记录表应包括辖区内 60 岁及 60 岁以上常住居民的基本健康状况、体育锻炼、饮食、吸烟、饮酒、慢性疾病常见症状、既往所患疾病、治疗及目前用药和生活自理能力、体格检查情况、辅助检查等内容。体格检查包括脉搏、呼吸、血压、身高、体重、腰围、皮肤、浅表淋巴结、心脏、肺部、腹部等常规体格检查,以及对口腔、视力、听力和运动功能等进行的粗测判断。

(5) 接诊记录表、会诊记录表、双向转诊单　接诊记录表和会诊记录表与医院现行的记录方式基本相同。社区卫生服务中的转诊是双向的,患者在上级医院的治疗、护理、检查情况都应记录在健康档案中。

2. 以预防为导向的健康记录　以预防为导向的健康记录主要包括周期性健康检查记录表和免疫接种记录表。

(1) 周期性健康检查记录表　周期性健康检查是根据社区主要健康问题的流行状况及社区居民的年龄、性别、健康状况等因素而设计的终身性的健康检查计划。

(2) 免疫接种记录表　免疫接种记录表是根据我国卫生法规对某些特定人群实行的初级卫生保健记录,目前主要是针对儿童的计划性或非计划性免疫接种。

(二) 家庭健康档案的内容

家庭健康档案是以家庭为单位,对患者家庭相关资料、家庭主要健康问题进行记录而形成的系统资料。

家庭健康档案是居民健康档案的重要组成部分,包括家庭的基本资料、家系图、家庭评估资料、家庭主要问题目录与问题描述。

1. 封面 包括档案号、户主姓名、社区、建档护士、建档日期、家庭住址、电话等内容。

2. 家庭基本资料 家庭基本资料通常置于家庭健康档案首页,包括家庭地址、家庭成员姓名、年龄、性别、职业、教育程度、联系电话等一般资料,还应包括居住环境、厨房、卫生设施等物理环境资料,如表7-5所示。

表 7-5 家庭基本情况

家庭位置	离医疗站____m 距离公路____m 距离商店____m 距离派出所____m				
居住环境	住房结构	楼房(__层__间__m²)	采光	好□ 一般□ 差□	
		平房(__间__m²)	通风	好□ 一般□ 差□	
	人均面积	_____m²	保暖	好□ 一般□ 差□	
	个人隐私房面积	_____m²	空气湿度	干燥□ 一般□ 潮湿□	
厨房及卫生设施	厨房	独用□ 混用□	排烟	好□ 一般□ 差□	
	生熟食品	分开□ 不分□	卫生	好□ 一般□ 差□	
	饮用水源	自来水□ 井水□ 河水□ 其他□	水质	安全□ 一般□ 污染□ 严重污染□	
	燃料	管道煤气□ 液化气□ 煤炭□ 其他□	厕所	户外公厕□ 户内坑式□ 户内坐式□ 其他□	
家庭设施	电灯□ 电话□ 电视机□ 电冰箱□ 空调□ 淋浴□				
家庭经济	时间(年)	总收入(元)	人均收入(元)	总支出(元)	

家庭生活周期	阶段	新婚	子女出生	有学龄前儿童	有学龄儿童	有青少年	子女离家	空巢期	退休	丧偶

3. 家系图(genogram) 家系图是以符号的形式对家庭结构、成员间关系、健康状况的描述,是家庭健康档案的重要组成部分。在绘制家系图时一般要包括三代,从上到下辈分逐级降低,从左至右年龄逐渐降低,共同居住的家庭成员应用虚线圈在一起。每个成员的符号旁边,可按需要加注年龄及结婚、离婚、死亡、退休等生活事件。

绘制家系图的常用符号及其意义见图7-3。图7-4是某家庭的家系图。

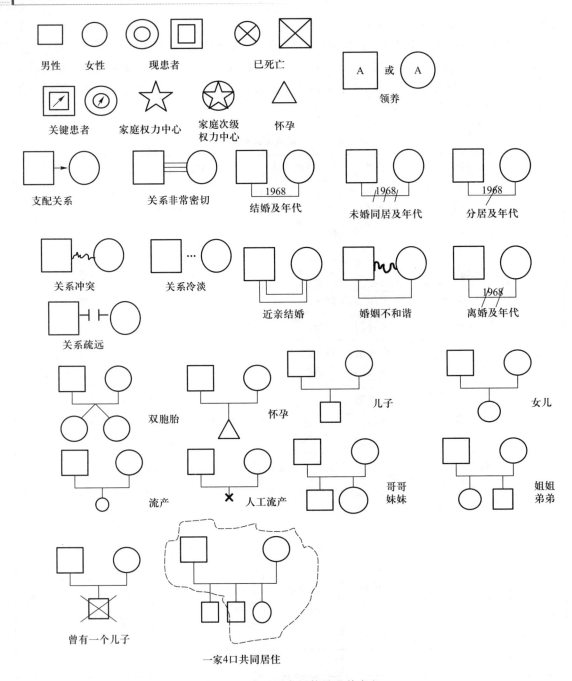

图 7-3　家系图常用符号及其意义

4. 家庭功能评价　家庭功能评价的方法很多,常用的有家庭关怀度指数测评量表即 APGAR问卷(表7-6);家庭圈见图7-5。二者均反映家庭成员主观上对自己及其他成员的认识,对家庭的看法,以及相互关系的满意度。这种主观看法只代表当前的认识,会随时间而不断发生变化,可以粗略、快速地评价当前的家庭功能。

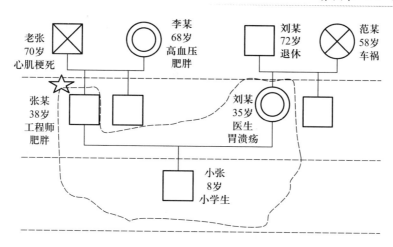

图 7-4 家系图例图

表 7-6 家庭关怀度指数测评量表（APGAR 问卷）

问 题		经常这样	有时这样	几乎很少
适应度 adaptation	当我遭遇困难时,可以从家人处得到满意的帮助	☐	☐	☐
合作度 partnership	我很满意家人与我讨论各种事情及分担问题的方式	☐	☐	☐
成熟度 growth	当我希望从事新的活动或发展时,家人都能接受且给予支持	☐	☐	☐
情感度 affection	我很满意家人对我表达情感的方式及对我的情绪(如愤怒、悲伤、爱)的反应	☐	☐	☐
亲密度 resolve	我很满意家人与我共度时光的方式	☐	☐	☐

APGAR 问卷用于了解个体对家庭功能的整体满意度和个人与家庭成员间的关系,评判采用多级排序法,可分为良好、较差、恶劣 3 种程度,每个问题的选择得分是:经常这样 2 分;有时这样 1 分;几乎很少 0 分。总分 7 分以上为家庭功能良好;4~6 分为家庭功能障碍;0~3 分为家庭功能严重障碍。

图 7-5 表明绘图者在家庭中的地位及其与其他成员之间关系。

5. 家庭主要健康问题目录及健康问题描述 家庭主要健康问题目录主要记录家庭生活周期各阶段的重大生活事件及家庭功能评价结果。对家庭问题的记录可参照 1997 年修订的基层医疗国

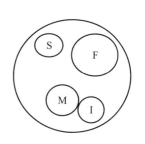

图 7-5 家庭圈评估例图
F:父亲,M:母亲;
S:姐妹,I:自己

际分类"ICPC - 2"中对社会问题的分类标准。对家庭主要健康问题的描述可按问题编号,以上文介绍的"SOAP"方式进行问题描述(表7 -7)。

表7 -7　家庭主要健康问题目录表

问题编号	主要问题	发生日期	ICPC - 2 编码	SOAP	处理情况

(三)社区健康档案的内容

社区健康档案是记录社区健康问题、评估社区特征及健康需求的系统性资料。完整的社区健康档案包括以下 4 个方面。

1. 社区基本资料　包括① 社区的地理位置、范围、饮用水状况、垃圾处理及卫生设施、社区总人数、人口自然增长率、人均收入、消费水平等。② 与社区居民相关的组织和机构,如居委会、志愿者协会、疾病康复中心等。③ 社区动员潜力,如可以动员起来的社区人力、财力、物力等资源。

2. 社区卫生服务资源　包括社区卫生服务机构及社区卫生人力资源状况,如医院、社区卫生服务中心、门诊部、妇幼保健院、福利院,以及社区各类医护人员及卫生相关人员的数量、年龄结构、职称结构及专业结构等。

3. 社区卫生服务状况　包括一定时期内(通常为 1 年)的门诊量、就诊原因、疾病种类及构成情况,转会诊病种构成及转至单位和科室情况,家庭访视情况及家庭病床数,一定时期内的住院率、平均住院时间、疾病的种类及构成等。

4. 社区居民健康状况　主要包括社区人口数量及构成、社区居民患病资料、社区居民死亡资料、社区居民健康危险因素评估。① 社区的人口数量是社区卫生服务规划及确定卫生政策的重要依据。人口构成中最基本的是人口的性别年龄构成。② 社区居民患病资料包括一定期间内的发病率、患病率、疾病谱及年龄、性别与职业分布等。③ 社区死亡资料包括死亡率、死因顺位、死因构成、社区居民死因谱等。④ 社区居民健康危险因素评估是对生活压力事件、不良饮食习惯、获得医疗卫生服务的障碍等因素进行的评估。

四、居民健康档案的管理与应用

为了更好对社区健康档案进行规范化的管理,原卫生部制定了《国家基本公共卫生服务规范(2011 年版)》,对居民健康档案管理流程做出了明确规定。社区居民建立健康档案的管理流程图见图 7 -6。

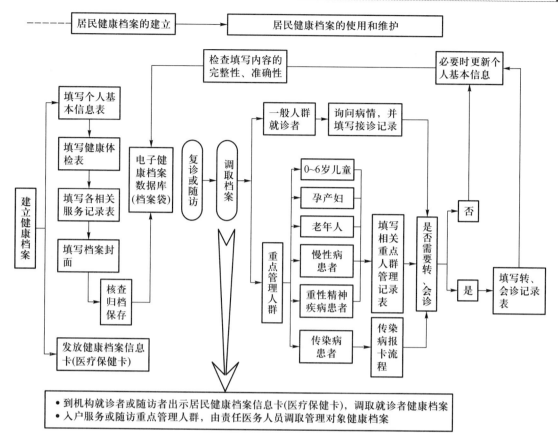

图 7 - 6   健康档案的管理流程

[来源于国家基本公共卫生服务规范(2011 年版),城乡居民健康档案管理服务规范]

（一）居民健康档案的管理

在进行健康档案的管理过程中应注意逐步完善健康档案、前瞻性地收集资料,基础资料要保持连续、动态性,并加快推进以电子健康档案为基础的卫生信息化平台建设,实现与基本医疗、公共卫生、医疗保险等居民健康和医疗服务信息衔接,提高医疗卫生机构的工作效率。

1. 建立健全居民健康档案管理的相关政策   采用健康档案的建立、管理和使用一条龙的管理办法,在基础建档、更新和补充、信息利用 3 个重要环节上制订、补充、完善和强化各项制度与措施,加强对健康档案的管理,保障信息安全,提高健康档案使用率。

2. 逐步实现健康档案的信息化   目前健康档案的应用信息化手段进行管理已经非常普遍,纸质档案正在逐步消失。因为健康档案通过信息化手段,可实现不同医疗卫生机构之间健康信息资源共享,促进公立医院与基层医疗卫生机构的双向转诊和分工协作,有利于提高卫生服务效率,改善服务质量,节约医药费用等,对于最大限度地发挥健康档案的作用具有十分重要的意义。

个人健康档案的电子版界面如图 7 - 7 所示。

家庭健康档案电子版界面如图 7 - 8 所示。

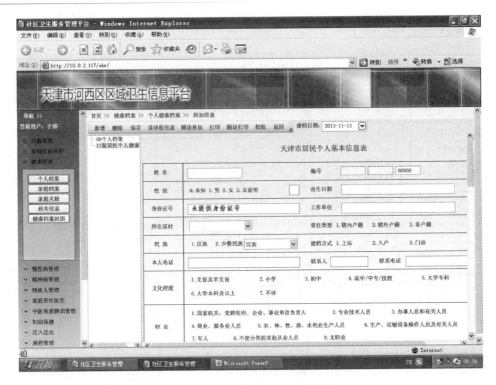

图 7-7　个人健康档案的电子版界面

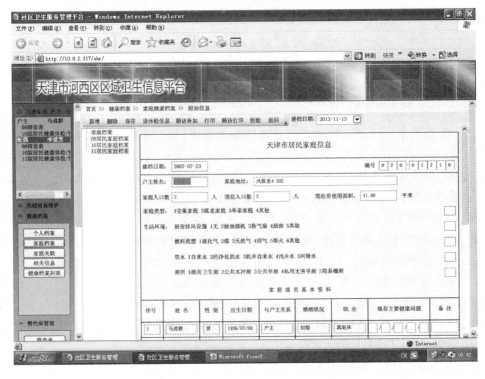

图 7-8　家庭健康档案电子版界面

高血压患者管理档案的电子版界面如图 7 - 9 所示。

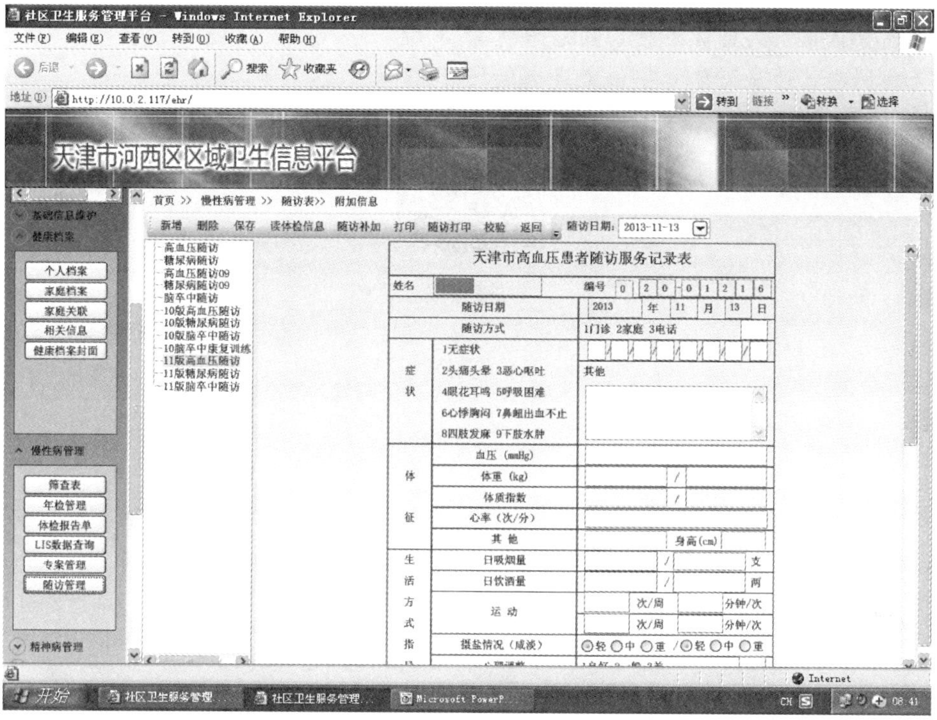

图 7 - 9　高血压患者管理档案电子版界面

3. 加强督导考核力度　卫生部门定期对各地建档工作情况进行监督,对工作的完成度、档案的完整度和准确度进行评价,将健康档案建立的数量、质量和居民满意度纳入考核范围,科学核定建立健康档案经费补助标准等。

4. 其他　完善相应的设备,配备专职人员,妥善保管健康档案。

(二)居民健康档案的应用

1. 已建档居民到乡镇卫生院、村卫生室、社区卫生服务中心(站)复诊时,应持居民健康档案信息卡(或医疗保健卡),在调取其健康档案后,由接诊医师根据复诊情况,及时更新、补充相应记录内容。

2. 入户开展医疗卫生服务时,应事先查阅服务对象的健康档案并携带相应表单,在服务过程中记录、补充相应内容。已建立电子健康档案信息系统的机构应同时更新电子健康档案。

3. 对于需要转诊、会诊的服务对象,由接诊医师填写转诊、会诊记录。

4. 所有的服务记录由责任医护人员或档案管理人员统一汇总,及时归档。

【复习思考题】

1. 简要叙述社区诊断的步骤。

2. 试述社区健康护理与个人的健康护理的区别。

3. 简述健康促进与健康教育的关系。

4. 根据你所在的社区,结合当地的具体情况为社区居民制订一项健康促进活动计划。

5. 简述社区重点人群健康档案的基本内容。

6. 为你所在社区居民建立一份家庭健康档案。

第七章选择题

（陈晓玲　马连娣）

第八章 社区健康人群的保健护理

【学习目标】

1. 掌握社区不同人群的保健内容。
2. 掌握亚健康的概念和形成亚健康的原因。
3. 熟悉临终关怀的概念和临终关怀的护理内容。
4. 了解社区不同人群的生理和心理特点。

【参考学时】 4 学时

第一节 妇 女 保 健

一、妇女保健概述

妇女保健(woman health protection)是以维护和促进妇女健康为目的,开展生殖健康为核心的保健工作。社区妇女保健工作要对围婚期、围生期、围绝经期妇女进行保健。社区妇女保健工作要做到以人为中心、以护理程序为框架、以服务对象的需求为导向,强调妇女保健的社会参与和政府责任。社区护士要有组织地定期进行妇女常见病和多发病的普查、普治,减少患病率,降低孕产妇死亡率和围生儿死亡率,控制妇女一生不同时期疾病的发生,控制性传播疾病的感染,从而提高妇女的健康水平。

二、围婚期保健

围婚期是指从婚前择偶、确定结婚对象到结婚后怀孕前这段时期。社区护士应充分运用宣传、咨询等多种形式开展围婚期保健,使年轻人确立正确的恋爱观,在婚前了解性和婚育方面的知识,积极做好身心方面的准备,保证结婚双方和子代的健康。

（一）婚前知识教育

1. 性健康知识教育 性健康知识教育包括生理、心理、社会适应能力和道德 4 个方面,通过教育,使围婚期青年了解两性生殖器的解剖、生理功能,了解性生活虽然是一种本能活动,是种族延续的需要,是爱情的行为,良好的性生活有利于夫妻生活和谐,但同时也要树立性的责任感,增强对性冲动和性刺激的自我调节能力,避免婚前性行为给个人、家庭和社会带来危害。

2. 婚前医学检查 婚前医学检查主要是对影响结婚和生育的疾病进行医学检查,通过询问病史、体格检查、实验室检查及其他辅助检查,明确有无影响结婚生育的疾病(包括生殖系统发育障碍、畸形）。根据检查结果，如患有严重遗传病或有遗传病家族史者，应劝告他们婚后不宜生育；有近亲血缘关系者禁止婚配；患有《中华人民共和国传染病防治法》中规定的艾滋病、淋病、梅毒、麻风病及影响结婚和生育的其他传染病在传染期内应暂缓结婚；对一些诊断有困难的疑难病症应到专科医院进一步确诊等。

目前我国部分地区不强制执行婚前医学检查，婚检率呈下降趋势，为了保证出生人口素质，社区护士应指导教育青年为了家庭、母婴健康，积极主动地进行婚前检查。

（二）婚后受孕保健知识教育

1. 计划生育与优生优育　社区护士应配合计划生育管理部门采取多种形式进行科学避孕节育知识、生殖保健知识和计划生育相关法规知识宣教，提高群众的法制观念和依法生育的自觉性，正确处理婚、孕、生、养、育的问题。

优生优育有利于提高人口素质和家庭的生活质量。出生缺陷的发生主要与遗传、不良环境影响、营养缺乏、母体疾病特别是感染性疾病等因素相关。为预防出生缺陷，社区护士应加强优生知识的宣教，积极做好婚前保健、孕前保健，指导夫妻双方在生活、工作中避免有害因素的影响，应用有效方法控制和消除不良因素，从而预防出生缺陷的发生。

2. 节育方法的咨询和指导　节育是保证计划生育有效实施的重要举措。在避孕方法选择的过程中，社区护士应给予必要的技术指导和帮助，使育龄妇女掌握各种避孕方法的避孕原理、使用方法、优缺点和可能遇到的问题及注意事项，并根据自身的健康与生育状况自愿选择适合自身特点的、安全有效的避孕方法，从而有效地实现避孕节育目的。常用的避孕方法如下。

（1）药物避孕法　药物避孕法是目前应用较广的避孕方法之一，避孕效果好，停药后能较快恢复生育功能。包括内用避孕药法如口服避孕药、避孕针及阴道药环等，外用药物避孕法如避孕药膏、栓剂、片剂及避孕药膜等。患有严重心血管疾病、糖尿病、血液病、甲状腺功能亢进症、子宫肿瘤、乳房肿块、恶性肿瘤者不宜使用口服避孕药法，月经期间隔时间偏长或45岁以上妇女不宜使用药物避孕，哺乳期妇女产后6～8个月内禁止使用药物避孕。

（2）工具避孕法　外用避孕工具包括避孕套、阴道隔膜。避孕套使用一般无禁忌，并且有防止性疾病传播的作用，应用较广。另外工具避孕还有宫内置节育器法，宫内节育器又叫避孕环，是用不锈钢、塑料或硅橡胶等材料制成，阻止受精卵着床，从而达到避孕的目的，避孕时间可达数年，目前我国多数育龄妇女采用该方法。生殖器畸形或肿瘤、痛经或经量过多、生殖系统急慢性炎症和患有严重贫血、心脏病、曾有异位妊娠史者等均不宜放置宫内节育器。合理的宫内节育器放置时间一般在月经干净后3～7天内、人工流产术后、正常分娩3个月后、剖宫产半年后放置。

（3）安全期避孕法　是根据女性月经周期的自然规律，选择适当的性交时间，使卵子和精子不能相遇而达到避孕的目的。安全期避孕法效果并不可靠，不宜提倡。

（4）人工流产　是避孕失败后一种补救措施，在妊娠24周内采用人工方法，把已经发育但尚未成熟的胚胎和胎盘从子宫中取出，达到结束妊娠的目的。包括早期人工流产和中期引产。

3. 怀孕前准备　女性生殖器官一般在20岁以后才逐渐发育成熟，骨骼在23岁左右发育成熟,而 35 岁以后,易出现难产和胎儿先天性缺陷,因此女性最佳生育年龄为 23~35 岁;青年夫妇于婚后 2~3 年生育,有利于夫妇健康、学习、工作,在经济上和精力上也能做好充分准备;受孕时机最好选择在双方身体状况良好,怀孕前未接触过对胎儿有害的物质,如放射线、重金属等,妊娠时间安排在双方工作或学习都不紧张的时期,服用避孕药者应先停服药物后半年再受孕。

三、围生期保健

围生期在我国是指怀孕满 28 周至新生儿出生后 1 周,围生期保健是指为了保证母婴健康,应用围生医学知识,采取系列监护、预防措施、组织实施与管理,以保证对孕产妇、胎婴儿的系统管理和重点监护。

(一)孕期检查与产前健康教育

自怀孕初期开始至怀孕结束,孕妇应进行产前检查。孕 12 周前进行初查,孕 12 周后,每 4 周 1 次,孕 28 周后每 2 周 1 次,孕 36 周后每周 1 次。目前我国城乡已普遍实行孕产期保健三级管理,推广使用孕产妇系统保健卡。

根据孕妇不同的妊娠阶段,社区护士应利用产前检查等机会进行产前健康教育,通过讲课、座谈,看录像、幻灯、图片及科普小品等方式对孕妇及其亲属讲解有关妊娠、胎儿发育、分娩、产后和照顾新生儿的有关知识和技巧,使他们了解妊娠分娩是一个正常的生理现象,并且针对不同个体的生理改变及需要,给予科学的保健指导,解除紧张恐惧心理。

(二)孕期指导

1. 摄取合理均衡的营养　妊娠期间,孕妇的营养不仅关系到母体健康,还关系到胎儿的生长发育。孕妇应保证充分、全面、合理、科学的营养摄入。糖类以中等加工的米、面、杂粮和干豆类为主,注意粗细搭配;多进食以动物蛋白为主的食物,同时增加富含植物蛋白的食物,预防贫血及缺钙;适当限制脂肪丰富、含糖量较高的食物;适当摄入富含维生素及矿物质的食物。孕妇应避免偏食、暴饮暴食,不宜饮用咖啡、浓茶、酒,不宜吸烟,出现水肿的孕妇适当限制盐的摄入。

妊娠期间用药时应考虑到药物对胎儿的影响,妊娠期使用任何非处方药均应在医生或护士指导下用药,以防药物对胎儿造成不良影响。不可使用各种成瘾药物,如可卡因、海洛因或大麻等。

2. 个人卫生与衣着指导　孕妇新陈代谢旺盛,汗腺及皮脂腺分泌增多,经常洗澡能促进血液循环并感到清洁舒适。妊娠期有阴道出血现象及妊娠 28 周后,应禁止盆浴,以防污水进入阴道,可行淋浴及擦浴。阴道分泌物增多,应每日清洁外阴并更换内裤。孕期衣服应宽松、舒适,不束胸或扎紧裤带,贴身衣服应为纯棉质地,宜穿平跟或低跟鞋,鞋应宽松、柔软、防滑,宜选择宽松棉袜。

3. 休息、工作和日常活动指导　指导孕妇注意休息,健康的孕妇可从事一般的日常工作、家务劳动等,注意劳逸结合,避免进行重体力劳动、长久站立或久坐。

孕妇应适当增加睡眠时间,每晚保证 8~10 h 睡眠。采取舒适和安全的姿势休息,尤其是在孕 28 周后,可采取左侧卧位。如有入睡困难,睡前可用洗热水澡、热水泡脚或饮牛奶等方法帮助入睡。

孕妇在日常活动中应注意活动姿势,以避免疲劳或造成损伤。指导孕妇学习正确的站姿、坐姿、从坐姿站起、从卧姿站起、提重物等姿势。鼓励孕妇进行适当的锻炼,可散步、游泳等,但应注意避免进行跳跃、负重、仰卧起坐及某些需要平衡的运动。此外,还应指导孕妇依其不同的妊娠期进行适当的产前运动,以增强孕妇腹部、骨盆肌肉,利于胎儿成长,同时有利于在分娩时放松肌肉,减轻分娩时的疼痛,并可增强产道弹性,以利胎儿顺利娩出。

4. 乳房自我护理　妊娠后,随着乳腺发育、胸围的增大,孕妇应佩戴可随意调整松紧的胸罩;注意清洁乳房,每天用干净毛巾和温水清洗,避免使用肥皂或乙醇;怀孕 6 个月可用干毛巾摩擦乳头以增强乳头的韧性,预防乳头破裂;对于有乳头凹陷的孕妇,应指导其矫正乳头,一般在怀孕 5 ~ 6 个月时开始,用双手大拇指置于靠近凹陷乳头的部位,用力下压乳房组织,然后逐渐向乳晕的位置向外推,每日清晨或入睡前做 4 ~ 5 次,待乳头稍稍突起后,用手指轻微提起使其更为突出。

5. 性生活指导　整个妊娠期间孕妇如没有出现阴道出血、早产、胎膜早破等异常现象,均可进行性生活,但应有所节制,尤其是孕 12 周内及孕 32 周后应尽量避免,最好停止性生活,以免发生流产、早产和感染。

6. 家庭自我监护　孕 30 周后指导孕妇监测胎动,一般每小时胎动在 3 次以上,12 h 胎动在 30 次以上表明胎儿情况良好,如果少于 20 次,表明胎儿有宫内缺氧,10 次以下说明胎儿有危险,需要去医院检查。如出现胎动消失,阴道流水、出血,体重不增,皮肤瘙痒,眩晕、视物模糊、复视等危险征兆,也应立即到医院就诊。

7. 心理护理　孕妇常出现情绪起伏波动,尤其在妊娠末期更常发生。社区护士应动员孕妇的家庭成员、亲朋好友等相关人员共同参与,根据其心理特点,开展有利于身心健康的活动,减轻孕妇的心理负担和压力,使其能够在妊娠期始终保持稳定而愉快的情绪。

(三)产后护理和指导

1. 定期进行家庭访视　产妇出院后一般访视 1 ~ 2 次,有异常情况时应增加访视次数。访视内容为检查产妇产后健康状况,观察产妇体温、血压、乳腺、子宫复旧、会阴、恶露、大便等情况;检查、评估婴儿的健康状况,观察婴儿体温、体重、喂养、口腔、皮肤、脐部、大便等有无异常。如发现异常及时处理并督促产妇到医院进行产后复查,对产妇进行产后生活保健指导。访视结束后仔细填写产妇及婴儿访视记录报表。

2. 产后日常生活的保健

(1)休养环境　产妇需要冷暖适宜、安静舒适的休养居室环境。一般居室环境温度宜为 20 ~ 22 ℃,光线适宜,保持空气清新,通风良好。

(2)产妇的心理指导　产妇可因各种原因发生心理障碍,包括产后沮丧和产后抑郁,应及时解除产妇由于社会、心理因素所带来的心理压力,给予相应的心理辅导,促进和帮助产妇适应母亲角色;指导产妇与婴儿进行交流、接触,培养良好的亲子关系及增强产妇的自信心;鼓励产妇与配偶和亲友沟通、交流经验、宣泄情绪,使产妇得到多方的理解和支持。

(3)合理的饮食　社区护士应帮助产妇摄入适当和均衡的食物,以便保证足够的热量,促进身体健康。适当增加食量但少量多餐,食用易于消化的食物,多喝汤汁类,促进乳汁分泌。

（4）适当的运动和休息　产后应保证充足的睡眠,24 h 内应卧床休息,2 天后适当运动。适度的运动有助于预防和减轻因生产所致的身体不适和功能失调,并可促进产妇各器官恢复,但应避免过于疲劳。

（5）个人卫生　坚持每日用温水漱口、洗脸、洗脚。经常用温水擦浴或淋浴。注意外阴部清洁卫生,每日清洗（产后 4 周内禁止盆浴）,勤换内衣,使用消毒会阴垫且应经常更换,预防感染。如伤口肿胀疼痛,可用 75% 乙醇或 50% 硫酸镁纱布湿敷。

（6）产后夫妇性生活　产后 6 周可进行性生活,社区护士应告知产妇哺乳期间也可能受孕,在哺乳期间也需采取避孕措施,并指导其选择适合的避孕措施,如使用避孕套为较好的避孕措施。

（7）指导正确使用药物　产妇哺乳期无论是口服药物还是外用药物,均可通过乳汁影响婴儿。因此,任何用药都需要在医生指导下进行,可用可不用的药尽量不要用,必须用的药,应严格按医嘱的规定剂量和疗程服用,当必须使用禁服药物时,应暂时停止哺乳。

3. 乳房护理和喂养指导

（1）乳房护理　指导产妇在喂奶前 0.5～1 h 进行乳房护理,乳房清洁后再适当进行热敷和按摩;每次哺乳后均应将乳房内剩余的乳汁挤空,以利于乳汁分泌;注意观察乳房,如有肿胀、硬块和乳头皲裂等情况应及时就医。

（2）喂养指导　宣教母乳喂养的优点,鼓励产妇坚持母乳喂养;指导产妇正确的喂养姿势和方法;哺乳过程中注意保持婴儿呼吸道通畅,避免发生窒息;喂奶后及时为婴儿排出胃内空气。

4. 指导产妇学习有关新生儿护理的知识　指导产妇学习如何给婴儿换尿布、沐浴、脐部护理及皮肤护理等。婴儿的衣物应选择质地柔软、容易吸汗的棉织品;及时更换尿布;婴儿大小便后,应用温水清洗。

四、围绝经期保健

见中年期社区保健。

第二节　婴幼儿社区保健

小儿的生长发育是一个连续的过程,且有阶段性,并非等速进行。在不同的年龄阶段其生理、心理有不同的特点,通常将小儿的成长过程分为 7 个时期,即胎儿期（从受精卵至出生）、新生儿期（出生后 28 天内）、婴儿期（出生 28 天至 1 周岁）、幼儿期（1～3 周岁）、学龄前期（3～6 周岁）、学龄期（7～12 或 13 周岁）、青春期（女孩从 11～12 周岁至 17～18 周岁、男孩从 13～14 周岁至 18～20 周岁）。社区服务中通常将其中新生儿期、婴儿期、幼儿期、学龄前期合称为广义的婴幼儿,即 0～6 岁儿童。

一、婴幼儿生长发育特点

婴幼儿期是人一生中生长发育最旺盛的时期,在发育过程中呈现一定的规律性,但各器官、系统发育和成熟并不一致,如神经系统发育领先,生殖系统发育较晚。

(一)体格发育

体格生长检测项目通常为身高、体重、坐高、头围、胸围等形态指标。婴幼儿的身长、体重的增长速度各阶段不同。年龄越小身长、体重增长得越快。

(二)运动功能发育

小儿动作的发育遵循一定规律即动作的发育相对落后于感觉的发育,如先有视、听等感觉的发展;运动功能开始多为无意识不协调的,以后随着大脑的发育而逐渐完善;动作遵循从整体到分化、从不随意到随意、从不准确到准确的发展原则。

(三)心理及性格的发育

婴儿天生具有情绪反应能力,如饥饿、不适时会哭闹不安;感知的发育从出生后即开始,绝大部分的基本感知觉系统在婴幼儿期已完成;婴幼儿时期的注意力和记忆力以无意识注意为主,注意稳定性差,易分散和转移;婴幼儿也是个性初步形成的时期,此时家庭环境、气氛、物质条件、生活方式、家人对婴幼儿的态度等都极大地影响婴幼儿的性格形成。

二、婴幼儿的保健与指导

婴儿喂养方式

(一)指导家长合理喂养

1. 婴儿喂养

(1)提倡母乳喂养。

(2)4个月后婴儿开始添加辅食。社区护士应指导家长合理添加辅食,介绍辅食添加步骤、原则和食物的选择和制作。

(3)指导断奶,一般应在逐渐增加辅食的同时逐渐减少哺乳次数,10～12月龄时完全断奶,最迟不超过1岁半,最好选择春、秋天气凉爽季节断奶。

(4)母乳分泌不足时,指导混合喂养;因各种原因致无法母乳喂养时,选用牛奶或配方奶进行人工喂养。

2. 幼儿喂养

(1)幼儿牙齿已萌出,咀嚼消化功能逐渐增强,食物应从流食、半流食逐渐过渡到软食,但仍应细、软、烂,品种可多样化,避免生硬、粗糙、油腻或刺激性的食物。

(2)家长应了解幼儿的进食特点,掌握正确的喂养方法和技巧,如带刺或带骨的食物,应去刺或骨后方可喂食。

(3)鼓励孩子正确使用餐具和独立进食,养成不挑食、不偏食的良好习惯。

3. 学龄前期儿童的喂养 此期儿童活动量增大,营养需要量也相应增加,饮食结构接近成年人,应注意食物应多样化,荤、素、粗、细搭配;避免给予过于坚硬、油腻或辛辣刺激性的食物;营造良好的就餐环境和气氛,鼓励小儿一起准备餐具桌椅和参与食物制作;家长多进行营养知识、食品卫生和防止烫伤等健康知识的教育。

(二)指导家长保证婴幼儿休息和适当活动

创建良好的生活环境,保证婴幼儿足够的休息、睡眠。6 个月前每日需睡 15~20 h,1 岁需 15~16 h,2~3 岁需 12~14 h,4~6 岁每日需睡 11~12 h;培养婴幼儿良好的睡眠习惯,避免抱、拍、摇着入睡,或口含手指入睡和蒙被子睡觉等不良习惯;睡前不宜过度兴奋或进行剧烈运动;培养小儿午睡习惯等。

根据年龄特点和健康状况,选择不同的活动内容。婴幼儿活动量应循序渐进,由简到繁,由易到难。家长应帮助婴儿做四肢活动,尽可能多进行户外运动,呼吸新鲜空气,接受阳光沐浴,增强体质和预防佝偻病的发生。帮助指导幼儿做游戏、进行户外活动和体育活动,加强体格锻炼,并在活动中培养良好的自我概念。

(三)指导家长定期为婴幼儿进行预防接种和生长发育的监测

指导和督促家长按期、定时给予婴幼儿预防接种,每年对小儿进行 1~2 次健康检查和体格测量,监测其生长发育状况,指导家长学习对婴幼儿生长发育的重要指标进行评估,以便及时发现问题并处理。

(四)指导家长培养婴幼儿自理能力,养成良好生活习惯和道德品质

1. 根据不同年龄小儿的生理、心理发展特点,结合游戏、玩具、运动等形式,启发、诱导小儿教育,培养小儿良好的道德品质。

2. 指导家长训练婴幼儿大小便,教会家长一些训练技巧,如 3 个月后开始把尿,会坐后训练小儿坐盆排便,1 岁时开始白天不兜尿布等。18~24 个月时,幼儿开始能够自主控制肛门和尿道括约肌,应养成定时排便的习惯。

3. 培养幼儿生活自立能力,鼓励幼儿自己穿衣服、吃饭、收拾玩具,培养饭前、便后洗手,早晚洗脸刷牙、漱口、洗臀部、勤洗澡、定期剪指甲等良好的个人卫生习惯,在训练过程中多采用赞赏和鼓励的方法。

三、婴幼儿常见健康问题及护理

(一)发热

引起婴幼儿发热的原因很多,分为感染性和非感染性两大类。感染性发热由各种急性传染病如麻疹、水痘、流感和上呼吸道感染、气管炎、肺炎等感染性疾病引起,非感染性发热可由风湿热、儿童类风湿病、白血病等原因引起。婴幼儿抵抗力低,如果发热持续时间过长或体温过高,易导致机体代谢紊乱,各器官功能受损,高热还可引起惊厥。

发热护理措施如下。

1. 环境 保持环境清洁、安静,居室空气要流通,减少亲友探视,防止交叉感染,保证患儿的休息。

2. 饮食　选择清淡易消化的流食或半流食,少量多餐,多喝水,适当吃些新鲜水果及饮用果汁等,保证足够的水分供给。

3. 观察　每4 h测体温1次,高温患儿每1~2 h测1次。并注意观察精神状态、面色、呼吸等。保持皮肤清洁,衣服不易过厚,特别是婴幼儿不可包裹太紧,避免影响散热。

4. 物理降温　患儿体温超过38.5℃,则应采取降温措施。患儿头部冷敷或枕冰袋或在患儿颈部、腋下、腹股沟等处放置冰袋。此外,还可指导家长为患儿进行温水擦浴或用30%~50%乙醇进行擦浴。必要时,遵医嘱使用退烧药。给予降温措施后,应注意观察患儿有无体温骤降、大量出汗、软弱无力等现象,如有虚脱现象应及时就医,降温后1 h内应注意重复测量体温。

(二)婴幼儿腹泻

婴幼儿腹泻是由多病原体、多因素引起的以大便次数比平时增多及大便性状有改变为特点的小儿常见病。尤其以6个月至2岁婴幼儿发病率较高,夏、秋季节多见。婴幼儿腹泻可由感染和非感染两大因素引起,感染性腹泻的主要病原体为细菌与病毒。非感染性腹泻发病原因可由饮食不当引起,如食物过量,食物成分不适宜或变化过快,突然增加辅食等。腹泻根据病情可分为轻症腹泻和重症腹泻。轻症腹泻多为饮食因素或肠道外感染所致,主要为胃肠道症状,每日大便次数多在10次以下,每次大便量不多,稀薄或带水,呈黄色,有酸味,常见白色或黄白色奶瓣(皂块)和泡沫,可混有少量黏液。一般无发热或低热,伴食欲减退,偶有溢乳或呕吐,无明显的全身症状,精神尚好,无脱水症状,多在数日内痊愈。重症腹泻多由肠道感染所致,全身一般情况较差,多数有发热,体温可达39~40℃,少数可高达41℃以上,小儿表现为烦躁不安、精神萎靡、意识蒙眬,甚至昏迷;消化道症状表现为食欲减退、呕吐,严重者可吐出咖啡样液体,每日大便十几次到几十次,粪便呈水样或蛋花汤样,外观为黄绿色、黄色或微黄色,并出现脱水、电解质紊乱及全身中毒症状。重度腹泻,应及时到医院检查治疗。

轻度腹泻护理如下。

1. 腹泻患儿应及时就医,根据病因制订治疗方案。

2. 及时补充液体,防止因大便中的水分丢失过多而发生脱水。可以随时喂水、米汤、果汁,最好喂服口服补液盐。

3. 调整饮食、无须禁食。母乳喂养的继续母乳喂养,若患儿不是母乳喂养的可用患儿食用的奶或奶制品继续喂养。6个月以上患儿可继续吃已习惯的平常饮食,如粥、面条、鸡蛋、蔬菜等。但加工要细、碎,使之容易消化,腹泻时避免变化食物品种或给不易消化的食物。

4. 应做好消毒隔离,食具、水杯、水瓶要经常消毒。衣物要勤洗、勤晒。护理患儿后应及时清洗双手。

5. 做好臀部护理。患儿每次大便后应及时更换尿布,并用温开水冲洗肛门及周围,预防发生臀红及泌尿系感染。如已形成臀红,可涂鞣酸软膏或金霉素鱼肝油等。

6. 注意观察并记录大便次数、性状、颜色及量的变化,出现次数频繁、口渴明显、双眼凹陷、尿量明显减少等脱水表现及高热等症状,应及时到医院做进一步治疗。

（三）贫血

贫血是小儿时期常见的一种症状或综合征，是指末梢血液中单位容积内红细胞数、血红蛋白量以及红细胞压积低于正常，或其中一项明显低于正常。常见的有新生儿生理性贫血、营养性缺铁性贫血、营养性巨幼细胞性贫血等。贫血常见症状包括易疲倦、皮肤（尤其是脸、唇、龋牙、眼睑、甲床等）苍白、肌肉无力、毛发干枯、营养不良、头疼、注意力不集中、抵抗力差等，长期慢性贫血可致生长发育迟缓。

贫血患儿的护理如下。

1. 注意休息，生活有规律，安排适量的活动。

2. 合理安排饮食，纠正不良饮食习惯（如偏食）；指导合理搭配膳食，多食用动物血、黄豆、肉类等含铁丰富食物，服用维生素 C、果糖、脂肪酸促进铁吸收；指导按时添加含铁丰富的辅食。

3. 指导家长遵医嘱协助患儿口服铁剂或叶酸等。口服铁剂应在饭后 1 h 内服用，且不可与牛奶、茶水或钙片等同时服用，以免影响铁剂吸收。由于铁剂和维生素 C 一起服用，会促进铁的吸收，所以服用铁剂时可喝含维生素 C 的果汁，如橙汁等。如铁剂为液体，应使用吸管服用，避免与牙齿接触使牙齿着色。

4. 因贫血患儿身体抵抗力较差，易发生感染，应注意预防。

（四）维生素 D 缺乏性佝偻病

维生素 D 缺乏性佝偻病是由于儿童体内维生素 D 不足致使钙、磷代谢失常的一种慢性营养性疾病，多见于 3 个月至 2 岁小儿，早期主要表现为神经兴奋性增高，如易激惹、烦躁、夜间啼哭、睡眠不安、汗多刺激头皮而出现枕秃等，以后逐渐出现骨骼改变，如前囟门闭合延迟（正常应在 1.5 岁前闭合）、出牙晚，头较大呈方形，肋骨下缘外翻，鸡胸，"O"形腿等，以及肌肉松弛，生长发育迟缓，免疫力低下等全身症状。

维生素 D 缺乏性佝偻病预防和护理如下。

1. 从胎儿期开始预防，孕妇应加强户外活动，饮食应含丰富的维生素 D、钙、磷和蛋白质等营养物质，防止胎儿宫内维生素 D 储存不足。

2. 提倡母乳喂养，及时添加辅食，定期健康体检。

3. 婴儿应保证一定时间的户外活动，阳光要直接照射，同时注意防止受凉，给予预防量的维生素 D 和钙剂。

4. 避免让患儿长时间坐、站或走，以免骨骼畸形。鼓励患儿做俯卧、抬头、扩胸等动作，并为患儿做下肢肌肉按摩，以矫正畸形。

5. 对重症患儿应注意其安全，避免发生骨折。

第三节　青少年社区保健

青少年期包括学龄期（7～12 岁）和青春发育期（13～20 岁），是从儿童向成年人转变的过程，是人身体发育，性格、理想、爱好、品德等形成的关键时期，此期发育是否良好，将直接影响成年后的身体、心理和生殖功能等方面的健康。

一、青少年生长发育的特点

（一）学龄期

1. 生理特点　男、女儿童在 10 岁以前，每年身高、体重均增长明显，女孩比男孩一般增长稍慢，10 岁以后同年龄的女孩身高、体重就普遍超过男生，男孩 12 岁起，生长发育突然加快，身高年增长率可达 3% ~5%，体重年增长率可达 10% ~14%；大脑发育为脑细胞的结构和功能进入复杂化的成熟阶段，智力发育迅速；骨骼弹性大、硬度小，不易骨折变形；关节伸展性好，但牢固性弱，易发生脱臼；呼吸循环系统发育未完善，呼吸、心率频率较快。

2. 心理特点　语言、情感、智力等方面发展迅速，对生活环境中各种事物的认知能力增强。这一时期大脑的联想、推理、抽象、概括思维逐渐形成。同时也是儿童性格、行为习惯逐渐养成的阶段。

（二）青春期

1. 生理特点　青春期最主要的表现为性成熟和第二性征出现，男性主要表现为遗精，首次遗精的正常年龄为 12 ~19 岁，第二性征主要表现为胡须、腋毛、阴毛、胸毛、喉结突起、变声等；女性主要表现为月经来潮，音调变高，乳房丰满而隆起，阴毛、腋毛增长，同时骨盆增大、臀部变圆，胸、肩部的皮下脂肪更多，显现了女性特有的体态。

2. 心理特点　自我意识强烈，产生自我和性别角色认同感，同时独立意识迅速发展，并开始通过自己的学习、生活，使人际关系扩大。尝试以成年人的身份出现，但由于思想不够成熟，常具有情绪不稳定、易冲动、缺乏分辨是非的能力等特点。

二、青少年的健康保健指导

（一）指导家长保证青少年合理的营养摄入

学龄期的儿童膳食基本与成年人相同，饮食也应多样化，荤素搭配，蛋白质以中优蛋白质为主如乳类和蛋类，植物蛋白以大豆类食品为优，早餐应吃好吃饱，在上午课间可加餐牛奶、豆浆或点心等；注意培养儿童良好的饮食习惯，避免偏食、挑食、吃零食等不良习惯，进食前避免剧烈活动，尤其应禁止儿童在进食前吃零食。

青春期能量需求个体差异较大，除保证其能量、蛋白质供给外，还应注意维生素、钙、铁、碘等微量元素矿物质的供给，以满足骨骼生长发育需要；避免不良饮食习惯和行为，如爱吃简易饮食、不爱吃新鲜蔬菜和水果、用控制进食量的方法追求苗条身材等。

（二）指导家长创建良好生活环境

居室宜用自然光线，阳光充足，每日定时通风，保持空气清新。温、湿度适宜，温度以 18 ~22℃为宜，相对湿度以 50% ~60% 为宜。居室的布置应协调、明朗，室内设置及物品摆放应遵循安全原则，并尽可能为儿童活动留出足够空间。室内不宜有锋利的棱角，以防儿童玩耍时撞伤;儿童居室的窗口、楼梯、阳台等应设有保护栏;儿童的床须设置床档,避免发生坠床;妥善存放易燃、易伤品,如火柴、剪刀、暖水瓶、煤气炉及各种药物等;居室应避免传染病患者进入,以防发生交叉感染。

(三)指导儿童及青少年加强体格锻炼,积极参加各种体育活动

运动有利于成长与发展,有利于维持健康,通过活动的丰富性和竞赛形式,激发儿童及青少年参与运动的热情,如做体操、参加团体游戏或比赛等,还可进行空气浴、日光浴、温水浴或游泳等活动。运动要讲究规律性,有计划,有步骤地逐步增加运动强度和复杂程度,并持之以恒,运动前要做好热身准备,剧烈运动后应慢跑、行走以放松全身。

(四)指导家长为儿童进行预防接种和预防传染病

指导家长根据不同疫苗接种后的免疫持久时间,按期进行疫苗注射,实施计划免疫。对儿童及家长宣教防疫知识,在传染病流行的季节,注意个人饮水、饮食卫生,避免进入人多拥挤的公共场所,以免发生传染。

(五)指导家长培养青少年儿童良好的生活习惯

青少年时期要保证充足的睡眠和休息,一般每日睡眠时间:4~6岁需11~12 h,7岁以上不少于10 h。青少年时期是行为意识形成时期,要培养其养成良好的卫生习惯、睡眠习惯,养成良好的坐、立、行、走的姿势;要坚持体育锻炼;养成良好的用眼卫生习惯;培养良好的口腔卫生习惯,注意牙齿保健,早晚刷牙,饭后漱口;培养爱劳动的习惯,鼓励参加力所能及的家务劳动和社会公益活动;禁止吸烟、酗酒和滥用成瘾药物。

(六)指导家长加强儿童及青少年思想品德、安全教育

指导家长注意培养儿童及青少年独立生活能力,培养良好的心理素质和性格;注重道德品质的培养,树立正确的人生观和世界观;加强性知识、性道德教育;注意宣教禁止玩火、擅自游泳、攀高,遵守交通规则等,预防儿童及青少年发生外伤、触电、食物或药物中毒、溺水及交通事故等。

(七)加强心理健康指导

青少年自我意识发展过程中,易产生自我拒绝,表现为过分的怀疑自己、否定自我、缺乏自信心,易产生情绪低沉、抑制、沮丧、行为异常、适应性差等。家长、教师、同学应加强与其进行有效沟通,帮助解决他们面临的困难,引导他们树立正确的自我观念并通过心理疏导,帮助青少年不断提高自身解决问题的能力和应对各种压力和危机的能力。

三、青少年学校卫生保健指导

学校是青少年最主要的学习和生活场所,学校卫生工作直接影响青少年的健康水平,根据《学校卫生工作条例》规定,学校卫生工作主要任务是:监测学生健康状况;对学生进行健康教育,培养学生良好的卫生习惯;改善学校卫生环境和教学卫生条件;加强对传染病、学生常见病的预防和治疗。教育行政部门负责学校卫生工作的行政管理,卫生行政部门负责对学校卫生工作的监督指导。各学校可根据实际情况设立校医院或者卫生科(室)、配备专职卫生技术人员或配备专职或者兼职保健教师,开展学校卫生工作。

学校卫生保健的内容有以下6项。

(一)环境卫生

学校教学建筑、环境噪声、室内微小气候、采光、照明等环境质量以及黑板、课桌椅的设置应当符合国家有关标准;学校要建立健全环境卫生制度,校园保持整洁美观;根据学生的年龄特征建立合理的学生作息制度,兼顾学生的学习、娱乐、睡眠、休息等。

(二)健康教育

健康教育是学校卫生保健工作的基础,包括个人卫生、饮食卫生、体育锻炼、生理心理卫生、常见疾病的防治等。通过形式多样的健康教育宣传活动,如健康教育课程、板报、宣传册等激发学生的学习兴趣,树立正确的健康观念,养成良好的卫生习惯和生活行为方式。

(三)饮食管理

学校应认真贯彻执行食品卫生法律、法规,加强饮食卫生管理,办好学生膳食,加强营养指导,满足学生生长发育的需求。

(四)体育锻炼

学校体育场地和器材应当符合卫生和安全要求。运动项目和运动强度应当适合学生的生理承受能力和体质健康状况,注意女学生的生理特点,给予必要的照顾。

(五)疾病预防

认真做好常见病的防治工作,如春季预防肺结核,夏季预防痢疾、肠炎,秋冬预防流感、腮腺炎、水痘等;积极控制龋齿、沙眼、视力不良和预防贫血和肥胖等;按时预防接种,预防常见传染病;开展安全知识教育,防止溺水、触电、交通事故等各种意外伤害的发生。

(六)体质监测

建立学生健康管理制度。根据条件定期对学生进行体格检查,建立学生体质健康卡片,纳入学生档案。对体格检查中发现学生有器质性疾病的,应当配合学生家长做好转诊治疗。

四、青少年期常见健康问题及护理

(一)肠道寄生虫病

肠道寄生虫病是寄生虫在人体肠道内寄生而引起的疾病。常见的有蛔虫、钩虫、鞭虫、蛲虫病等,肠道寄生虫病会导致消瘦、贫血、营养不良和胃肠道症状如腹痛、腹泻、呕吐、消化不良及肛周、会阴瘙痒等。肠道寄生虫感染与卫生条件、生活习惯、健康意识、经济水平和儿童聚集性等因素有关。

护理措施:向家长和患儿宣教预防措施。注意个人卫生,饭前便后要洗手、勤剪指甲,纠正小儿吃手指、咬指甲的习惯;注意不喝冷水,不吃生食和不洁瓜果,食物要煮熟,尤其是烧烤或进食火锅时;给予患儿高蛋白、高热量和高维生素易消化食物;注意环境卫生,定期清洗玩具,托幼机构、学校应定期检查,定期集体服用驱虫药;患儿如有肛周或会阴部瘙痒,应指导家长每日睡前及晨起后用温水洗患儿肛周和会阴部,洗后更换内裤,以避免虫卵的反复感染。

（二）麻疹

麻疹是由麻疹病毒引起的儿童常见急性呼吸道传染病之一,传染性极强,好发于冬、春两季,以发热、上呼吸道炎症、麻疹黏膜斑(Koplik 斑)及全身斑丘疹为特征。病毒存在于眼结膜、鼻、口、咽和气管等分泌物中,通过打喷嚏、咳嗽和说话等由飞沫传播。麻疹是自愈性疾病,一般在发病后 7~10 天逐渐痊愈,无须特殊治疗,仅对症处理即可,但要预防肺炎、脑炎等并发症发生。

护理措施:指导家长采取呼吸道隔离至出疹后 5 天;保持室内温暖、湿润、空气清新,定时通风换气,光线不宜过强;注意患儿保暖,避免直接吹风;向家长宣教患儿发热时不宜用药物或物理方法强行降温,尤其禁用冷敷,以免皮肤血管收缩,末梢循环障碍,使皮疹不易出透或中途收没。但如出现高热,可遵医嘱使用小量退热药降低体温,以免发生高热惊厥。保持患儿皮肤清洁,可给予温水擦浴,穿宽松衣服,以减轻皮肤磨痒不适感;提供高热量、高维生素、清淡、清凉且易消化的流食或半流食,保证充足的水分摄入。保持患儿鼻腔通畅、清洁,防止眼泪及呕吐物等流入耳内,避免感染发生中耳炎;保护好眼睛,不要让患儿用手揉眼睛,避免强光刺激,此外,还应给患儿加服鱼肝油以预防角膜干燥、感染,甚至发生溃疡;发生口腔炎时,可给生理盐水或 22% 硼酸溶液漱口。

（三）水痘

水痘是由水痘带状疱疹病毒引起的小儿常见传染病。好发于冬、春季节,1~6 岁的小儿多见,以发热及成批出现全身性红色斑丘疹、疱疹、痂疹为特征。病毒存在于疱疹的疱浆内、血液和咽分泌物中,经呼吸道飞沫传染和接触被水痘带状疱疹病毒污染的食具、玩具、被褥及毛巾等而传染。感染后可获得持久免疫。

护理措施:水痘患儿一经确诊,立即隔离直至全部结痂;要保持室内安静,空气清新,温、湿度适宜;勤晒被褥,衣服要清洁宽大;注意卧床休息,多吃清淡易消化的食物,多饮开水,忌食辛辣、油腻食物;保持皮肤清洁,可用温水洗澡;勤洗手,剪短指甲,避免抓破皮疹引起继发感染,疱疹处可涂擦淀粉或含冰片的炉甘石洗剂,以减轻皮肤瘙痒;发现患儿高热不退、咳喘或呕吐、头痛、烦躁不安应及时到医院诊治。

（四）儿童多动综合征

儿童多动综合征简称多动症,是一种儿童行为障碍,又称脑功能轻微失调或轻微脑功能障碍综合征或注意缺陷障碍。学龄儿童发病较多,男孩多见,早产儿童好发。患儿表现为智能正常或基本正常,但学习、行为及情绪方面表现为注意力不易集中,注意短暂,活动过多,情绪易冲动,伴有不同程度的学习困难、动作不协调、行为或性格上的异常。发病原因可能与遗传因素、脑神经递质代谢、轻微脑组织损伤、环境因素、心理因素、社会因素等有关。

护理措施:首先指导家长要面对现实,充分理解孩子的行为是一种病态表现;给予患儿心理支持,解除学习、家庭等方面的精神压力,与学校的教师经常保持联系、多沟通;帮助重建患儿的自信心及自尊心,在不同的阶段制订一定的目标,鼓励其克服过多的动作和注意力不集中的毛病,加强自我控制能力;对学习及行为方面取得的点滴进步要及时给予肯定、表扬和鼓励,不训斥、不打骂、不惩罚孩子;充实孩子的生活内容,参加适当的运动,如走平衡木、滚圆桶、跳蹦床、袋鼠跳等;限制含铅量高的食物,如皮蛋、爆米花等;家长在心理医生指导下,运用正确的心理治疗方法对患儿进行矫正;症状较严重的患儿,可在医生的指导下适当选用药物进行治疗。

(五)近视

由于学生学习压力增加,竞争激烈,加之电视、计算机、电子游戏机等的普及及不正确的用眼,近年来我国儿童及青少年近视的发病率有明显增高的趋势,而且度数也明显加深。而近视目前没有特效治疗方法,重点在于预防。社区护士应指导家长和青少年掌握近视预防方法。

近视主要的预防保健措施如下。

1. 尽早开展学生近视的预防工作 指导督促学生坚持做眼保健操、晶体操(有节奏地快速交替看远看近);自我穴位按摩(睛明、攒竹、鱼腰、丝竹空、承泣、四白等),鼓励孩子改变游戏方式,多做室外活动。给学生定期进行视力检查,以便及早发现视力减退,及时治疗。

2. 指导督促学生养成良好的视力卫生习惯 读书写字时姿势要端正,使眼与书面的距离保持在 30~40 cm;连续读写的时间不宜过长,每 30~40 min 应外出活动或远眺 10 min;不要在行走、坐车或躺卧时阅读;不在光线太弱或者太强的地方阅读;不宜长时间看电视、上网或打游戏。

3. 指导创建适宜的读写环境 教室光线要明亮,桌面、黑板不要反光过强,左右两侧都应有窗户,座位不要太高、太小,以坐在教室任何位置都能看到窗外为宜,并定期调换座位;家庭中的书桌应放在外面无遮挡物的窗前,台灯应放在左前方,光线要柔和,如为白炽灯,最好为25~40 W,位置以不直接照射眼睛为宜;电视距离眼睛最好在 3 m 以上。

4. 指导合理安排学生的学习时间 养成合理的生活习惯,合理安排学习时间,小学生每日学习时间不超过 6 h,中学生不超过 8 h。保证学生每日至少 8 h 睡眠时间,做到劳逸结合。

(六)青少年常见的意外伤害和预防

青少年常见的意外伤害有户外意外伤害,如跌伤、摔伤、碰撞伤、抓伤、交通意外事故等;家中意外伤害,如烫伤、CO 中毒、电击伤等;误食、误饮,如误吃灭鼠药、毒蘑菇、成年人用药,误饮化学制剂等;其他,如中暑、溺水等。

青少年常见意外伤害的预防如下。

1. 加强家长、教师等监护人的责任心,以便更好地对青少年进行监督管理。

2. 加强青少年安全意识和自我防卫能力的教育。

3. 对青少年加强预防交通意外的宣教,教育青少年遵守交通规则,不在道路中间玩耍。并采取一些有针对性的防范措施,如针对临街学校可在学校门口画斑马线,并在上下学高峰时间于学校门口安排专人维持交通秩序;给青少年戴小黄帽等。

4. 加强防火、防触电、防溺水、防中毒等宣传教育工作,引起社会与家长、教师和青少年的重视。

第四节 中年期社区保健

1991 年世界卫生组织划定 45 ~ 59 岁为中年人。我国根据民族、地域、社会状况和人口年龄构成的现状划分了年龄界限,35 ~ 44 岁为中年期,45 ~ 59 岁为中年后期。这一年龄阶段的人承担着赡养老人、养育子女的重任,也是社会的中坚力量。随着社会竞争的激烈和生活节奏的加快,承受的压力越来越大,而 40 岁以后,人的生理功能逐渐衰退,因此社区护士应重视中年期保健护理,维护和改善中年人的健康状态,早期发现、治疗中年期疾病,提高其生活质量。

一、中年期的身心特点

(一)生理特点

人进入中年期后,各器官功能开始逐渐衰退,主要表现如下。

1. 外形、骨骼肌肉改变 皮肤松弛、干燥,皱纹增多,出现眼袋;出现白发及秃顶;体形发胖,腰围增粗,体重增加。40 岁开始骨的钙含量逐渐下降,钙的流失导致骨密度下降、脆性增加,主要表现为骨质疏松、易骨折。此外,中年期易发生骨质增生,出现颈椎病、腰椎间盘病变等。关节功能退化,易出现关节僵硬、劳损等。

2. 系统器官功能改变

(1)心血管系统 中年期,易发生高脂血症,血管壁的钙含量增加,导致动脉粥样硬化,出现高血压、冠心病等。

(2)呼吸系统 随着年龄的增长,肺结缔组织逐渐变硬变厚失去弹性,肺血管数目逐渐减少,导致肺活量明显减少,呼吸功能逐渐下降。因此在参加一定强度的活动后,如跑步、爬楼等,易出现呼吸急促、气喘等。

(3)消化系统 中年后,消化功能明显减弱,胃液的分泌逐渐减少,胃酶含量下降,易导致消化系统疾病;胰岛功能逐渐减退,胰岛素分泌减少,血糖升高,糖尿病的发病率增高。

(4)大脑及神经系统 中年人,脑组织逐渐衰老,脑动脉出现硬化,表现为对外界的反应速度下降,机械记忆能力下降,但理解能力增强。睡眠需求逐渐减少,且易醒。

(5)泌尿及生殖系统 中年人的膀胱储备能力逐渐下降,尿道括约肌功能减退。可导致压力性尿失禁,女性较男性多见。卵巢和睾丸功能下降,可出现更年期症状,尤其是女性更为明显。

(6)其他器官 视觉调节功能明显下降,晶体弹性减弱,开始出现老花眼;球结膜变薄,容易发生破裂,出现球结膜下出血;如发生晶体浑浊,可出现白内障。听力、嗅觉在 50 岁以后开始下降。

（二）心理特点

1. 能独立进行观察和思维,合理组织和安排自己的生活。

2. 情绪趋于稳定,具有较强的自我控制和环境适应能力。

3. 智力发展到最佳状态,善于分析并做出理智的判断,具有独立思考和独立解决问题的能力。

4. 行为规范,在人际交往方面逐渐完善,能把握和适应环境,并按正确的批评意见和社会规范来调整自己的行为。

5. 个性稳定,自我意识明确,能根据自己的才能和地位,来决定自己的言行,形成固定的行为模式和生活习惯,社会态度、价值观、意识倾向、判断力等相对稳定不易改变。

二、亚健康的概念

中年人由于生理和心理的特点同时面临工作、家庭、社会等压力,容易出现健康问题而不予重视和忽略,往往处于亚健康状态。我国预防医学会数据表明:目前处于亚健康状态的中国人比例已达 75% 左右,女性多于男性,中年人高于青年人。

（一）亚健康的概念

亚健康是指介于疾病和健康之间的"中间状态"。所谓亚健康状态,多指无临床症状和体征,或者有病症感觉而无临床检查证据,但已有潜在发病倾向的信息,处于一种机体结构退化和生理功能减退的低质量与心理失衡状态。亚健康状态由 4 大要素构成:即排除疾病原因的疲劳和虚弱状态,介于健康与疾病之间的"中间状态"或疾病前状态,在生理、心理、社会适应能力和道德上的欠完美状态,以及与年龄不相称的组织结构和生理功能的衰退状态。

（二）亚健康的分类

1. 以 WHO 四位一体的健康新概念为依据,亚健康可划分为 4 类。

（1）躯体亚健康　主要表现为不明原因或排除疾病原因的体力疲劳、虚弱、周身不适、性功能下降和月经周期紊乱等。

（2）心理亚健康　主要表现为不明原因的脑力疲劳、情感障碍、思维紊乱、恐慌、焦虑、自卑以及神经质、冷漠、孤独、轻率,甚至产生自杀念头等。

（3）社会适应性亚健康　突出表现为对工作、生活、学习等环境难以适应,对人际关系难以协调,即角色错位和不适应是社会适应性亚健康的集中表现。

（4）道德方面的亚健康　主要表现为世界观、人生观和价值观上存在着明显的损人害己的偏差。

2. 按照亚健康概念的构成要素分类

（1）身心上有不适感觉,但又难以确诊的"不定陈述综合征"。

（2）某些疾病的临床前期表现(疾病前状态)。

（3）一时难以明确其病理意义的"不明原因综合征"，如更年期综合征、神经衰弱综合征、疲劳综合征等。

（4）某些病原携带状态，如乙肝病原携带者、结核菌携带者、某些病毒携带者等。

（5）某些临床检查的高、低限值状态，如血脂、血压、心率等偏高状态和血钙、血钾、铁等偏低状态等。

（6）高致病危险因子状态，如超重、吸烟、过度紧张、血脂异常、血糖、血压偏高等。

（三）亚健康的形成原因

引起亚健康状态的原因是综合的，主要有以下几方面。

1. 不良生活方式和行为习惯 不良饮食行为如进食不规律，不吃早餐，暴饮暴食，营养过剩等，缺乏运动，吸烟，酗酒，生活无规律，滥用药物等。

2. 社会心理因素 小孩升学、就业、晋升、下岗带来的工作压力；快速的生活节奏、激烈的竞争；交通拥挤、生活工作空间狭小、人际关系复杂造成的紧张；各种利益的冲突；自然灾害、疾病衰老、社会动荡、感情危机等生活的挫折。

3. 环境因素 环境污染、大气污染、土地和水污染、食品污染、噪声和光污染、电磁波污染、化学物质和放射性物质的危害等。

4. 生物学因素 病毒、细菌、真菌、寄生虫感染，昆虫和动物的咬伤等。

（四）亚健康的临床表现

亚健康的临床表现以主观症状为主，伴随各种行为障碍或自主神经功能紊乱等。症状可同时或交替出现，很少或无客观体征。常见症状有以下几种。

1. 失眠或嗜睡。

2. 头痛、头晕、胸闷、心悸、气短、盗汗。

3. 食欲减退，口干舌燥，大便干燥、小便短赤。

4. 倦怠无力，健忘。

5. 情绪不稳定，焦虑不安或抑郁低沉。

6. 免疫力低下，易感冒，怕冷，咽喉不适，口腔溃疡等。

三、中年期的保健指导

（一）增强保健意识，定期体检

中年人应意识到健康的身体和良好的心理状态是事业和家庭成功的基础，对自己的身心健康应加倍负责和保护。要坚持每年或每两年体检一次，随时了解自身的健康状况，保证做到及时发现疾病的危险因素或疾病，尽早干预和治疗。

（二）合理膳食

中年人应控制高糖类和高脂肪、高胆固醇食物的摄入，盐的摄入控制在每天 5 g 以下，多摄取优质蛋白质的食物，保证充足的维生素和矿物质的摄入。控制体重在正常范围，避免超重。注意增加钙的摄取量,每天保证 1 000 mL 的钙质。

(三)保证充足的休息和睡眠并规律运动

保证每晚 6 ~ 8 h 安静睡眠,建议中午午睡 30 min 至 1 h,以补充体力。中年人根据自己的身体状况选择自己喜欢的运动,并持之以恒。运动要遵循循序渐进的原则,以不感疲劳为宜,如体重过重或有心脑血管疾病的中年人,应先进行体检后再进行适宜的运动。

(四)纠正不良生活行为习惯

中年人应生活有规律,饮食结构合理,禁烟戒酒,避免滥用药物,远离毒品等。

(五)心理调节

生活中压力是难免的,中年人应正确认识存在的压力和压力源,采用有效的应对方法,并通过倾诉、转移等形式释放压力,调整自身情绪,保持心态平和、情绪乐观。

四、更年期保健指导

(一)女性更年期

女性更年期又称围绝经期,是女性生命中不可逾越的一个生理时期,指的是女性从生育能力旺盛和性生活正常逐渐衰老到老年的一段过渡时期。此时,卵巢功能逐渐衰退直至衰老,不仅丧失排卵功能而且激素的分泌量也随之减少,使生殖器官缓慢地萎缩,第二性征逐渐退化。围绝经期可分为绝经前期、绝经期、绝经后期,这三个阶段统称为围绝经期。一般认为这一时期发生在 45 ~ 55 岁。

更年期的临床表现因人而异,常见症状如下。

1. 月经的变化　主要为月经周期延长,闭经或不规律;经期延长或缩短;经血量减少或突然增多等。

2. 泌尿生殖系统的变化　主要为阴道黏膜变薄、干燥,皱襞消失,弹性减退;盆底松弛、乳房下垂;尿道缩短,括约肌松弛,常有尿频、尿急、尿失禁等症状。

3. 骨质疏松　绝经后妇女约有 25% 患骨质疏松症、腰酸背痛、腿抽筋、肌肉关节疼痛等。

4. 心血管系统变化　雌激素水平下降易发生脂代谢异常、动脉粥样硬化、心脑血管疾病。

5. 血管舒缩综合征　即头痛、颜面潮红、出汗、心悸、眩晕等症状,发作次数不等,持续数秒钟至数分钟。

6. 精神症状　常有焦虑、抑郁、激动、喜怒无常、脾气暴躁、记忆力下降、注意力不集中、失眠、多梦等。

(二)男性更年期

男性更年期较女性晚,一般在 55 ~ 65 岁,速度较缓,持续时间较长。男性更年期症状与女性相似,但相对女性轻微,主要表现为体重增加、头痛、烦躁、情绪不稳、注意力不集中、易怒、记忆力减退、性功能衰退等。

（三）更年期的保健指导

1. 认识和正确面对更年期　正确认识更年期的变化是生命的规律,是正常的生理现象,积极自信地应对更年期的各种心身反应,多与其家人、朋友沟通交流,通过社会支持系统的帮助减轻压力,舒缓情绪,从而顺利度过更年期。

2. 提高自我调节及控制能力　有意识地进行自我调整,可根据自身身心变化特点和能力制订适当的目标,乐观积极地应对各种困惑。如保证睡眠,积极参加有兴趣的娱乐活动等。

3. 保持正常的性生活　虽然更年期个体的性欲减退,但适宜的性生活有益于身心健康。

4. 重视定期的身体检查　警惕肿瘤、高血压、糖尿病等的发生,做到早期发现问题,早诊断、早治疗。

5. 适当治疗　症状严重影响工作和日常生活,建议按医嘱服用镇静安眠药物或进行自主神经功能调节。

第五节　老年人社区保健

我国已进入老年型社会,而且我国人口老龄化具有老年人口数量多,老龄化进程快,区域分布不均匀等特点。目前社区卫生服务机构已经把老年医疗保健纳入社区卫生服务工作重点,因此老年人的保健也成为社区护理十分重要的内容。社区护士应根据老年人的生理心理特点,融预防、保健、治疗、康复、健康教育于一体,满足老年人的健康需求,提高老年人的生活质量。

一、人口老龄化及相关概念

（一）人口老龄化

人口老龄化

人口老龄化是指总人口中因年轻人口比重减少、年长人口比重增加而导致的老年人口比例增长的动态过程。中国老龄委办公室发布《中国老龄事业发展报告(2013)》指出,中国将迎来第一个老年人口增长高峰,2012 年老年人口数量达到 1.94 亿,老龄化水平达到 14.3% ,2013 年老年人口数量突破 2 亿大关,达到 2.02 亿,老龄化水平达到14.8% 。在 2025 年以前,老年人口将每年增长 100 万人。同时,劳动年龄人口进入负增长的历史拐点,劳动力供给格局开始发生转变。

（二）老龄化社会

老龄化社会又称为老龄化国家或地区,联合国将 60 岁及 60 岁以上人口占总人口的 10%以上,或 65 岁及 65 岁以上人口占总人口的 7% 以上称为老龄化社会。

（三）老年人的划分标准

1991 年 WHO 根据工作能力、健康状况以及对医疗保健、照顾的需求将老年人划分为三期:60~74 岁为年轻的老年人,75~89 岁为老年人,90 岁以上为长寿老年人。而我国则将老年人的年龄分为:60~89 岁为老年期,90 岁以上为长寿老人,100 岁以上为百岁老人。

二、老年人的生理、心理特点

（一）生理特点

老年期,机体进入老化状态,老化是一种正常的生命过程,与遗传、生理、心理及社会等因素相关。其特点为普遍性、进行性、消耗性和内源性。

1. 循环系统　随着年龄增长,血管壁及瓣膜逐渐增厚,动脉粥样硬化的程度逐渐加重,易发生心肌梗死。老年人心包脂肪沉积,血管弹力减弱、心排血量减少,窦房结内自律细胞减少,常发生心率过缓,易出现期前收缩、心房纤颤和传导功能的变化。我国小于 66 岁的人群中,有20% 患有高血压,而在 80 岁以上人群中,高血压患病率高达 70% ~ 90%。我国是心脑血管疾病高发地区。全国每年新发病约 200 万人。人口老龄化的进程加速是导致心脑血管疾病高发一个重要的影响因素。随着年龄的增长,脑卒中的危险性持续增加,55 岁以后每 10 年卒中的危险性增加 1 倍。预计到 2030 年,我国 60 岁以上人口将达到 3 亿以上,而脑血管病首次发病者约有 2/3 是在 60 岁以上的老年人口。

2. 神经系统　脑的老化表现为神经细胞减少,神经递质减少,自主神经功能紊乱,因此易发生老年性精神症状与老年痴呆;感觉神经末梢及感受器能力下降,视力减退易患白内障、青光眼,眼底血管硬化,视网膜变薄,出现老化眼,听神经功能减弱,听力逐渐减退,嗅觉神经逐渐萎缩,嗅觉迟钝。

3. 呼吸系统　肺的弹性降低,呼吸肌、膈肌及韧带萎缩,肺活量降低,残气量增加,气管黏膜纤毛运动减少,气管分泌物不易排出,易发生肺部感染。

4. 消化系统　由于老年人牙齿缺失,胃肠蠕动减慢,肝、胰腺萎缩,胆囊、胆管变厚,常致消化不良和便秘。

5. 泌尿生殖系统　肾血流量减少,肾小管功能减低、肾小球滤过率减少。膀胱括约肌减弱,容积减少,常出现尿频或尿失禁。男性睾丸萎缩纤维化,前列腺增生,常出现排尿困难或尿潴留。

6. 运动系统　脊柱缩短,椎间盘变薄,身高减低,骨质疏松、密度降低且脆弱,易发生骨折;肌肉老化、肌力减退,易产生疲劳。

7. 内分泌系统　胰岛功能减退,胰岛素分泌减少,易患老年性糖尿病;基础代谢率降低,表现为低温、心率缓慢。

8. 皮肤与毛发　皮下脂肪和汗腺逐渐减少,皮肤对外部各种刺激的感觉降低,反应迟钝,皮肤皱褶增多;毛发变细、脆,由于色素逐渐脱失,毛发变灰或白色。

（二）心理特点

1. 智力改变　老年人注意力降低,近期记忆和反应缓慢、迟钝。

2. 性格改变　情绪不稳定,极易产生孤独感,对环境、家庭发生的变化不适应,常产生焦虑不安,过于谨慎,性格倾向于保守、固执、多疑等。

3. 对疾病的心理反应　易产生疑病症,也有害怕或不承认患病,表现为不积极就医、不配合治疗。

三、老年人的保健与指导

(一)合理的饮食营养

老年人应摄入充足的优质蛋白质,限制饱和脂肪及胆固醇的摄入,少吃糖果、糕点等含糖量高的食物和动物内脏、肥肉、油炸食品等,多吃豆类等植物性脂肪或鱼类等含不饱和脂肪酸丰富的食物。每天保证维生素和矿物质的补充,如多食水果、蔬菜和牛奶或奶制品,限制盐的摄入,每日不应超过 6 g,注意增加水的摄入。

(二)适当运动

老年人应进行适当的有氧运动,如慢步行走、慢跑、游泳、跳舞、打太极拳等,运动量以不疲劳为宜,适当的运动可改善老年人的机体组织状态和身体功能,预防老年性骨质疏松,减轻肌肉疼痛等。

(三)保证充足的休息和睡眠

老年人易出现失眠、睡眠质量下降等情况,应仔细了解失眠的原因,指导老年人养成良好的睡眠习惯。睡觉前应避免饱餐、喝咖啡、饮茶和剧烈运动、情绪激动,保证睡眠环境安静舒适,睡觉前可饮用热牛奶或用热水泡脚等促进入睡。

(四)注意安全

老年人的生活环境应布局合理,居室内物品摆放应整齐,位置固定。老年人房间地板应保持干燥,避免湿滑,防止摔伤或意外事故。浴室内应安装扶手,供老人洗浴时扶持。老年人洗浴时,浴室门不可反锁,以免突然发生意外时家人无法救助。老年人从卧位或坐位站起时,动作应缓慢,防止发生晕厥。

(五)保持良好的心理状态

心理神经免疫学(psychoneuroimmunology,PNI)在研究免疫系统如何和大脑交互作用以影响健康时得出的结论:令人愉悦的生活事件会带来较强的免疫反应;令人不愉悦的生活事件会带来较弱的免疫反应。老年人由于受退休、慢性病、丧偶、独居等因素影响,易出现焦虑、消极悲观和抑郁、自暴自弃等心理,社区护士应指导老年人树立正确的老年价值观,在不影响身体健康的前提下,鼓励老年人参加力所能及的工作和学习,以充实生活,发挥余热;开导老年人正确面对疾病,增强心理承受能力,主动配合治疗;鼓励老年人加强人际交往,主动结识新的朋友,减轻寂寞和烦恼;培养丰富的业余爱好,增进生活情趣。

(六)预防疾病,定期健康检查

老年人应定期去医院健康体检,全面了解自身的健康状况,及时发现可导致疾病发生的高危因素并指导自我保健;对患有慢性疾病的老年人通过定期检查,保持病情稳定;通过体检还可发现尚未出现症状的隐匿性疾病,做到早期诊断、早期治疗。

老年人常见健康问题

四、老年人常见健康问题的护理

（一）尿失禁

老年人常有尿液不自主地流出,主要由于老年人神经和内分泌功能下降,尿道括约肌松弛引起的压力性尿失禁,如用力咳嗽、打喷嚏、大笑时;由于膀胱逼尿肌持续性张力增高及尿道括约肌过度松弛,以致尿液不能控制从膀胱流出的真性尿失禁,如膀胱及尿道炎症、膀胱结石、膀胱肿瘤引起的尿失禁;由于下尿路或膀胱逼尿肌无力,引起尿潴留,导致膀胱过度膨胀,膀胱内压增高,尿液被迫流出的假性尿失禁,如尿道狭窄、前列腺增生或肿瘤等引起。

老年人出现尿失禁,应及时查找病因,对症治疗。经常清洗会阴部,勤换尿布,保持皮肤干燥;加强肛门括约肌和肛提肌的收缩练习;避免腹压增加;坚持体育锻炼,提高身体素质;留置导尿管者注意无菌操作,定时排放尿液,避免长期留置尿管而引起尿道括约肌功能丧失、膀胱挛缩及逆行性感染。

（二）便秘

便秘是老年人常见的健康问题,针对引起老年人便秘的原因指导老年人适当活动,根据年龄和健康状况做一些力所能及的活动,如散步、做体操、打太极拳等;注意饮食,多食用富含粗纤维的食物如粗粮、蔬菜、水果等,多选用润肠通便的食物,如蜂蜜、芝麻、核桃、酸牛奶等食物;每天保证充分的饮水量,如晨起饮一杯淡盐水或冷开水,刺激肠蠕动,忌用强烈调味品及饮料,如辣椒、芥末、胡椒、浓茶、咖啡等;养成定时如厕排便的习惯,定时有意识地引导排便;加强腹壁肌和肛提肌收缩力的练习,每日 2～3 次腹部按摩;严重者可酌情用缓泻药,不宜滥用泻药或灌肠,因其可能扰乱正常的排便反射。

（三）误吸

老年人因咽喉部感知觉减退,协调功能不良,吞咽反射降低,容易发生食物误吸,引起呛咳、吸入性肺炎甚至窒息。应重视老年人误吸的预防,进食时不宜过急过快,食物宜软,细嚼慢咽,注意力集中,饭后不宜刺激咽喉部,如进行口腔护理、口腔检查、吸痰等;咳嗽、咳痰、喘息者应鼓励其充分有效咳嗽;一旦误吸,应协助拍背,使患者尽快咳出异物,亦可握拳放于患者剑突下向膈肌方向猛击上腹部,造成气管内强气流,使阻塞气管的食物咳出。

五、临终关怀与护理

临终护理

（一）概念

1. 临终　又称濒死,是指由于疾病末期或意外事故造成人体的主要器官的生理功能趋于衰竭,生命活动走向完结,死亡不可避免的将要发生,是生命活动的最后阶段。

2. 临终关怀　即指对临终病人及其家属提供的一种包括生理、心理和社会等方面的全面的照顾与护理,其目的在于提高临终病人的生命质量。使其能有尊严、舒适、无痛苦地走完人生的最后历程,并使家属的身心健康得到维护和增强。

（二）社区临终关怀的哲理

1. 对症治疗为主　强调生存质量不是以治疗疾病为主要目的,而是以改善病人临终阶段的症状为最基本的目的。即以控制疼痛、缓解症状、协助患者解决各种生理需要,提供心理和感情支持为主要内容。同时尊重患者的意愿,满足患者未了心愿,使其摆脱对死亡的恐惧。

2. 维护临终患者的尊严和权利　为患者提供个性化的服务,尊重患者医疗护理方案制订的参与权,保护患者的隐私权和尊重患者的生活方式,尽可能满足患者的要求。

3. 同情关心临终患者的家属　病人临终前后,其亲属也将承受巨大的痛苦和折磨,安抚照顾患者家属也是临终关怀的工作内容。通过对病人的关怀照顾,使家属的心理得以安慰,同时使家属尽早对病人的病情进展及预后有一个正确的了解和认识,便于做好充分的心理准备和妥善安排后事,使亲属欣慰。

4. 共同面对死亡　临终关怀是由包括家庭医生、护士、慈善机构、社会、家庭成员和朋友等多个机构和个人共同完成的。应建立正确的生死观,并指导和教育患者及其家属坦然面对死亡,接受死亡,从而珍惜即将结束的生命价值,追求临终阶段的生活质量。

（三）临终关怀与护理的内容

1. 基础护理

（1）创造利于休养的环境　环境应整洁、安静、阳光充足、空气清新,根据患者的喜好适当的布置和摆设;选用软硬度适宜的床,必要时备床挡。

（2）膳食护理　临终患者一般给予营养丰富、易消化、少量多餐的饮食,也可根据患者病情要求、生活习惯和经济条件,设计适合病人的食谱。进食困难时可通过鼻饲提供所需的营养。鼓励饮水,保证患者充足的水分。

（3）排泄护理　临终病人往往有尿失禁或尿潴留、便秘或腹泻等。患者有自理能力应尽可能让他自己做排泄护理,维护病人的尊严;及时清洁患者臀部及会阴部,保持皮肤清洁;保持床铺干燥整洁,增加病人的舒适感,防止皮肤受损。

（4）皮肤护理　由于临终病人长期卧床、身体衰弱、营养不良,且常伴有大小便失禁,易发生褥疮,指导患者家属定时翻身、擦浴、按摩,预防压疮的发生。

（5）保证休息和睡眠　尽可能集中进行治疗护理,指导病人家属做好睡前的准备工作,如做好病人的清洁卫生,提供促进睡眠的措施,必要时给予药物促进睡眠。

2. 控制疼痛　控制疼痛是临终护理的一项重要内容,关系到患者的生存质量。

首先帮助病人评估疼痛,为选择镇痛药物和方法提供依据。世界卫生组织将疼痛分为4级。0级:无痛;1级:有疼痛,但不严重,可忍受,不影响睡眠;2级:疼痛明显,无法忍受,影响睡眠,需要镇痛药;3级:疼痛剧烈,无法忍受,日常生活受到严重影响,需要维持较长时间的镇痛药。

根据患者的疼痛状况选用药物镇痛或非药物镇痛。目前药物镇痛主要采用世界卫生组织建议的"三阶梯止痛治疗方案"。即一级镇痛使用非麻醉性镇痛药,如阿司匹林、阿尼利定、布洛芬等;二级镇痛使用弱麻醉性镇痛药,如布桂嗪、美沙酮等;三级镇痛使用强麻醉性镇痛药,如吗啡、派替啶等。非药物镇痛的方法有放松疗法、意念镇痛法、音乐疗法、心理疗法等。

3. 临终病人的心理支持　库布勒·罗斯(Ekubler ROSS)将临终病人的心理反应分为否认期、愤怒期、协议期、忧郁期和接受期,针对不同时期的心理特点给予心理支持,鼓励病人倾吐自己的心愿、忧愁和烦恼,认真倾听,并尽量满足病人的合理需求,指导和鼓励家属关心支持病人,消除病人的孤独,满足其亲情的需要。

4. 患者家属的支持　对临终病人的照料使家属长期处于精神痛苦和疲劳状态,指导家属保持健康、保存精力和心理疏导的方法;鼓励家属倾诉压抑情感,提供适当的场所和途径发泄情绪;满足家属照顾患者和有关对患者治疗和护理的合理要求。

【复习思考题】

1. 简述围婚期保健内容。
2. 孕期检查时间如何安排?
3. 孕期保健指导内容有哪些?
4. 维生素 D 缺乏性佝偻病如何预防?
5. 麻疹患儿如何护理?
6. 如何预防青少年常见意外伤害?
7. 什么是亚健康? 形成亚健康的原因有哪些?
8. 如何做好更年期护理?
9. 什么是人口老龄化? 老年人保健内容有哪些?
10. 临终关怀的护理内容有哪些?

第八章选择题

（冯小君）

第九章 家庭护理

【学习目标】

【学习目标】

1. 掌握家庭访视中成功交往的原则。
2. 掌握家庭访视的意义、对象、程序及与不同对象的沟通交流方法。
3. 熟悉居家护理对象、特点。
4. 掌握瘫痪、肿瘤、老年痴呆病人的居家护理。
5. 掌握家庭常用护理技术。
6. 熟悉家庭访视的概念、基本原则。
7. 了解居家护理的等级和形式。
8. 了解居家护理的目的。

【参考学时】 4 学时

第一节 家庭访视

社区护士通过对家庭评估,确定家庭的健康需求和健康问题,拟订护理计划,协助家庭采取有效的措施,满足家庭的健康需求,而家庭访视是开展家庭护理的重要方法之一。

一、家庭访视的概念

家庭访视(home visit)简称家访,是指在服务对象家庭环境里,为促进和维持个体、家庭的健康而提供护理服务活动。护士通过家庭访视,了解家庭环境、家庭结构、家庭功能和家庭成员的健康状况,从而发现家庭的健康问题,制订护理计划,实施护理活动,解决家庭及其成员的健康问题,维持和促进家庭健康。

家庭访视在国际上有不同的名称,日本称"访问看护",欧美国家称"家庭访视"。访视护理起源于 19 世纪末,是随着护士走出医院,服务逐步扩展到社会、家庭而逐渐产生的。主要目的就是协助服务对象及其家庭提高生活质量。访视护理发展迅速,访视护理制度逐步发展、完善;访视护理的人员构成和素质要求进一步提高,如必须具有独立工作能力、丰富的临床经验、良好的沟通技巧、熟练的操作技能等;访视护理内容上也逐步拓展到了心理护理、知识咨询、康复实施、营养指导、家庭医疗物品的管理和提供基础护理技术等;但是,访视护理在发展中也存在一些问题,如访视护士的挑选和培训、访视护理的科学管理和法律支持等。

二、家庭访视的重要性

（一）家庭访视的意义

1. 收集家庭生活中有关个人、家庭和社区健康相关的真实资料,提高资料的可信度,做出明确的护理诊断。

2. 确认阻碍家庭健康的因素,鼓励家庭发现和充分利用有关的健康资源。

3. 促进护理对象及其家庭成员的积极参与,提高家庭及成员的自我健康管理能力。

4. 提供有关促进健康和预防保健的健康教育。

5. 促进各家庭成员之间的相互关系,充分发挥家庭功能。

6. 为特殊病人提供有效综合性的照顾。

（二）家庭访视的基本原则

1. 按计划进行家庭访视。

2. 与家庭护理对象共同制订护理计划、实施和评价。

3. 运用沟通技巧,取得护理对象的信任。

4. 实施熟练的专业技能,保证护理对象的安全。

5. 保守被访问家庭的秘密。

6. 掌握并充分利用社区的资源。

（三）家庭访视的对象

家庭访视的对象常常是有年老体弱病人的家庭和有家庭问题的家庭,患有慢性病或活动不便病人的家庭,家庭功能不完善的家庭,不完整的家庭等。

家庭访视的次数根据家庭存在的问题和需要支持的程度而定,同时还要考虑社区护理人员的数量、护理对象的需求和状况、需要解决问题的轻重缓急等。

（四）家庭访视的类型

1. 评估性家庭访视　主要是指通过家庭的健康评估,发现家庭存在的健康问题。

2. 预防性家庭访视　主要进行疾病的预防、保健工作。

3. 连续照顾性家庭访视　主要为患者提供连续性的照顾。

4. 急诊性家庭访视　主要是针对临时处理家庭的紧急健康相关事件,多为随机性的。

三、家庭访视的程序

（一）基本步骤

家庭访视护理工作可分为 3 个步骤:即访视前、访视中和访视后护理活动。

1. 访视前的护理活动　即做好家访准备,主要有以下几方面。

（1）确定访视家庭,通过查询家庭健康档案等资料熟悉访视家庭、家庭成员的健康相关信息,明确家访的目的,制订具体的访视计划。

（2）通过电话,约定家庭访视的日期及具体时间,并了解服务对象的态度。

（3）确认被访视家庭的地址和路径,必要时准备简单的地图。

（4）准备和检查访问包,根据访视的目的准备必要的记录单、药品、消毒设备和护理用品等。

（5）在工作单位留下访视家庭的名称、地址、访问目的、出发时间及预定返回的时间。

2. 访视过程中的护理活动

（1）首先自我介绍护士本人和所属单位名称,解释本次访视的目的、内容及所需时间等,使护理对象放松,以便做好相应的准备。

（2）与服务对象及家庭建立相互信任关系,掌握从上次访问后的变化情况和现存的健康问题。

（3）与护理对象共同制订护理计划,提高护理对象解决问题的能力。

（4）实施护理措施,如健康评估、健康教育、护理操作等,并确认有无被遗漏的健康问题。

（5）及时回答护理对象的提问,必要时介绍转诊机关,与护理对象预约下次家访的时间。

（6）做好访视简要记录,整理用物并洗手。

3. 访视后的护理活动

（1）消毒和整理用物 整理、检查、消毒访视包并补充物品。

（2）记录和总结 做好访视护理活动的记录,如护理对象的态度、检查结果、现存的健康问题、注意事项等,评价访视效果和目标实现情况,做好阶段性总结。

（3）转诊和修改护理计划 根据访视活动评价结果完善和修改护理计划,必要时做好转诊安排。

（4）其他 与相关的健康工作人员交流服务对象的情况,如个案讨论、汇报等。

（二）家庭访视的优缺点

1. 家庭访视的优点

（1）通过家庭访视收集的资料可信度较高,有助于做出正确的护理诊断。

（2）直接观察家庭环境,便于确认家庭健康的影响因素和支持因素,提供适合护理对象的教育。

（3）护理对象在自己熟悉的环境中易于接受信息,同时为护理对象节约了时间。

（4）可提供综合性的家庭护理,提高家庭的自我健康管理能力。

2. 家庭访视的缺点

（1）家庭环境中的干扰因素可能影响健康咨询。

（2）无法借鉴和利用其他健康工作人员的相关经验。

（3）时间和费用消耗过大。

（4）对护理人员的要求较高。

四、家庭访视中社区护理人员的安全管理

在家访过程中,存在着一些不安全因素,社区护士必须采取必要的安全措施。具体如下。

1. 家访前与机构其他人员一起确定家访的时间、走访家庭的姓名、地址、电话及交通工具等。并与被访家庭取得联系,确认家庭所在位置和路线。

2. 一些偏僻的地方,访视家庭是单独的异性时,要求有陪同人员同行。

3. 家访时护理对象情绪异常,社区护士无法控制时,可在提供急需的护理后立刻离开。在护理对象的家中遇到如打架、酗酒、有武器、吸毒等情况,可立即离开。

4. 按单位规定着装,穿舒适的鞋子,随身携带身份证、工作证及零钱,不要佩戴贵重的首饰,保持通信设备畅通。

5. 护理箱应放置在护士的视野内,不用时把它盖上,以免小孩或宠物玩弄而发生意外。

6. 家访时,尽可能要求护理对象的家属在场。

五、家庭访视中的人际交流

家庭访视成功的关键在于社区护士与护理对象及家属建立良好的人际关系,社区护士通过用充满人情味、平易近人的语言和非语言与护理对象及家属进行交流,在取得信任的基础上给予健康教育和指导,从而使家庭健康得到维持、改善。

家庭访视中社区护士应充分认识沟通交流构成要素的特殊性,如特殊的沟通环境——家庭,在陌生的环境中护理人员沟通交流的主动性受到一定的影响,护理人员应做好充分准备,仔细评估护理对象、家庭成员及其性格特征、家庭环境等,在沟通过程中信任和尊重对方并注意沟通的指导性和可接受性;加强自身综合分析能力、实际操作能力、沟通和协作能力、健康宣教能力、管理能力的锻炼和培养,以便在家庭访视中尽快取得护理对象和家属的信任和支持,并充分调动其主观能动性,从而提高家庭访视的效果。

(一)家庭访视中成功交往的原则

1. 明确社区护士角色在交往中的地位作用 家庭访视交往中,在专业方面,社区护士应处于主动地位,起主导者作用,但交流的中心应以健康、家庭为中心,尊重、信赖、关心患者及其家庭成员,设身处地为他们着想。

2. 充分了解访视家庭的成员 家庭访视的交往的另一方为家庭的成员,他们的身份、文化、职业、思想、性格、心情、处境等因素都会影响交往效果,社区护士应充分评估他们的知识水平、理解能力、性格特征、心情处境等,有针对性地选择易于接受的语言形式和内容进行交流沟通。

3. 把握好语言环境 语言环境是成功交往的关键环节,语言环境受主观因素和客观因素影响,主观因素是指使用语言者的思想、职业修养、性格、心情,客观因素是指语言交流的时间、地点、场合、对象等。家庭访视过程中,护理对象的家庭对护理人员是一个陌生的环境,交流对象除了护理对象还有一个或多个家属,因此社区护士应了解这些特殊的主、客观因素,把握好语言环境。

4. 善于运用沟通技巧 家庭访视的交往过程中,社区护士应善于运用沟通技巧,如高雅脱俗的言谈、诚挚温馨的笑容、亲切谦逊的态度、耐心的倾听、无声的触摸等。

5. 交流与沟通过程中注意指导性和可接受性 为了使家庭访视更有成效,在交流过程中,尽可能运用指导性和可接受性比较强的语言或非语言方式。指导性语言应在评估对方接受能力的基础上进行,尽可能体现对对方的信任和尊重,使其在接受指导的过程中建立自信。

(二)不同对象的沟通交流方法

1. 护士与护理对象的沟通　社区护士与护理对象之间的关系是一种有目的、需谨慎执行且小心促成的专业性人际关系。这种关系的建立同样分为熟悉期、工作期和结束期,这种特殊的关系具有独特性、时间性及目的性。独特性即家庭访视护理人员与护理对象的关系,是发生在特定时间、特定地点和特定人物之间,这种关系是随着护士、护理对象和时间的变化而变化,不具备重复性。所以要求护理人员必须注重与护理对象接触的每一次机会;时间性是说明家庭访视的护患关系具有相对固定而长期的特性,要求护理人员具有耐心;目的性说明护患之间的关系是具有明确的目的性即促进护理对象恢复健康。

2. 护士与护理对象家属关系的建立　护士与护理对象家属的关系是家庭访视人际关系中很重要的一部分。因为家属在提高治疗效果、促进护理对象康复中起着重要作用,社区护士对护理对象的要求在许多情况下也是通过家属进行的。家属在整个家庭访视中承担着护理对象的替代者、家庭康复环境的营造者、护理对象生活的照顾者和心理支持者、护理计划的制订者及实施者等角色,故护士与家属的关系沟通显得尤为重要。因此,社区护士与家属沟通中应首先理解家属的焦虑心情,做好家属的心理鼓励、疏导和安慰工作,主动向家属介绍护理对象的病情及相关内容,及时向家属提供相关的健康咨询,并指导其充分而有效地利用家庭资源。

3. 家庭访视的护理人员与其他医务人员的关系建立　家庭访视的护理人员应该及时与相应的其他医务人员进行沟通,正确把握好自己的位置和角色,真诚合作,互相配合,互相理解,互相监督,提高护理对象及其家属的健康质量。

第二节　居家护理

居家护理是社区护士在病人熟悉的家庭环境中提供护理服务,是住院护理服务的一种院外补充形式。居家护理的开展有利于国家卫生资源合理利用,提高社会效益和经济效益。

一、居家护理的定义

美国护理联盟(national league for nursing, NLN)1976 年指出居家护理(home care)是对病人、机体功能受损或丧失者,在他们居住的环境中,为其提供多种专业性的健康照护。居家护理提供的是一种需要多学科综合的护理专业服务,并且是在病人所居住的家庭环境中提供的。服务对象包括直接对象即不同年龄层次的病人;间接对象,包含病人的家属(配偶、子女)、亲友及主要照料者等。因此,居家护理的定义为:对有需要连续照顾的病人及其家庭,在他们自己居家环境中,提供连续性、综合性、专业性的健康照护服务。

二、居家护理的目的

1. 为病人提供连续性的治疗和护理,使病人出院后仍能得到完整专业护理,增进病人和家属的安全感。

2. 对病人和家属进行健康教育和具体的指导,恢复病人自理能力,提高病人生活质量,提高家属的照护能力。

3. 减轻家庭的经济负担,减少疾病的复发率和住院率,延缓病情的进展和恶化,防止并发症。

4. 加快住院床位周转率,提高医疗资源利用率。

三、居家护理的服务对象

1. 慢性病病人,如心脑血管疾病、慢性呼吸系统疾病、糖尿病及恶性肿瘤等病人。

2. 出院在家休养的病人,如各种慢性病急性发作治疗后病情稳定者。

3. 康复期的病人,如脊髓损伤、运动系统损伤、神经系统疾病和伤残的康复病人等。

4. 临终病人,如肿瘤晚期、衰老、不可逆的器官功能衰竭的病人。

四、居家护理的特点

1. 为单个病例提供护理　居家护理是以一个病例为对象提供连续、综合的照护。通过评估病人的居家护理服务的需求,制订有针对性的护理计划,充分利用各种资源,为病人提供各种照护,满足病人的健康需求。

2. 充分发挥团队合作精神　居家护理中,除护士外,还需要有医师、康复师、营养师、药剂师等组成一个小组,一起为病人提供多元化的服务,共同完成对病人的健康恢复与促进工作。

3. 社区护士具备良好的综合素质　居家护理往往是社区护士单独进行,面对的工作环境复杂多变,因此要求家庭访视护士具有较高的综合素质,如丰富的专业护理知识与技能,敏锐的观察能力与较强的独立处理问题的能力,较强的人际沟通技巧,良好的职业道德及服务态度等。

4. 相应健全的法律和法规　居家护理需要相应的法律和法规保障,以保证居家病人的安全与护理人员自身的安全。如居家护理人员的资格认定制度、医疗保险制度、转介制度、养老保险制度等。

五、居家护理的等级

居家护理根据患者的病情和患者的需求制订护理等级,通过制订护理等级,提高居家护理中的护理质量和治愈率,突出工作重点,护理等级也可作为患者或家属对护士服务及收费评价的可行性指标,使居家护理中的各项护理操作有章可循、有据可查。

1. 一级居家护理　根据病情和患者的需要制订一级护理计划。内容包括指导并协助家属对病人进行生命体征、营养状况、运动能力、智力、心理、日常生活能力的整体评估;指导患者自我护理,纠正不良的生活习惯,提高综合性的自我护理能力;进行安全管理,包括安全用药(用药物间隔、药物配伍、药物与食物等),以及环境、用餐、夜间、外出安全等;保证"六洁"(口腔、脸、头发、手足、皮肤、会阴和床单清洁)、"五防"(防压疮、防直立性低血压、防泌尿系统感染、防呼吸系统感染、防交叉感染)、"三无"(无便秘、无坠床、无烫伤)、"一管理"(膳食管理)

的实施。一级居家护理每周 3 ~ 5 次或每日 1 次。

2. 二级居家护理 根据病情和患者存在的问题,指导和教会患者及家属做好各项基础护理中的单项护理,如皮肤护理、口腔护理、肠道护理、膀胱护理等护理工作中的具体操作和注意事项,以及生命体征的观察和检查患者的遵医行为(对医嘱、护嘱及服药执行情况等)。二级居家护理每周 1 ~ 2 次或隔日 1 次。

3. 三级居家护理 根据病情需要观察生命体征并记录,检查遵医行为(服药情况等)。三级护理每周 1 次或根据患者的需要而定。

六、居家护理的形式

居家护理通常有家庭病床和家庭护理服务中心两种形式。

1. 家庭病床 家庭病床可由综合医院设置和社区卫生服务机构设置,随着我国社区卫生服务的发展,社区卫生服务机构设置的家庭病床有逐渐增加的趋势。门诊病人或出院病人经医师确认建立家庭病床,有的可由病人到特定医院申请,医师到家中评估后,经医保部门审批,签署协议,建立家庭病床。家庭病床发生的诊疗费用按医疗保险规定承担,巡诊手续费由服务对象自理。家庭病床的工作人员不固定,由设置机构统一派遣医生和护士进入家庭进行诊疗和护理。一般视病人情况实施不同级别的居家护理。

2. 家庭护理服务中心 家庭护理服务中心由社会团体、医院或民间组织等设置。中心的服务人员固定,分别由医生、护士和家政服务人员组成。规模较大的配备有康复师、营养师和心理咨询师等。需要服务的家庭到中心申请,服务中心通过家庭访视进行评估,评估家庭环境、家庭需要服务的内容、需要服务的持续时间等,制订居家护理计划并实施。

七、常见的居家护理

(一)瘫痪病人的居家护理

因脑血管意外或脊椎损伤而致偏瘫、截瘫、四肢瘫的病人,自理能力丧失,需要家庭照料,如家庭照顾不周,容易发生肺炎、压疮、感染、废用综合征等并发症。社区护士应指导家属加强护理,避免并发症的发生,促进病人康复。

1. 瘫痪病人由于肢体运动障碍,造成精神上的沉重负担,常有悲观情绪。家属要安慰和鼓励病人,正确面对现实,逐步树立战胜疾病的信心。

2. 协助和指导病人做好日常生活护理,如床铺整理、口腔清洁、会阴冲洗、洗头沐浴等,使病人保持清洁、舒适。

3. 注意营养供给,给高蛋白质、高糖类、多纤维素和高维生素饮食,注意食品多样化,多饮水,耐心劝导进食或喂食。

4. 预防并发症的发生

(1)预防压疮 制订翻身计划,白天每 2 h 翻身 1 次,夜间不超过 3 h 翻身 1 次;避免骨隆突处和易受压部位受压,使用气圈或气垫床;保持皮肤清洁干燥;对于受压的骨隆突部位用 50% 或 10% 乙醇做局部按摩。

（2）预防泌尿道感染　定时清洗外阴、肛门。排尿困难者,留置导尿管,4～6 h 放尿 1 次,每日更换无菌引流管及储尿瓶,每周更换导尿管,必要时进行密闭式膀胱潮式冲洗。多饮水,每天 1 500 mL。

（3）预防呼吸道并发症　注意保暖,避免受凉。保持呼吸道通畅,鼓励深呼吸、咳嗽、咳痰,每 2～3 h 翻身拍背 1 次。保持环境一定温、湿度。

（4）预防失用综合征　瘫痪肢体应保持功能位置,防止足下垂;每天做被动或主动的关节活动和伸屈运动;按摩肢体每日 1～2 次;当运动功能开始恢复时,应鼓励患者早期开展上肢及躯干功能锻炼。离床时,给予轮椅、瘫痪车或拐杖及支架保护,练习行走,以便及早恢复下肢功能。

（二）肿瘤病人的居家护理

肿瘤病人的家庭护理直接影响到治疗疗效和生活质量的提高,家庭护理内容如下。

1. 心理护理　家属要了解肿瘤病人在得知患有恶性肿瘤时一般所经历的震惊、否认期、愤怒期、磋商期,抑郁期和接受期 5 期心理变化,根据不同时期的特点有针对性地进行安慰、鼓励,给患者以精神支持,帮助患者树立战胜疾病的信心。

2. 日常生活护理　创造良好的生活居住环境,房间清洁整齐,阳光充足、空气流通;卧床病人注意被褥清洁、干燥,定时翻身、拍背,防止压疮发生;注意保持口腔清洁,防止口腔溃疡;经常擦洗会阴,以防泌尿道感染;注意休息,预防感冒等。

3. 补充营养　肿瘤患者因心理压力过大、放疗和化疗不良反应的影响,常常出现食欲减退、恶心、呕吐等症状,家属应注意饮食调配,促进患者食欲,保证营养供给,增强抵抗力。选用高蛋白、高维生素和低脂肪饮食,少量多餐,并注意饭菜的色、香、味,以增加病人的食欲,放疗和化疗时,尤其要注意补充富含蛋白质、铁、维生素的食品,如动物肝、瘦肉、鸡蛋、新鲜蔬菜、水果等。

4. 合理用药定期复诊　病人家属应该督促病人严格遵守医嘱,按时、按量、按顺序服药,以减少不良反应的发生。化疗期间,可根据医嘱,在化疗前 0.5～1 h 和化疗后 4～6 h 给病人服用镇吐药,有助于减轻恶心、呕吐症状。病人和家属应避免盲目听信一些广告和传言,乱服偏方、补药。患者晚期出现疼痛时应在医生的指导下应用镇痛药。注意严格根据医嘱定时复诊。

5. 康复和自我训练　帮助患者制订康复计划,选择适合自己的娱乐和锻炼方式,如散步、打太极拳等,以增强机体的抗病能力,促进康复。不同部位肿瘤手术后的病人应做好相应的护理,如有造口的病人,应掌握造口的护理方法,乳腺癌病人手术后应进行上肢功能的锻炼,喉癌术后病人需进行人工喉发音的训练等。

（三）老年性痴呆病人的居家护理

老年性痴呆是以智能障碍为主和行为人格改变的慢性进行性疾病。老年性痴呆起病缓慢,早期主要表现为近事记忆减退和性格改变;随着病情发展,远近记忆均下降,理解、判断、计算等智能活动减退,饮食不知饥饱,生活不能自理,出现痴呆症状等。老年性痴呆的护理比治疗更为重要。老年性痴呆病人的家庭护理主要为以下几个方面。

老年痴呆患者的护理

1. 患者家属对老年痴呆症要有正确的认识和充分的思想准备,不能歧视和冷落患者,善于与患者沟通。

2. 照顾好患者的饮食起居。根据气温变化,随时增减衣服;给营养丰富易消化饮食,饭菜易细软,无骨刺,以免梗阻窒息;不能自理者,帮助喂水喂饭;睡眠日夜颠倒者予以纠正,夜间可服用地西泮助眠。

3. 保证患者安全。家庭陈设尽可能简单;日常生活用品,放在便于取用的地方;患者随身携带写有姓名、年龄、联系人、家庭住址及家庭电话号码等小卡片,便于走失时联系。

4. 加强患者能力训练,提高生活自理能力。与患者共同制订每日活动时间表,并指导协助执行完成;指导患者自理日常生活,安排一定的家务劳动;鼓励参加文娱活动,如听音乐、跳舞、阅读;利用照片帮助回忆过去的朋友和生活经历等。

5. 患者出现幻觉、无目的徘徊、攻击破坏行为及吞咽困难、发热、外伤、骨折等情况应及时就医。

八、常用家庭护理技术

(一)家庭用药

家庭应储备一些药物,以备必要时应用。社区护士应指导病人及家属科学合理地保存药品:药物尽可能做到分类清晰且标注明确,内服、外用药物分类放置;药品最好保留原包装,便于识别,便于掌握用法、用量;注意避光保存,易潮湿的药物应放在密闭的容器里;药品应放在固定小孩不易接触的地方;经常检查药品有效期,如出现变质和过期应及时丢弃和清理。

此外,还应指导病人及家属具体注意以下几个方面。

1. 使用药物前要认真阅读药品说明书,了解药物的作用、用途、不良反应、用药次数、用药时间、给药途径等。严格按医嘱服药。服药前注意核对药名、剂量,对标签不清、过期失效药物不要使用。

2. 注意服药方法,不要用饮料、牛奶吞服药物,也不要干吞药物,不要将胶囊剂拆开或将片剂打碎用水溶解后服药;多酶片、干酵母等助消化类药和维生素 C 禁用热水服用;止咳糖浆服用后不要饮水;阿司匹林、吲哚美辛等具有胃肠道反应的药物,饭后服用。

3. 注意口服药物与食物的关系,如鱼类与异烟肼,乙醇与阿司匹林、氯苯那敏(扑尔敏)药物,铁剂、胃蛋白酶与菠菜、茶水等含鞣质的食物不宜同服;服用铁剂应多食富含维生素 C 的蔬菜、水果,以增加铁盐的溶解度,有利铁盐吸收。

4. 观察服药后的反应,用药过程中要注意观察药物不良反应,一旦出现了要及时与医生取得联系。

5. 胰岛素注射剂,常需要糖尿病患者在家中自行注射。指导患者胰岛素剂量的确定和调整要在医生的指导下进行,不可自行调整用量。患者必须保持每天规律、定量、定时的饮食习惯,防止低血糖发生。胰岛素应冷藏保存。

体温测量

（二）体温测量方法

体温测量是家庭常用护理技术,家庭中测量体温多采用腋下测温法。正确的体温测量方法如下。

1. 检查体温计是否完好,汞甩至35℃以下。

2. 测口温时将口表汞槽斜放在病人舌下,紧闭口唇,用鼻呼吸,3 min后取出。

3. 测腋温时先擦干腋窝,体温计汞端放腋窝深处,紧贴皮肤,屈臂过胸,夹紧体温计,8～10 min取出。

4. 测肛温时协助病人取合适体位,肛表用油剂润滑汞端后旋转缓慢插入3～4 cm并固定,3 min后取出。多用于小孩。

5. 检视读数后,做好记录。

6. 清洗、消毒体温计。

注意事项有以下几方面。

1. 测温前了解病人一般情况,选用适当的体温测量方法。

2. 甩体温计时,避免触及他物。

3. 昏迷、精神异常、婴幼儿、口腔疾患、口鼻腔手术、呼吸困难、不宜采用口腔测温。

4. 活动、进食、情绪激动、面颊部冷热敷后应间隔30 min方可用口表测温。

5. 腹泻、直肠和肛门手术后、心肌梗死病人不宜采用直肠测温,热水坐浴、灌肠后须30 min后方可直肠测温。

6. 昏迷、婴幼儿、精神病病人等测温时需有人在旁守候,以防意外。

7. 腋下出汗较多、体形过于消瘦、肩关节受伤等不宜使用腋表测温。

（三）发热的家庭护理

发热是常见症状之一,在家里可采用以下护理措施。

1. 患者注意卧床休息,以降低基础代谢率,有利于机体的恢复。

2. 每4 h测体温一次,并注意观察患者精神、面色、呼吸等,降温后观察有无出现大汗淋漓、面色苍白、软弱无力等虚脱现象。

3. 保证营养的供给,给高热量的易消化饮食,鼓励多饮水,多吃瓜果蔬菜。

4. 保持皮肤清洁,及时更换衣服,做好口腔护理,使患者舒适。

5. 当体温高达39℃以上时,应给患者降温。可采用物理降温法如头部湿冷敷:将湿毛巾敷于前额,2～3 min换1次;枕冰袋法:把冰块捣碎,与水一起装入冰袋(或热水袋)内,排出空气后,拧紧袋口,放在枕颈部;温水浴:让患者在30℃左右的温水中沐浴20～30 min;擦浴:用30%～50%的乙醇或冷水浸湿纱布,洗擦发热患者的上肢、下肢、额部、颈部、腋下及腹股沟等处。

6. 如果使用物理降温效果不明显,或病人持续高热,则应去医院就诊。

【复习思考题】

1. 什么是家庭访视？家庭访视的基本原则有哪些？

2. 试述家庭访视的步骤。

3. 居家护理的特点有哪些?

4. 简述瘫痪病人居家护理内容。

5. 家庭用药注意事项有哪些?

6. 如何在家庭中进行体温测量和对发热病人进行护理?

第九章选择题

（冯小君）

第十章 社区精神卫生与护理

【学习目标】

1. 掌握社区精神卫生学的概念。
2. 掌握社区常见精神疾病的护理方法。
3. 熟悉心理健康标准。
4. 熟悉社区精神卫生工作的主要任务。
5. 了解社区精神病人家庭访视和常见急症处理方法。

【参考学时】 4 学时

第一节 社区精神卫生概述

一、社区精神卫生的概念与沿革

(一)概念

1. 精神卫生(mental health) 精神卫生又称心理卫生或心理健康,是用以维护和促进心理健康,预防精神疾病,保持并促进人的身心健康,以适应各种社会环境的措施。精神卫生有狭义和广义之分。狭义的精神卫生是指对精神疾病的预防、治疗和康复。其内容包括预防精神疾病的发生,以降低精神疾病的发病率;对精神疾病的早发现、早治疗及防止其再度复发;促使慢性精神病患者的康复,以重归社会。广义的精神卫生是指对正常人精神健康的维持与促进。

2. 社区精神卫生学 社区精神卫生学指应用社会精神病的理论、研究方法和临床医学、预防医学等医疗技术,对社区范围内全体居民探讨如何保障和促进社区范围内全体居民心理健康,以提高个体承受应激和社会适应能力,从而减少心理和行为问题的发生,促进心理健康和良好社会适应能力的学科。

3. 社区精神病学 社区精神病学是精神病学的一个分支,指应用社会精神病学与其他行为科学的理论和技术,对社区人口中精神疾病进行预防、治疗、康复和社会适应的统筹安排和管理,同时开展有关科学研究的学科。

4. 社区精神病护理 社区精神病护理是精神护理学的分支,是应用社区精神病学与其他行为科学的理论、技术和护理方法,对一定地域内人口中精神疾病进行预防、治疗、康复和社会适应的指导及管理。

（二）沿革

社区精神卫生的形成,既是医院精神卫生服务的延伸,也是当代精神医学发展的必然趋势。许多发达国家对于精神病的治疗和管理历程,大体上经历了3个时期:首先是工业化前期,即18世纪中叶以前,当时既没有精神病专科,也很少有精神病的诊疗机构,病人在社会上分散;其次是工业化发展时期,即20世纪50年代以前,各国建立了许多精神病院,精神病病人主要集中在精神病院进行治疗;第三阶段是二次世界大战以后,尤其是20世纪60年代起,提倡让病人重返社会,在社区中进行预防、治疗及康复管理。

1958年,全国第一次精神病防治工作会议在南京召开,我国的社区精神卫生工作也就此起步。20世纪70年代,进一步建立了由卫生、民政、公安部门为骨干组成的精神病防治工作领导小组,依靠初级卫生保健组织,开始在城乡建立精神病三级防治网。1986年全国第二次精神卫生工作会议在上海召开,促进了精神卫生工作的进一步发展。1991年由卫生、民政、公安三部及中国残联制定了全国精神病防治康复的"八五"实施方案。根据不同条件建立了不同类型的社区精神卫生服务模式。1990年以来,在我国较为广泛地开展了社会-心理康复、家庭治疗、对病人及家属的心理教育等方面的工作。1996年的"九五"规划提出对120万重性精神病人进行社会化、开放式、综合性的康复工作。社区精神卫生服务工作在深度和广度上有了进展。2008年年初,卫生部等17个部门印发《全国精神卫生工作体系发展指导纲要（2008年—2015年）》,提出按照"预防为主、防治结合、重点干预、广泛覆盖、依法管理"的原则,建立与"政府领导、部门合作、社会参与"工作机制相适应的精神卫生工作体系。坚持发展全面的精神疾病社区康复服务模式,健全完善社区康复机构;开展精神疾病社区康复的县（市、区）,到2010年达到70%,2015年达到85%。2013年5月1日《中华人民共和国精神卫生法》开始施行,社区精神卫生服务工作有了法律保障。

二、社区精神卫生工作的主要任务

（一）精神疾病的流行病学调查

通过调查,掌握全社区人口中各种精神疾病的患病率,精神疾病患者的治疗、康复及管理状况等;从而制定本社区精神卫生服务的规划和措施。调查方法一般可参照国内协作单位编写的《精神疾病流行病学调查手册》进行。并对辖区内重点人群建立心理健康和精神疾病档案,记录全部疾病资料,一般以首次普查时统计的数字为基础,每年进行一次复查,统计出每年该社区的患病率,病人精神状况和劳动能力情况,并以此作为来年精神卫生工作计划安排的依据。

（二）社区精神卫生服务

1. 精神疾病的社区医疗工作　社区精神卫生服务应该坚持方便病人、及时诊治、防治结合、连续服务的原则。社区门诊医疗是最基本的服务形式。大多数精神病病人病程迁延,呈慢性发展,需要接受终身的精神卫生服务。病人出院以后,也需要定期在门诊随访以巩固疗效防止复发。门诊部还应该开展心理卫生咨询、危机干预及对其他科病人进行精神科的会诊医疗工作。出诊工作也必不可少,对于某些拒绝来院就医的病人,社区精神卫生医生可以随时出诊,以及时进行诊断及治疗。根据病情对可以在家庭进行治疗的病人,可以设立家庭病床,定时到病人家庭进行访视。病人在家属照顾下,在药物治疗的同时,可以进行力所能及的家务或社会性劳动,对于疾病的康复十分有利。社区住院部还可以收治症状明显、家庭照顾有困难,或具有自伤、伤人、影响社会秩序的病人。区、县级精神卫生保健所或乡医院,可以根据实际情况设立一定数目的精神病住院床位,以解决本社区急重病人的住院需要。社区精神卫生服务还应协助街道办好精神病病人工疗站。此外,还应定期到居委会了解在看护网照顾下的精神病病人情况,及时对监护人员给以精神卫生知识的指导,及时发现新病人,做到早发现,早治疗。

2. 社区精神康复　治疗精神病,不仅要使病人精神症状消失,更重要的是使病人恢复正常的精神功能和社会功能,以重新回归社会,成为自食其力的劳动者。这就必须在精神症状缓解后采取精神康复措施,使之不同程度恢复劳动能力、社会适应能力、生活自理能力,以达到全面康复重返社会劳动岗位的目的。在专业人员指导下进行药物、心理、社交及职业等全面康复训练,对于年老不再求职的病人,可以在病员之家做一些力所能及的活动。

3. 社区精神卫生保健和社会服务　创造健康的生活环境,和谐的社区氛围,提高个体的心理素质,培养良好的社会适应能力,更有效地服务社会。促进社区精神病病人的保护和管理及其保障体系的完善。

(三)精神卫生健康教育

1. 普及精神病学知识　正确对待精神病与精神病病人,才能做到对精神病病人的早期发现与早期治疗。这样才能争取良好的预后,防止复发及预防精神残疾。精神卫生知识目前在公众中的普及还很不够,陈旧的观念及对精神病病人不正确的态度尚比较普遍,因此影响病人及早被发现与及时就医。有计划、有组织地系统介绍精神病学知识应成为社区精神卫生教育经常性的工作。宣传对象包括病人、病人的亲属、邻居、同事、社区基层干部,等等。根据不同对象,采用不同方式,宣传内容应因人而异。

2. 普及心理健康知识　通过社区有计划、有组织的心理健康教育,提高居民对心理健康的认识,培养社区居民良好的生活方式和对心理应激的应对能力,有意识地维护自身的心理健康,以减少心理疾病和心身疾病的发生。

第二节　心理健康及维护

一、心理健康的概念和标准

(一)概念

目前人们对心理健康还没有一个统一的概念,但对心理健康的基本内涵在不同学者的定义中却有其共通性。一般意义上的心理健康是指个体心理方面的良好状态,个体能够以积极有效的心理活动,平稳正常的心理状态,对当前和发展的内外环境,保持良好的适应功能。

（二）心理健康的标准

目前,对心理健康标准有不同诠释,本书所提供的为郭念锋提出的评估心理健康水平的十个标准。

1. 心理活动强度　指对于精神刺激的抵抗能力。在遭到精神打击时,不同的人对于同一精神刺激,反应各不相同。这表明,不同人对于精神刺激的抵抗力不同。抵抗力低的人往往反应强烈,并容易遗留下后患,可以因为一次精神刺激而导致反应性精神病或癔症;而抵抗力强的人,虽有反应,但不强烈,不会致病。这种抵抗力,或者说心理活动强度,主要和人的认识水平有关。一个人对外部事件有充分理智的认识时,就可以相对地减弱刺激的强度。另外,人的生活经验、固有的性格特征、当时所处的环境条件以及神经系统的类型,也会影响到这种抵抗能力。

2. 心理活动耐受力　当人经历漫长的、长期的精神刺激,可以使耐受力差的人处在痛苦之中,在经历一段时间后,便在这种慢性精神折磨下出现心理异常,个性改变,精神不振,甚至产生严重躯体疾病;但是,也有人虽然被这些不良刺激缠绕,日常也体会到某种程度的痛苦,但最终不会在精神上出现严重问题,有的人,甚至把不断克服这种精神苦恼当做强者的象征,作为检验自身生存价值的指标。也有的人,甚至可以在别人无法忍受的逆境中做出光辉成绩。我们把长期经受精神刺激的能力,看作衡量心理健康水平的指标,称它为心理活动的耐受力。

3. 周期节律性　人的心理活动在形式和效率上都有着自己内在的节律性。比如,人的注意力水平,就有一种自然的起伏。不只是注意状态,人的所有心理活动过程都有节律性。一般可以用心理活动的效率做指标去探查这种客观的节律的变化。有的人白天工作效率不太高,但一到晚上就很有效率,有的人则相反。如果一个人的心理活动的固有节律经常处在紊乱状态,不管是什么原因造成的,我们都可以说他的心理健康水平下降了。

4. 意识水平　意识水平的高低,往往以注意力品质的好坏为客观指标。如果一个人不能专注于某种工作,不能专注于思考问题,思想经常"开小差"或者因注意力分散而出现工作上的差错,我们就要警惕他的心理健康问题了。因为注意水平的降低会影响到意识活动的有效水平。思想不能集中的程度越高,心理健康水平就越低,由此而造成的其他后果,如记忆水平下降等也越严重。

5. 暗示性　易受暗示的人,往往容易被周围环境的无关因素引起情绪的波动和思维的动摇,有时表现为意志力薄弱。他们的情绪和思维很容易随环境变化,给精神活动带来不太稳定的特点。当然,受暗示这种特点在每个人身上都多少存在着,但水平和程度差别是较大的,女性比男性较易受暗示。

6. 康复能力　在人的一生中,谁也不可避免遭受精神创伤,在精神创伤之后,情绪极大波动,行为暂时改变,甚至某些躯体症状都是可能出现的。但是,由于人们各自的认识能力不同,人们各自的经验不同,从一次打击中恢复过来所需的时间也会有所不同,恢复的程度也有所差别。这种从创伤刺激中恢复到往常水平的能力,称为心理康复能力。康复水平高的人恢复的较快,而且不留什么严重痕迹,每当再次回忆起这次创伤时,他们表现得较为平静,原有的情绪色彩也很平淡。

7. 心理自控力　情绪的强度、情感的表达、思维的方向和思维过程都是在人的自觉控制下实现的。所谓不随意的情绪、情感和思维，只是相对的。它们都有随意性，只是水平不高以至难以察觉罢了。对情绪、思维和行为的自控程度与人的心理健康水平密切相关。当一个人心身十分健康时，他的心理活动会十分自如，情感的表达恰如其分，辞令通畅，仪态大方，不过分拘谨，也不过分随便，这就是说，我们观察一个人的心理健康水平时，可以从他的自我控制能力如何进行判断。为此，精神活动的自控能力不失为一个心理健康指标。

8. 自信心　当一个人面对某种生活事件或工作任务时，首先是估计自己的应付能力。有些人进行这种自我评估时，有两种倾向，一种是估计过高，一种是估计过低。前者是盲目的自信，后者是盲目的不自信。这种自信心的偏差所导致的后果都是不好的。前者，由于过高的自我评估，在实际操作中因掉以轻心而导致失败，从而产生失落感或抑郁情绪；后者由于过低评价自己的能力而畏首畏尾，因害怕失败而产生焦虑不安的情绪。为此，一个人是否恰如其分地自信是精神健康的一个标准。"自信心"实质上是正确自我认识的能力，这种能力可以在生活实践中逐步提高。但是，如果一个人具有"缺乏自信"的心理倾向，对任何事情都显得畏首畏尾，并且不能在生活实践中不断提高自信心，那么，我们可以说，此人心理健康水平是不高的。

9. 社会交往　人类的精神活动得以产生和维持，其重要的支柱是充分的社会交往。社会交往的剥夺，必然导致精神崩溃，出现种种异常心理。因此，一个人能否正常与人交往，也能标志着一个人的心理健康水平。当一个人毫无理由地与亲友和社会中其他成员断绝来往，或者变得十分冷漠时，这就构成了精神病症状，叫做"接触不良"。如果过分地进行社会交往，与任何素不相识的人也可以"一见如故"，也可能是一种躁狂状态。在现实生活中，比较多见的是心情抑郁，人处在抑郁状态下，社会交往受阻较为常见。

10. 环境适应能力　在某种意义上说，人为了个体生存和种族延续，为了自我发展和完善，就必须适应环境。因为，一个人从生到死，始终不能脱离自己的生存环境。环境条件是不断变化的，有时变动很大，这就需要采取主动的或被动的措施，使自身与环境达到新的平衡，这一过程就叫做适应。主动适应，其内涵是积极地去改变环境；消极适应，其内涵是躲避环境的冲击。有时，生存环境的变化十分剧烈，人对它无能为力，面对它只能韬晦、忍耐，即进行所谓的"消极适应"。"消极适应"只是形式，其内在意义也含有积极地一面，起码在某一时期或某一阶段上有实际意义。当生活环境条件突然变化时，一个人能否很快地采取各种办法去适应，并以此保持心理平衡，往往标志着一个人心理活动的健康水平。

二、影响心理健康的因素

影响心理健康的因素十分复杂，但概括起来主要包括生物遗传因素、早期教育与家庭环境、应激生活事件和疾病等。

（一）生物遗传因素

生物遗传因素对心理健康的影响主要有两个方面的表现。首先表现在个体对某些精神类疾病的易罹患性，如精神分裂症和抑郁症等目前的研究显示都存在遗传倾向。另外，人格特征由气质和性格组成，气质主要是遗传因素决定的。人格特征对心理健康的影响则具有十分普遍的意义。这是因为人们总是依其人格特征来体验各种致病性因素，并建立对紧张性刺激的反应形式。因而，特殊的人格特征往往成为导致某种心理障碍或精神疾病的内在因素。

（二）早期教育与家庭环境

早期教育与家庭环境是影响心理健康的一个重要因素。早期母婴关系乃至稍后的儿童与父母的关系,父母对儿童的态度和教养方式对个体以后的人际关系和社会适应有着重要作用,也会对个体以后的心理健康产生影响。在个体的早期发展中,父母的爱、支持和鼓励容易使个体建立起对初始接触者的信任感和安全感,而这种来自家庭的信任感和安全感的建立保证了子女成年后与他人的顺利交往。儿童早期的这种信任感和安全感的缺乏会随着儿童的发展逐渐产生一种孤独、无助的性格,难以与人相处,因而容易产生心理异常特别是人际交往方面的障碍。同时,对子女的过分保护和过分严厉,也同样会影响他们的独立性以及自信心的发展。这样的个体在以后的发展中也会增加他们的压力,出现过分的依赖或过分的自责。这些都会对心理健康产生不良的影响。

（三）应激生活事件

生活事件指的是人们在日常生活中遇到的各种各样的对心理产生较大刺激的事件,如结婚、升学、亲人亡故等。生活事件不仅是测量应激的一种方法,也是一个预测身体和心理健康的重要指标。由于生活事件的增加而产生的应激体验与各种各样的生理和心理障碍有着明显的关系,一般认为由于生活事件的产生增加了个体适应环境的压力,个体的躯体和心理健康状况就很容易受到影响。生活事件的增加,在一定程度上使个体遭受更多的心理应激,心理应激的增加则会影响到个体的生理反应和心理平衡,从而对个体的躯体和心理健康产生不良的影响。1967年美国精神病学家霍姆斯(Holmes T)与拉赫(Rahe R)编制社会再适应评分表(social readjustment rating scale, SRRS)(表10-1);收录生活事件43种,按照生活变化单位(life change unit, LCU)的大小来表示每一生活事件对人影响的严重程度。如丧偶的LCU为100,属最强的应激生活事件,大型节日LCU为12,属较低强度的应激生活事件。SRRS一般用于记载一个人最近一年所经历的生活事件,霍姆斯和拉赫通过大量调查发现,生活变化与患病概率成正比关系;一年中LCU累计超过300者,次年患病的可能性为70%,150~300者可能性为50%,小于150者次年基本健康。

表10-1 社会再适应评分表(SRRS)

生 活 事 件	LCU	生 活 事 件	LCU
丧偶	100	家庭成员患病	44
离婚	73	怀孕	40
分居	65	性生活问题	39
入狱	63	家庭增加新成员	39
家庭成员死亡	63	调换工作岗位	39
外伤或患病	53	经济情况的改变	39
结婚	50	好友死亡	37
被解雇	47	工作性质改变	36
复婚	45	与配偶吵架	35
退休	45	借贷款1万元以上	31

生 活 事 件	LCU	生 活 事 件	LCU
丧失抵押品的赎取权	30	转学	20
工作职务改变	29	娱乐方式的改变	19
子女离家	29	宗教活动改变	19
姻亲间的不愉快	29	社交活动的改变	18
个人有卓越成就	28	借贷款 1 万元以下	17
配偶开始上班或失业	26	睡眠习惯的改变	16
开始上学或终止学业	26	家人团聚次数的改变	15
生活条件的变化	25	饮食习惯的改变	15
个人习惯的改变	24	度假	13
与上司发生矛盾	23	过大型节日	12
工作条件的改变	20	轻度违法事件	11
搬家	20		

（四）疾病

疾病本身就是一个应激源,研究表明,长期遭受疾病折磨的病人,会产生许多心理问题如焦虑、抑郁、多疑等。这些心理问题的产生会加重病情或自觉症状,而良好的心理状态则会使疾病尽快痊愈或缓解。

三、社区重点人群心理卫生

（一）孕期心理卫生

孕期是指由受孕成胎到婴儿出生这一时期。在此期间,孕妇的身体和精神两方面的情况如何,直接对胎儿的健康发育有很大的影响。情绪变化会引起生理上的变化,孕妇的心理状态也会通过多种途径影响胎儿。另外,孕妇的不良行为习惯对胎儿的影响也很明显,如吸烟、酗酒,有可能导致胎儿畸形、智力低下等。因此,社区护理人员应加强孕期心理卫生指导,在妊娠期孕妇保持心情舒畅、情绪稳定、生活规律、劳动、营养和休息适度,维护生理、心理的良好状态,给胎儿健康发育成长创造一个良好的环境条件。

（二）婴儿及儿童期心理卫生

个性（人格）的形成和发展,除先天素质外,后天环境特别是早期的生活环境起着非常重要的作用,从婴儿到儿童是个体人格形成的关键时期。家庭应赋予孩子一个温暖、信任、安全的环境以便使孩子形成诚实、开朗、信任他人等优良品质。除家庭环境外幼儿园和学校也是保障儿童心理健康的重要环境。幼儿园教师要同孩子保持良好接触,注意培养孩子获得内心平静及战胜困难的勇气。学校教育是儿童期启蒙教育的重要环节,教师言行和同学之间的相互影响对儿童的智力发展和心身健康有着不可低估的作用。对婴儿、儿童心理卫生问题的预防,主要包括:① 普及心理卫生知识,为教师、家长及儿童提供心理咨询,使年轻父母掌握一些心理卫生知识,注意减少自身人格弱点对孩子的影响,不仅要注意孩子的智能培养也要注意人格培养,培养儿童健康的心理状态及正常的行为情绪等。② 改变不良的育儿态度,要认识到过分溺爱或过分粗暴都有增加心理卫生问题的危险性。③ 逐步建立跨学科的防治网,对管辖区内儿童进行心理普查,早期发现有问题的儿童,并进行家访及追踪调查,以寻找造成问题的有关心理因素,并协助及早解决。

(三)青春期心理卫生

青春期是人生的转折时期,在这一时期,人的身体发育几近成熟但心理发展相对滞后,容易表现出诸多心理矛盾与冲突。对事物能做出自己的判断和见解,但对自我的认识和评价与他人尤其是来自成人的评价之间存在差距。思维方式逐步从形象思维为主向抽象逻辑思维为主过渡。由于生理上出现性发育加速,使性意识增强。容易接受新鲜事物也比较容易受不良的社会环境影响。社区心理保健应根据青春期的特点,开展有针对性的心理健康教育和心理咨询工作,这些工作的对象不仅包括适龄青春期人群,还应包括其家长或相关人员。关键在于让大家充分认识青春期是人生的重要时期,应着力把握。

(四)中老年期心理卫生

中年是社会的中坚、家庭的支柱,也是诸多矛盾的集结点。比较起其他年龄阶段来,中年期是一个主要以奉献为主,索取为辅的时期。因此,中年期是一生中身心最疲惫的时期。社区中年人心理保健应该注意在提供专业帮助和咨询的基础上,帮助他们建立自我保健的意识,采取自我保健的行动,中年人的心理卫生的自我保健应该要注意以下几个方面:① 劳逸适度,饮食起居有节。② 要学会自我心理调节,即当心理压力过重时,要从心理上进行主观的调节,以尽量减少各种压力带来的消极影响保持心理上的平衡。③ 保持和巩固良好的个性,不良的个性也要适当的改造。④ 善于与周围的人保持良好的关系,维持一种融洽、正常的人际关系,使个体获得安全感,也有助于减轻心理压力。

进入老年期,人体在生理功能出现明显减退的同时心理能力也呈现逐渐下降的趋势。由于社会角色的改变,常会引起失落、孤独、自卑和抑郁等适应不良的表现。社区老年人的心理保健是一项综合的社会任务。社区护理人员要充分了解老年人的心理特点,熟悉老年人在知、情、意等方面的改变,倾注更多的关爱,注意自我修养和交谈方式,重在给老年人以心理支持。并应和其他社区工作人员和老人家庭成员协作,鼓励老人正确对待衰老,保持乐观情绪,安享幸福晚年。

(五)残疾人心理问题及社区保健

残疾人作为一个特殊的人群,有着其独特的心理特点,主要表现在:① 孤独感:残疾人在生理或心理上有某种缺陷,目前,在社会上也常常受到歧视,能够活动的场所十分有限,很容易产生孤独感。② 自卑感:残疾人的缺陷造成了他们在学习、生活和就业等方面所遇到的困难远比普通人要多,其行为容易受挫。加之在社会上得到的正面评价不足,自卑感极易产生。对残疾人的偏见和歧视是挫伤他们自尊心,形成自卑感的重要原因,社区人员护理人员应大力宣传和呼吁人们端正认识,充分理解和尊重他们,创造有利于残疾人学习、工作和生活的社会环境。③ 敏感自尊,情绪反应强烈:由于自身的残疾,容易使他们过度注意自己,又过分在意别人的态度和评论,导致他们对某些现象的情绪反映强烈。

社区护理人员在充分了解残疾人特点的基础上,为残疾人提供个别或集体心理辅导,引导他们面对现实,有条件地发挥他们的自理、自立能力,通过实现自身价值,减轻心理压力。另外,对社区人群要进行宣教工作,要形成助残风气而不是歧视贬低,使残疾朋友在和谐的氛围中,重树生活勇气。

(六)慢性病病人心理问题及社区保健

慢性病一般病程都较长,且多数不能根治,会引起诸多心理问题。慢性病病人最主要的心理问题有敏感多疑、紧张、焦虑、恐怖、抑郁、被动依赖、情感脆弱、过分关注自己等。社区护理人员应注意针对病人的这些心理特点,根据具体情况,指导病人接受心理辅导或治疗。在关心、帮助的同时,应该启发他们正确对待疾病,使其懂得人与疾病可以共存。

四、社区精神卫生护理特点

(一)系统的、持续的、全方位的护理服务

社区精神病病人多为慢性病病人,且主要问题为社会功能障碍和缺陷,因而社区护理人员应与精神科医生、社会工作者、心理工作者分工合作,进行系统、持续和全方位的护理服务。

(二)防治教育与健康教育为一体的护理服务

社区精神卫生工作的重点在于预防和康复,所针对的人群为全体社区人员即患者和健康者。因而应防治结合,进行心理健康教育也就成为社区护理工作的重要内容。

(三)康复护理贯穿社区护理的全过程

康复是社区精神卫生工作的重要内容,也是其作为医疗工作的主要任务。社区精神康复起着住院康复难以替代的作用,因为它更接近于现实生活,对精神病病人来说就更具现实意义。因而康复护理在社区精神护理中占有更多的权重,并贯穿社区护理的始终。

(四)做好管理工作

社区护理人员与综合性医院的护士有所不同,除医疗工作外,还要做好相关的管理工作,如康复之家、病人公寓及寄养家庭的管理工作等。

第三节 精神疾病的预防、诊治和家庭随访

一、精神疾病概述

(一)概念

精神疾病是指以心理(精神)活动(指感知觉、记忆、思维、情感、意志活动)异常为主要表

现的一大类疾病。按照心理活动不同及心理过程的异常特征,应用医学概念将它们概括为感知障碍、记忆障碍、思维障碍、情感障碍和意志障碍等类别。

(二) 精神疾病的种类

《中国精神疾病诊断标准》第三版(CCMD-3)将精神疾病分为以下种类:器质性精神障碍,精神活性物质或非成瘾物质所致精神障碍,精神分裂症(分裂症)和其他精神病性障碍,心境障碍(情感性精神障碍),癔症、应激相关障碍、神经症,心理因素相关生理障碍,人格障碍、习惯与冲动控制障碍、性心理障碍,精神发育迟滞与童年和少年期心理发育障碍,童年和少年期的多动障碍、品行障碍、情绪障碍,其他精神障碍和心理卫生情况。

(三) 基本治疗方法

精神疾病的种类不同其治疗方法亦不同。重型精神病如精神分裂症主要是采用药物治疗;神经症等常采用心理治疗、药物治疗及中医治疗相结合的方法。对于人格障碍等主要采用心理治疗方法,对于心理健康问题主要采用心理咨询的方式。

二、精神卫生的三级预防

(一) 一级预防

精神疾病的病因及预防

一级预防也称病因预防。在精神疾病发生前,面向整个社区人群,最大限度地消除和减少致病因素。营造健康的精神卫生社会环境,形成健康的生活方式,培养良好的心理素质;目标是预防精神障碍、心理障碍或其他精神疾病的发生。

(二) 二级预防

二级预防服务对象为精神疾病发生危害前期及发病期病人,主要目标是早期发现(初发病人与病人病情复发)、早期治疗。早期发现采取健康人群的监测,定期检查随访,家庭与社区的监护及病人的自我检查等措施。早期治疗本着合理用药、家庭治疗和双向转诊等原则并配合心理咨询与心理治疗。

(三) 三级预防

三级预防指康复期的预防,服务对象为需要康复和长期照顾的病人。主要目标是帮助病人最大限度地恢复社会功能,防止和减少精神残疾的发生,提高患者生命质量。

三、精神疾病的社区诊治

(一) 常见精神症状

1. 错觉　错觉是一种知觉障碍,是对客观事物歪曲的知觉。正常人有时也可产生,但在重复验证后可以纠正。病理性错觉常在意识障碍下产生,多见于症状性精神病的谵妄状态,多带有恐怖色彩,可导致恐怖表情和逃避行为。

2. 幻觉　幻觉是一种无对象性的知觉,即所感知的"对象"现实中并不存在。幻觉是鉴别精神障碍的一个重要症状。根据感受器官的不同可分为幻听、幻视、幻嗅、幻味、幻触等。其中幻听是最常见的一种幻觉。病人可听到单调或复杂的声响。幻听的内容可为议论、咒骂和恐吓等。当幻听为命令性时,可使病人无条件服从,而产生拒食、自杀、伤人或其他破坏性行为。幻听可见于多种精神病。

3. 记忆减退与遗忘　记忆减退是记忆障碍的常见表现。其程度可有轻度的对往事难于回忆,到严重时一切新的印象瞬息即忘。遗忘系指某些事件在记忆中脱失。器质性遗忘的规律是对新近事件的记忆先受影响,以后扩展及久远往事的记忆,后者称之为远事遗忘。

4. 思维形式障碍　思维形式障碍主要包括思维散漫和破裂性思维等。前者指病人对问题的叙述不够中肯,给人的感觉是答非所问,以致使人感到交谈困难。后者指病人在意识清晰无智力障碍的情况下,思维联想过程破裂,缺乏内在意义上的连贯和应有的逻辑性,旁人无法理解其意义。病人却丝毫不能觉察他的错误,甚至给以更荒谬的解释。严重时,言语支离破碎,甚至个别语句之间也缺乏联系,成了词的杂乱堆积,称"词的杂拌"。此类症状见于精神分裂症,为该病所具有的特征性思维障碍,对诊断很有意义。

5. 思维内容障碍　思维内容障碍主要包括妄想和强迫观念。

(1) 妄想　妄想是一种病态的信念,其特点为:没有事实根据,与病人所处情境不相符合,但病人坚信不疑,且不能用事实证据来说服纠正。主要包括:被害妄想、关系妄想、夸大妄想和罪恶妄想等。

(2) 强迫观念　强迫观念是一种明知不必要但又无法摆脱的观念,反复出现,内容多重复,常伴有紧张的情绪和强迫动作。可见于强迫症。它与强制性思维不同,后者多见于精神分裂症。

6. 情感高涨　情感高涨表现为不同程度和性质的病态喜悦,有与环境不相称的过分愉快,兴高采烈,多见于躁狂症。

7. 情感低落　患者面带愁容,表情痛苦。思维动作迟缓,不思饮食。有消极自杀观念或企图。多见于抑郁症。

8. 焦虑　患者在缺乏事实依据的情况下意识到将有大祸临头之感。忧虑不安甚至搓手顿足。且常伴有心悸、出汗、尿频等自主神经系统症状。多见于焦虑症。

9. 精神运动性兴奋　精神运动性兴奋是指整个精神活动的增强,突出表现在动作与言语增多。根据其精神活动是否协调一致可分为协调性精神运动性兴奋和不协调性精神运动性兴奋。前者是指病人的言语动作增多是与其思想情感活动的亢进相一致,并和环境密切相关。多见于躁狂症。后者则活动单调杂乱,缺乏明确的目的性,使人不易理解。如精神分裂症病人的紧张性兴奋多突然发生,且伴有冲动和攻击破坏行为。

10. 木僵　木僵是指在没有意识障碍情况下,出现言语、动作和行为的抑制。轻者言语、动作明显减少而缓慢迟钝。严重时全身肌肉紧张,随意运动几乎完全消失,呆坐、呆立或卧床不动,面无表情,不吃不喝,对体内外刺激不起反应。口涎外溢,不主动解大小便,但患者意识保持清楚。典型木僵见于紧张型精神分裂症。较轻的木僵也可见于严重抑郁症等。

11. 冲动行为 冲动行为是指在幻觉、妄想支配下或无外界明显诱因时,发生突如其来的伤人毁物行为。多见于精神分裂症。

12. 自伤与自杀 自伤常是冲动性伤害自身的行为,但并不一定伴有自杀的企图,但其方式一般较残忍,多见于精神分裂症。自杀以抑郁症为多见,但也见于精神分裂症患者。在护理精神分裂症患者时必须注意:长期服用抗精神病药物会导致焦虑抑郁状态而发生自杀。

13. 意识障碍 意识障碍依其轻重逐次有嗜睡状态、意识模糊、谵妄状态、昏睡、昏迷几种程度不等的意识障碍,临床症状可从较强的刺激包括言语能使其唤醒至精神活动完全停顿,痛觉消失,各种反射减退或消失,可出现病理反射。当瞳孔反射消失时则为深度昏迷。

14. 自知力 自知力是指病人对自己精神疾病的认识和判断能力。精神病患者均有程度不同的自知力缺失,不承认自己有精神病,拒绝就医,随着病情的进展自知力丧失,病情好转则自知力逐渐恢复。因而,临床上将有无自知力以及自知力的恢复程度作为病情轻重和病情好转程度的重要指标。与之对应神经症患者有完整的自知力,常主动要求就医。

（二）精神康复

精神康复是指运用相应的设施和手段,尽量改善精神病患者的精神症状,最大限度地恢复其社会功能。精神康复的主要目标是使患者的工作和生活得到重新安置,使其能独立从事一些力所能及的劳作,提高患者适应社会的能力和生活质量。精神康复的主要内容包括以下 4 个方面:① 个人生活自理能力,包括训练患者个人的衣食住行等方面能力和自行料理基本生活事务的能力。② 家庭职能,包括训练患者个人作为家庭成员应该具备的基本职能,如作为丈夫、妻子、子女、父母的基本角色要求,以及如何正确处理家庭成员间的关系和家庭问题等。③ 工作和社会职能,包括患者既往工作能力的恢复以及人际交往技能、解决问题技能及应对生活事件等社会功能的最大程度恢复。④ 疾病及药物自我管理技能,包括患者对自身疾病病情、症状的认识和理解,学会识别自身症状,对常见的药物不良反应有所了解,并能简单自我处理。学会必要时寻求医生、家属等社会支持,提高治疗依从性。无论是重性精神疾病通过药物治疗恢复自知力后,还是轻度精神障碍经过心理治疗等方法精神症状得以缓解之后,康复的过程不能脱离现实生活,否则康复将失去现实意义。因此,精神障碍的康复必然涉及出院后长期的生活和工作,因而,依赖社区精神康复系统使这些功能得到恢复是精神康复的主要发展方向。

（三）药物治疗

药物治疗是治疗精神疾病尤其是重性精神障碍的主要手段。但精神药物的安全性是不能回避的问题,因而应注意合理用药,也可采用中西医结合的治疗方法以减低精神药物的副作用。根据临床应用,精神药物可分 6 类,即:抗精神病药,抗抑郁药,抗焦虑药,抗躁狂药或情感稳定剂,中枢神经兴奋药和促智药,脑代谢促进药。社区护理人员应熟悉药物使用的适应证和禁忌证,不良反应及处理;应注意提醒患者及家属用药注意事项,包括时间、用法,不良反应等。在用药期间,要注意观察病人的反应,以便及时处理用药带来的影响。

（四）工娱疗法

工娱疗法的工，指工作，即力所能及的劳动；娱，指娱乐。工娱疗法是让患有精神疾病的患者参加适宜的劳作和各种娱乐活动促进其康复的治疗方法。社区护理人员应根据病人的具体情况选择病人喜欢的劳作和娱乐方式进行。注意不要过劳过逸，另外，有自杀倾向的病人不宜参加外出活动。

（五）心理咨询与心理治疗

1. 心理咨询的概念　心理咨询是咨询者运用心理学的理论与方法，通过特殊的人际关系，帮助来访者解决心理问题、提高适应能力、促进人格发展的过程。

2. 心理治疗的概念　心理治疗是以医学心理学理论为指导，以良好的医患关系为前提，由经过专门训练的医生运用心理学的技术或手段，改善、矫正或消除病人的不正确认知活动、情绪障碍、异常行为和由此引起的各种躯体症状的一种治疗方法。

3. 心理咨询与心理治疗的不同点

（1）对象不同　心理咨询的对象是有心理困扰的正常人，而心理治疗的对象是心理异常的病人。

（2）内容不同　心理咨询主要解决正常人所遇到的各种心理问题，如学习问题、工作问题、婚姻问题、家庭问题和人际关系问题等；而心理治疗主要诊治某些病人的异常心理，如神经症、性变态、人格障碍、行为障碍以及某些心身疾病等。

（3）目标不同　心理咨询的目标在于促进心理健康发展，即通过心理咨询，使来访者摆脱心理困扰，增强适应能力，充分开发潜能，提高发展水平；而心理治疗的目标在于纠正异常心理，即通过心理治疗，消除或缓解病理症状，恢复正常生活。

4. 心理咨询与心理治疗的相同点　心理咨询与心理治疗两者之间没有本质区别。两者所采用的理论和方法相同；两者都注重建立帮助者与求助者之间良好的人际关系，在实际工作中，心理咨询与心理治疗很难截然分开。

5. 咨询方式　咨询方式一般包括门诊咨询、现场咨询、信函咨询、专栏咨询、电话咨询和互联网咨询。

6. 心理治疗方法　常用的心理治疗方法包括认知疗法、行为疗法、生物反馈疗法、询者中心疗法等。

四、常见精神疾病及社区护理

（一）精神分裂症

常见精神疾病

精神分裂症（schizophrenia）是一组病因未明的精神病，多起病于青壮年，常缓慢起病，具有思维、情感、行为等多方面障碍及精神活动不协调症状。通常意识清晰，智能尚好，有的病人在疾病过程中可出现认知功能损害，自然病程多迁延，呈反复加重或恶化，但部分病人可保持痊愈或基本痊愈状态。

1. 临床表现

（1）精神分裂症早期症状　在本病的早期，其特征性表现尚未充分表露，故此期的精神症状并不明显，有些症状类似神经症症状或其行为改变并非本病所特有，以致不易识别。因此，需仔细辨别才能发现异常。常见的早期症状有 ① 意志和行为障碍：病人表现为意志和行为的改变及社会适应能力降低如变得懒散、孤独、被动、工作学习效率下降与过去判若两人，又找不到造成这些改变的确切理由。② 情感障碍：情感障碍在精神分裂症早期就已发生，主要体现在对某些高级情感的体验能力的丧失。随着疾病的进展，逐渐加重。③ 思维障碍：精神分裂早期病人的思维障碍多为不切实际的冥想。④ 类神经症症状：早期精神分裂症患者可出现各种不同程度的神经症表现，如头晕、头痛、失眠、多梦、记忆力减退等。并在此基础上产生疑病表现，为此焦虑不安，烦躁异常。⑤ 自知力改变：早期精神分裂患者大都具有一定自知力，但随着疾病的进展，自知力逐渐减弱或丧失。⑥ 其他症状：除上述症状外精神分裂症早期病人还可出现强迫观念及感知觉障碍等。

（2）精神分裂症的发展期症状　大多数精神分裂症病人经过早期阶段后，疾病的基本症状日益明朗。少数急性起病或者亚急性起病的患者一开始症状就十分显著，而没有明显的早期症状。主要特征性症状有 ① 思维联想障碍：思维联想过程缺乏连贯性和逻辑性，是精神分裂症最具有特征性的症状。其特点是病人在意识清楚的情况下，思维联想散漫或分裂，缺乏具体性和现实性。病人在言语或书写中，语句在文法结构上虽然无异常，但语句之间、概念之间或上下文之间缺乏内在意义的联系，因而失去中心思想和现实意义。严重时言语支离破碎，甚至个别词句之间缺乏联系，称"词的杂拌"。患者在交谈时经常游走于主题之外，答非所问。有的病人用一些很普通的词句，甚至以动作来表达某些特殊的、除病人自己外旁人无法理解的意义。精神分裂症患者的联想过程可在无外界因素影响下突然中断，或者涌现大量的强制性思维。这些思维联想障碍往往伴有较明显的不自主感，病人感到难以控制自己的思想，并常常伴有妄想性判断，认为自己的思维受外力的控制。② 情感障碍：情感淡漠，情感反应与思维内容以及外界刺激不协调，是精神分裂症的重要特征。情感淡漠不仅仅以表情呆板、缺乏变化为表现，患者同时还有自发动作减少，缺乏体态语言，在谈话中很少或几乎不使用任何辅助表达思维的手势和肢体姿态，讲话语调极其单调，同人交谈时与对方无眼神接触。不管医生尽多大努力关心询问，也不能唤起病人情感上的共鸣，不能建立情感上的联系。患者对亲人冷漠无情、无动于衷。此外，少数病人还可以有情感倒错，即笑着叙述自己的不幸，或对同一事物产生对立的矛盾情感。在情感平淡或迟钝的同时，病人还可对很小的事件产生爆发性的反应。③ 意志行为障碍：病人的活动减少，行为变得孤僻、被动、退缩。病人对生活、学习及工作的要求减低，表现为无故旷课或矿工。严重时行为极端被动，对生活的基本要求亦如此。病人不注意清洁卫生，长时间不洗澡、不梳头，生活极为懒散，终日无所事事，呆坐或卧床。

除特征性症状之外精神分裂症还可见到一些其他常见症状如幻觉、感知综合障碍及妄想等。

（3）精神分裂症的慢性期症状　精神分裂症的慢性期与急性期症状不完全相同，主要表现在正常的精神功能衰退或缺乏，此期精神病的阳性症状不明显而阴性症状突出，病程一般在两年以上，才可称为慢性期。慢性期的主要症状有① 缺陷性症状：A. 人格缺陷，轻者表现为贪吃、好玩、好逸恶劳；重者无理取闹，性行为放荡，常与人争吵，甚至发生攻击行为。B. 情绪不稳定易激惹。C.残留幻觉妄想状态,但不引起明显情绪反应。D.迟钝退缩状态,表现为主动性差,少言寡语,孤僻退缩,不愿与人接近。② 精神衰退:A.意志活动减退,有些病人除进食、排便外,终日卧床生活缺乏主动性。B.思维贫乏,单调刻板。C.情感淡漠衰败。D.智能活动减退,导致工作、学习、生活能力下降。

2. 临床分型　精神分裂症按其临床特征分为偏执型、紧张型、青春型、单纯型和其他类型。

3. 社区护理要点　社区医护人员了解精神分裂症早期及发展期的主要临床特征及诊断标准,其目的主要在于能够快速鉴别患有这种疾病的患者,以便及时转诊至专科医院,做到早发现、早治疗,惠及患者、家属及整个社区。

社区中以慢性精神分裂症患者居多,对于在社区的病人来说,护理应针对病人始动性行为缺乏的特点,护士应多提醒使其能自行完成日常事务,切忌为其包办代替,若如此,病人的始动行为缺乏会更加严重。在给药护理中要叮嘱并监督病人不能无故自行停药,应对这类病人进行切实可行的健康教育,包括对病人宣讲疾病性质、规律、治疗疗程、药物作用及不良反应的防范及治疗与巩固疗效的关系等。对某种治疗有效的药物,应较长时间服用维持剂量。应告知患者,病人使用维持剂量的药物一般不良反应并不多见,有时出现较轻的不良反应,无需停药,可经医生同意酌情减量即可消失。常见的不良反应有睡眠时间过长、疲乏无力、迟钝、记忆力减退等。护理人员应帮助患者或代为保管好药物,防止意外发生或药物失效。对于心理护理,调动患者的主观能动性是这一期间心理护理的主要内容,为此除进行心理健康教育外,主要应进行精神康复。

(二)焦虑症

焦虑症(anxiety disorder)属神经症范畴,其焦虑情绪为原发症状,而非继发于其他精神症状,是社区门诊中常见的一种疾病。焦虑症主要分为惊恐障碍和广泛性焦虑两种类型。

1. 惊恐障碍(panic disorder)　惊恐障碍是一种以反复的惊恐发作为原发症状的神经症,其发作具有不可预见性。惊恐障碍是一种急性焦虑的发作形式(惊恐发作),这种发作并非由于面临危险处境,常为自发性。常突然起病,几分钟内便达高峰。常有以下自主性症状:心悸、出汗、震颤、呼吸困难、胸闷、胸前压迫感、恶心、头晕、人格化解体、感觉异常、忽冷忽热感、濒死恐怖感等。病人初次发作多去内科急诊求治,多次检查无躯体疾病证据。

2. 广泛性焦虑(generalized anxiety disorder)　广泛性焦虑是指一种以缺乏明确对象和具体内容的提心吊胆及紧张不安为主的焦虑症,并有显著的自主神经症状、肌肉紧张及运动性不安。病人因难以忍受又无法解脱,而感到痛苦。主要临床表现为对未来可能发生的、难以预料的某种危险或不幸事件的经常担心。这类焦虑和烦恼与现实不相称。紧张不安,不能静坐,甚至搓手顿足。并伴有自主神经功能兴奋和过分警觉等表现在心悸、出汗、恶心、腹痛、腹泻、难以入睡,易惊醒等。

3. 社区护理要点　焦虑症尤其是广泛性焦虑是社区门诊中的常见疾病,医护人员应能识别。对于惊恐发作对药物治疗无效者,可考虑转诊。护理人员应做好心理支持工作。单纯的广泛性焦虑,在社区门诊通过药物和心理治疗即可控制。

护理人员应着重进行心理护理。对惊恐发作的心理护理,首先,要使病人明确生活方式也是可能诱发惊恐发作的原因,饮食中要尽量避免使用刺激性强的食物,另外,患者应戒除一些不良嗜好,如吸烟等。其次,要使患者家属了解这方面的知识,一旦惊恐发作,家人的心理支持和安慰对患者来说非常重要。良好、和谐的家庭环境有助于预防惊恐发作的发生。另外,护理人员还应定期对病人进行心理放松训练,以便有效地预防本病的发生。

对于广泛性焦虑的护理,护理人员首先要对病人进行心理教育,内容包括:其一,改变病人生活方式,介绍焦虑症状可能的致病原因,可用的治疗方法和早期焦虑的自我管理方法等。其二,耐心细致地对病人解释,使其了解伴发的躯体症状并非来自躯体疾病,焦虑情绪得到控制后躯体症状就会缓解,专注于躯体症状,只会使人更加焦虑甚至恐惧。同时减少生活中应激因素也有利于病情的缓解。其次,要配合专职人员进行心理治疗。主要治疗方法有① 认知疗法:在焦虑期间让患者认识到其症状,然后试图改变,这种认知治疗比其他行为治疗效果要好。② 行为治疗:采用角色扮演以及预测检验等方法以消除焦虑。③ 减轻焦虑技术:采用放松训练等方法,指导患者进行放松训练的同时,要鼓励患者自己去参加一些愉快的活动或锻炼,以逐渐减轻焦虑。

在社区门诊中,还可见到情感类精神疾病、强迫症、癔症等精神疾病。限于篇幅这里不再赘述,请参考精神卫生类的其他书籍。

五、精神病患者的家庭治疗与随访

(一)家庭治疗概述

1. 概念 家庭治疗是以家庭作为一个自然单位,让病人及其家庭成员一同进行心理治疗的方法。它强调人际互动的重要性,以家庭系统观点为指导,力求了解家庭因素与个人的心理与行为的关系,找出使病人发病或症状持续加重的家庭因素;并通过改进家庭的功能使患者的病情得到改善。

2. 类型 家庭治疗一般可分为两种,其一是指针对家庭所有成员进行的心理干预和关系协调。其目的在于改善家庭整体成员观念,消除家庭环境中不利于患者康复的因素;减少照料亲属的心理上的压力及精神负担等。主要类型有一般性家庭治疗,动力性家庭治疗,行为性家庭治疗和系统性家庭治疗等。其二是针对病情比较稳定的精神病患者在家庭中进行治疗,包括药物治疗、心理治疗、精神康复等。这类家庭治疗是目前我国社区精神卫生保健中的主要任务。其主要目的在于提高病人的社会功能水平,从而减少复发和减轻社会功能障碍。

(二)家庭治疗的目标与方法

1. 目标 是通过家庭成员间的和谐互动以最大限度发挥家庭的自稳功能,不仅帮助患者康复或预防复发,而且使每个成员清楚自己在家庭中职责,每个人在家庭中找到心理依托,提高心理健康水平。

2. 方法
(1)建立关系 治疗者在治疗前首先要与被治疗家庭建立信任关系,这是治疗能否成功的关键所在。通过沟通要使整个家庭意识到家庭治疗的意义,并能主动参与积极配合。
(2)治疗初期 在巩固前期良好信任关系的基础上,治疗者要有效地与家庭成员沟通,寻找各种积极线索,在家庭中初步形成良性互动。启发家庭成员自己找出成员间在维护家庭和谐及满足不同需求时所存在的问题。治疗者在触及家庭敏感问题时要保持中立态度。

(3)治疗中期 在前期已明确问题的基础上,治疗师积极引导家庭成员找出解决问题的办法,并督促付诸行动。同时提醒家庭成员享受由于改变带来的正性心理感受。

(4)治疗结束阶段 应使家人养成富于内省、自觉改进自身行为的能力与习惯,并维持已被领悟的良性行为。

以上治疗方法主要是针对家庭所有成员进行的心理干预的方法,对于精神病病人在家庭中进行治疗要严格督促患者坚持服药的基础上,参考上述方法进行。

3. 家庭治疗中的护理 主要包括两类情况。

(1)康复期精神病病人家庭护理 社区护理人员要全面了解病人和家属的具体情况,做到有的放矢。精神病病人康复期的家庭护理的内容:① 提高患者的自信心,消除其自卑感。② 护理人员和家庭成员应鼓励患者加强生活技能的训练,帮助病人制订适宜的作息时间表,逐步开始有规律的生活,做到起居有节,饮食如常,注意仪表,做一些力所能及的家务。③ 护理人员应使家人帮助患者恢复原有的人际关系,发展新的人际关系。④ 家属应该督促患者坚持服药,巩固疗效,同时细心观察病人的睡眠、情感、行为、用药反应等变化,遇有心理、社会或其他应激事件时应及时防范。

(2)精神症状明显病人的家庭护理 见本节社区常见精神科急症的处理。

(三)家庭访视

家庭访视主要是严密观察精神病患者的病情变化,逐个检查和落实病人的服药情况,督促患者及时服药,了解康复措施落实情况及康复效果。通过家庭访视可以了解患者家庭的具体情况,加强与患者家属的沟通,有效掌握病人及家属的第一手资料,以便有的放矢进行心理疏导和精神康复。

六、社区常见精神科急症的处理

(一)常见急性和特殊精神症状的处理

1. 兴奋躁动、暴力行为 兴奋常突然发作,强烈粗暴,冲动杂乱,有毁物、自伤或他伤甚至纵火等暴力行为。社区医护人员应尽量避免激惹病人,将患者与他人分开以减少伤害事故。与病人接触时要和颜悦色,安抚其烦躁情绪,尽量满足病人的合理要求,办不到的给予解释。缩短兴奋过程,护士应配合医生应用抗精神病药物控制症状,必要时给予约束。检查环境和患者身上有无危险物品或用以伤人的工具,减少环境中的不良刺激。取得家属和其他有关人员协助并及时转诊至精神病专科医院。

2. 木僵状态 根据病因不同可分为紧张性木僵、抑郁性木僵、器质性木僵和心因性木僵等。对木僵病人要做好生活护理;维持水、电解质、能量代谢平衡,必要时给予鼻饲;预防并发症,如保持呼吸道通畅,做好口腔护理,取头偏向一侧卧位,做好两便护理,预防压疮。根据情况及时转诊。

3. 幻觉 观察病人的言语、情绪和行为表现,评估病人幻觉出现的时间、次数和内容,以及引起的相应情感和行为上的反应,加强安全护理。

4. **妄想** 与病人接触时,应尽量不触及妄想内容,不与病人争辩和反驳妄想内容,防止加重妄想,增加对医护人员的敌意。在病人面前不可交头接耳,以免引起猜疑。不可从背后拍打病人,避免由此产生的冲动。注意病人妄想有无泛化,防止与他人发生冲突。

5. **自杀** 精神障碍患者自杀率是正常人群的数倍,各种形式的抑郁症具有明显的自杀倾向性,抑郁症患者最终有15%死于自杀。伴有明显抑郁症状的精神分裂患者,在疾病的恢复期或出院后不久,其应激生活事件增加或应激的主观感受增强,其自杀的可能性也会相应增加。社区护理人员应提高对自杀问题的敏感性,提醒家庭成员密切观察患者有无自杀迹象,如写遗书、整理旧物、突然关心他人、藏匿药品及自杀工具等。一旦发现有此迹象应密切关注病人,并加强药物治疗和心理援助,有效减少负性思考,以防止自杀的发生。对恢复期病人,社区护理人员要多与其交谈,鼓励病人参加康复训练,及时给予心理支持,使其肯定自身价值,以便减少自杀的念头,积极预防病人意外的发生,必要时可考虑送入专科医院治疗。一旦发生自杀事件,应立即隔离抢救或迅速转诊。

(二)精神药物急性中毒处理

精神药物中毒可见于自杀,也可见于误服或使用不当,以催眠镇静剂中毒多见。服药自杀者,程度严重,通常应立即转诊;对误服或使用不当而过量中毒者,根据社区医疗条件也可就地抢救,病情严重时亦应及时转诊。社区精神药物中毒一般抢救原则:消除毒物、支持疗法、对症处理和及时转诊。清除毒物可采用洗胃、催吐、导泻和输液排毒等方法。催眠镇静剂中毒可采用1∶5 000高锰酸钾溶液彻底洗胃。采用静脉输液等进行营养支持治疗以纠正低血压等并发症。对症处理包括纠正和维持水、电解质和酸碱平衡,及时吸氧,保温,保持呼吸道通畅。根据社区医院条件一般在充分洗胃后应及时转院。

【复习思考题】

1. 什么是精神卫生?
2. 心理健康的标准是什么?
3. 什么是精神康复?有哪些主要内容?
4. 简述常见精神科急症的处理。
5. 什么是生活事件?对健康有什么影响?
6. 精神分裂症发展期的主要症状是什么?

第十章选择题

(郑开梅　李传富)

第十一章 社区急性事件的预防与处理

【学习目标】

1. 掌握社区急性事件的防治措施,常见急性疾病与慢性疾病急性发作的社区防治;常见的急症、创伤、中毒等的现场救护。

2. 熟悉社区急救的防治措施。

3. 了解社区急性事件的特点。

【参考学时】 4学时

第一节 社区急性事件及防治措施

社区急性事件是指发生在社区范围内各种可能危及生命的急症、创伤、中毒、灾难事故等事件,也包含急性病和慢性病急性发作。社区护理人员对遭受急性事件患者的社区抢救,包括现场急救处理及转运途中的监护,使急诊患者能在最短的时间内接受较为专业的生命支持、诊治及护理。目的是提高社区内现场的救护质量和救护水平,及时挽救患者的生命,减少伤残的发生。社区护理人员同时也需要开展社区健康教育,普及急救知识,提高社区居民自救互救的能力及水平。

一、社区急性事件的特点

社区急性事件因其发生的地域、种类、涉及人员各异等具有自己的特点。

1. 种类繁多 从理论上讲,凡是可能出现在大型医院急诊科室的各种急症都可能出现于社区。各科疾病的重症、各系统的急症都包括在内。集体中毒,各种灾难事件如地震、洪水、火灾、交通事故以及各种疫病的流行,都是社区救护面临的重要任务。但在社区发生的各种急性事件中内科疾病约占50%,其中以老年人常见的心脑血管疾病居多约为42%;外科疾病约占30%,其中70%为创伤。可见,虽然社区中发生的急性事件种类繁多,但心脑血管急症患者和外伤患者仍然是两大主要救助对象。

2. 病情急险,危害较大 尽管在大多数情况下,发生在社区范围内的急性事件相对较少,但各种事件一旦发生,如不及时处理,则可能给患者带来较大的伤害,有时甚至危及生命。如地震发生时,大批伤员可能会因为得不到及时恰当的救助而成残疾甚至丧失生命。

3. 多需现场紧急救治　社区急性事件一旦发生,常来势凶险,多数受害者迫切需要进行现场紧急救治,否则将给患者带来灾难性后果。据 WHO 的资料证实,20% 的创伤患者因没有得到及时现场救治而死亡;约 2/3 交通事故遇难者于出事后 25 min 内死亡;40% ~60% 的心肌梗死患者在发病后数小时内死亡,其中 70% 的患者死于发病现场或家中;一些气道阻塞、溺水、电击伤及心搏呼吸骤停的患者,很多是因为得不到及时的现场救护而身亡。

4. 服务对象广泛　在社区范围内活动的所有人,包括在通常情况下被认为健康的年轻人,都有可能随时发生各种意外的急性伤病。其中,老人、婴幼儿以及生活不便的慢性病患者是最常见的服务对象。

二、社区急性事件的防治措施

社区急性事件的防治主要从以下几方面着手:对社区进行评估,发现各种危害健康的危险因素;开展预防各种急症的社区健康教育;普及应对社区急性事件的护理措施。社区范围较小,便于掌握本社区人群特征及社会环境,对健康教育工作的开展也极为有利。在对客观环境熟悉的基础上根据实际情况进行有针对性的防治工作是社区医疗机构的主要任务。

(一)评估社区客观环境

进入社区后,医务人员的首要任务是对社区环境进行调查研究,如社区范围内的交通状况、公园绿地、各种公共场所、饮食店等,掌握各种可能与今后工作有联系的机构的详细信息,如公安部门、派出所、医疗机构的位置及电话等。所有这些,均应做到详细记录,以便随时查找。社区医务人员还应善于发现各种潜在的危险因素。例如,车辆多而秩序较乱的地区容易发生交通事故,饮食卫生不佳易发生肠道感染和食物中毒,楼房阳台边上放置花盆等重物可能坠落伤人等,如其中有些问题不便直接干预的,应及时向有关部门反映。

(二)掌握社区居民情况

社区医疗机构的根本任务是防治疾病,因此掌握社区内居民的人口社会学资料显得尤为重要。包括人群总数、性别及年龄、职业分布、各种慢性疾病情况及疾病谱等。社区的老年人、婴幼儿及慢性病患者是社区医务人员的重点服务对象,对其应有专门登记,熟知其居住地点及联系电话,需要时应上门访视,了解病情,进行健康指导。

(三)进行防病宣传

1. 针对不同人群进行卫生防病宣传　其中老年人、婴幼儿、慢性病患者是主要的受教育对象。老年人反应比较迟钝,行动不便,跌倒或碰撞是其受伤的主要原因。防止发生意外事件的关键在于为其生活提供各种便利措施,如床旁、厕所、浴室等场所应有方便手扶的牢固物;经常经过的通道应无任何障碍物;老年人外出时最好有人陪伴等。婴幼儿的主要问题是自控能力差,除防止乱拿乱吃乱塞外,还应防止各种危险动作,如盲目攀爬发生坠落事件等。针对慢性病患者的病情,可教授患者及其家属一些自我监测和急救处理的简易方法。慢性病患者应随身携带一些急救药物和记有姓名、地址、电话、主要病情等内容的联系卡片,以备在外出发病时能得到及时救助。

2. 针对不同季节进行预防宣传　许多疾病有明显的季节性,如夏季的肠道感染和食物中毒,冬季的呼吸道感染、煤气中毒以及心血管疾病的波动和恶化等。除此之外,如北方多风的春季和南方沿海夏秋季的台风时节,容易发生高处坠物伤人事件及暴雨水灾造成房屋倒塌等。针对不同季节进行相应的健康宣传,并与社区领导协同进行防范,做好相应的预防和应急准备,可以及时应对某些急性事件的发生,最大限度地减少损失,防患于未然。

3. 其他临时性预防宣传　节假日期间暴饮暴食、酗酒等可导致某些消化道疾病的急剧增加;娱乐过度,休息不良也可造成一部分慢性病患者急性发病;春节期间烟花爆竹伤人和引起火灾的事件也屡见不鲜。因此及时地进行有针对性的健康知识宣传,防止这些事件的发生,可较大程度的缓解社区医疗机构的工作压力。

(四)普及救护知识

社区急性事件发生后,进行现场救护的人员应具备一定的专业知识和基本技能,内容包含以下几部分。

1. 迅速进行准确的全身性评估,测量患者的生命体征和意识状态。观察患者的一般状况,如皮肤黏膜的完整性、语言的表达能力、四肢的活动情况、患者对伤痛的反应等,以了解对生命威胁的情况。

2. 及时清理呼吸道,维持呼吸道通畅。观察患者的呼吸情况,如呼吸停止,应立即实施人工呼吸。

3. 如患者的循环功能停止,必须立刻实施胸外心脏按压。

4. 检查患者是否有活动性出血并采取止血措施。

5. 让患者安静并注意保持适当的体位。

6. 患者在病情允许的情况下,尽早送到医院救治。

三、社区护士在应对急性事件中的作用

社区护士是社区医疗卫生系统的重要组成部分,社区护士在掌握各种常见病的护理工作的同时,还应该掌握各类急性病、急性创伤、慢性病急性发作及危重症患者的抢救护理工作,同时也要进行一些健康知识的宣教工作。在应对可能突发的急性事件中,社区护士应做好以下几方面的工作准备。

(一)进行健康教育,培训急救人员

根据不同人群、不同季节、不同病种开展社区保健教育是社区护理人员的一项重要任务。定期对社区的非医务人员宣传应对急性危重事件的救护知识,普及一些现场救护的基本技能,实现非医护人员与专业医护人员的救护相结合,使现场的最初目击者能首先给伤病员进行必要的、有效的初步急救。

(二)院前救护

社区医护人员是距离患者发生伤病现场最近,受过专门培训的医务人员。他们对危重伤

病员及时有效的救护,对于维持患者生命、防止再损伤、减轻患者痛苦、提高抢救成功率、减少致残率等均具有极其重要的意义。院前救护包括现场首次救护和机动性对症、强化治疗,使遇难者和伤病员能在发病数秒钟内得到生命支持的治疗,并安全转送到附近医院。采取的措施主要有:迅速脱离险区,对危重患者实行先救治后运送,先救命后治病,急救与呼救并行,加强途中监护等。

(三)抢险救灾

突发性的人员伤亡是许多灾难性事件的共同特征。作为常在一线的医护人员,必须在平时做好应付灾难发生的各种应急准备,一旦灾难发生,应立即组织人员赶赴现场进行紧急救护,其工作重点有① 寻找并救护伤病员;② 检伤分类,根据不同伤情给予不同处理;③ 现场急救;④ 运输和疏散伤病员等。

第二节 社区常见的急症、创伤、中毒等的现场救护

社区医疗机构在急性意外事件处理中承担的任务,是对一些有把握的较简单轻微的急性伤病能独立处理,而对某些严重复杂的问题进行及时正确的初步救护,尽可能地保证病情稳定,并协助家属联系急救中心或医院,尽早地得到治疗和处理。换句话说,社区医务人员任务是定位于家庭抢救水平之上,医院急诊科处理之前。

一、常见急症

(一)高热

1. 概述 体温超过39℃为高热。引起高热的原因很多,绝大多数属于感染性,少数属于非感染性。在感染性疾病中尤以呼吸道、泌尿道和消化道感染最常见,因为这些器官与外界相通,最易遭受病原体的侵袭。在排除上述系统感染后,则要注意某些急性传染性蜂窝组织炎、皮肤脓肿和其他系统的感染。非感染性发热包括风湿性疾病、过敏、血液病、恶性肿瘤、中暑、药物热、甲亢危象、嗜铬细胞瘤危象、癫痫持续状态以及无菌性坏死物质吸收,如内脏出血、心肌梗死等。长时间高热可损伤脑细胞,特别是儿童及老年人更易受害,因此社区医护人员的及时处理可以有效地减少患者各种并发症的出现。

2. 现场初步救护 ① 首先应将患者处于安静、通风、温湿度适宜的环境中。② 卧床休息,以减少体力消耗和热量的产生。③ 少量多次补充水,以保证水分的摄入。④ 要注意防止脱水和维持电解质平衡,并密切观察血压、心率和呼吸等生命体征。⑤ 若出汗较多,应及时擦干并换去湿衣裤,同时给予恰当的降温处理,如物理降温和药物降温等。⑥ 高热惊厥者应置于保护床内,防止坠床和碰伤。⑦ 高热昏迷者,应注意及时吸除鼻咽分泌物,保持呼吸道通畅。

3. 物理降温 首选,简便安全,疗效较快,但对于高热伴有寒战时不要予以退热处理,且应注意保暖。寒战过后体温迅速上升时才能应用物理降温。物理降温的方法有① 冷敷:用凉毛巾分别于前额、颈双侧、双腋下及双腹股沟处冷敷,将体热散发,此法较为常用。② 冰水擦浴:对高热、烦躁、四肢末梢灼热者,可用冰水擦浴降温。③ 温水擦浴:对寒战、四肢末梢厥冷

的患者,用 32~35℃温水擦浴,以避免寒冷刺激而加重血管收缩。④ 乙醇擦浴:用温水配成 30%~50% 乙醇擦浴。擦浴时应自上而下,由耳后、颈部开始,直至患者皮肤微红,体温降到 38.5℃左右。伴皮肤感染或有出血倾向者,不宜皮肤擦浴。物理降温后 30 min、1 h 应重测体温,观察降温效果,必要时应考虑药物降温。

4. 药物降温 只是对症处理。可视发热程度谨慎地采用中小剂量口服药或肌内注射解热镇痛剂,如阿司匹林、吲哚美辛(消炎痛)、氨基比林、激素等。用药时要防止患者虚脱,高龄老年人应用退热药时要谨慎,避免用药后出汗过多致血压下降。

5. 其他 高热患者如经上述处理,仍持续高热不退,应送医院做进一步处理。

(二) 昏迷

1. 概述 昏迷是严重的意识障碍,是中枢神经系统活动受到严重抑制的临床表现。其主要特征为随意运动丧失,对外界刺激失去正常反应并出现病理反射活动。引起昏迷的原因很多,可分为全身性疾病和颅内病变。全身性病变如各种重症感染、内分泌代谢障碍(糖尿病酮症酸中毒、低血糖昏迷、甲状腺危象、甲状腺功能减退症、尿毒症昏迷、肝性昏迷等)、水电解质平衡紊乱、中毒、中暑、淹溺、触电等。颅内病变如颅内感染、脑血管疾病、颅脑外伤、颅内占位性病变、癫痫等。因此,护理工作者在最初接触患者时,要分清是深睡眠还是昏迷。通常家属可提供患者平日睡眠习惯及入睡后的情况,如睡眠姿态、呼吸深浅及鼾声等,此次有何特殊可疑之处。一般睡眠时,对呼唤、触动等刺激有反应。经触动及呼唤后鼾声减轻或停止,并有一些动作,应立即将其唤醒。如呼而不醒,应考虑为昏迷。

2. 现场初步救护 对昏迷患者首先应了解血压、脉搏、呼吸、瞳孔反射等情况并随时观察。要保持患者呼吸道通畅,给予平卧位,头偏向一侧以避免口腔分泌物或舌根后坠堵塞气道。当出现呼吸不畅、缺氧加重时,应积极准备行环甲膜穿刺或行气管切开。积极查明病因,了解既往史和此次发病情况,如可疑为中毒,应收集可疑毒品备查。在积极进行现场处理的同时,如血压变化不大,允许搬动时,应立即送医院进行救治。

(三) 呼吸困难和窒息

1. 概述 呼吸困难是指患者主观上感到空气不足或呼吸费力,客观上表现为呼吸频率节律改变(如慢而深或快而浅),可观察到辅助呼吸肌参与呼吸运动而出现三凹现象(三凹现象即吸气时出现胸骨上窝、锁骨上窝及肋间隙下陷的表现),严重者可呈现端坐呼吸及发绀、大汗。咽喉部或气管被阻塞,或者气管受外力压迫使呼吸道梗阻,都可以引起窒息。窒息发生后立即表现为呼吸困难,呼吸频率加快。

呼吸困难的原因很多,常见的有三大类:呼吸道梗阻、肺源性呼吸困难和心源性呼吸困难。呼吸道梗阻包括气管和支气管异物、咽喉部阻塞、气管外压迫等,这些也是在社区引起窒息的常见原因。

心源性呼吸困难又称为心源性哮喘,应和支气管哮喘相鉴别。支气管哮喘常与季节有关或因接触某种致敏原如花粉、新刷油漆或喷洒的杀虫药等,发作常较突然,历时长短不一,数分钟、数小时或数天不等。发作间歇可无明显不适,发作时肺内可闻及哮鸣音,提示支气管痉挛。心源性哮喘则因左心功能衰竭引起肺部淤血水肿所致。患者常有心脏病史,发作时不能平卧端坐和双腿下垂可使症状有不同程度的减轻。检查患者可能有心脏扩大、杂音等异常,肺部听诊主要为细湿音(水泡音或捻发音)。

2. 现场初步救护

(1)寻找病因,对症处理 对呼吸困难患者应首先寻找其可能的发病原因,以便尽快去除导致呼吸困难的可逆因素,以延缓疾病的发展。如呼吸道梗阻所致的吸气性呼吸困难在解除梗阻因素后症状可得到改善。而对疾病引起的呼吸困难在给予相应的药物治疗后也可较快缓解症状,如肺源性哮喘给予支气管解痉药物,心源性哮喘给予强心、利尿及扩张血管药物等。

(2)保持呼吸道通畅 对口腔和咽喉部的异物要设法给予清除。对于气管部分受阻神志清醒的患者应鼓励其用力咳嗽以争取将异物咳出。痰多不易咳出者,也可出现呼吸道不畅的现象,应采取各种方法排痰,在病情允许的情况下使患者勤翻身拍背,鼓励咳嗽排痰。因窒息而危及生命时,可行环甲膜穿刺。

(3)氧气疗法 对于呼吸道通畅的呼吸困难患者给予吸氧可缓解症状,为进一步治疗争取时间。

(四)休克

1. 概述 休克是由多种原因引起的以循环障碍为主要特征的急性循环功能衰竭。休克本身不是独立的疾病,而是由多种因素导致的一个共同的病理生理过程,即有效循环血量绝对或相对不足,微循环的灌流障碍,组织和细胞缺血、缺氧、代谢障碍和器官功能受损。其典型的临床表现是神志淡漠或烦躁不安,面色苍白或灰暗,呼吸浅速,四肢厥冷,皮肤发花,出冷汗,少尿或无尿,血压下降(收缩压≤80 mmHg),脉搏细速(脉率≥90 次/min)等,死亡率较高。休克的主要病因有血容量不足(大量出血、失水等)、严重创伤、感染、过敏、心源性因素和神经源性因素等。在社区更多见的是急性重症心血管病变,包括急性心肌梗死、心包压塞、心肌炎、心肌病变、重症心力衰竭和严重心律失常、肺动脉栓塞等。

2. 现场初步救护 对休克患者要使其处在一个温度、湿度适宜的环境中,保持通风良好,空气新鲜,并使其安静卧床,防止意外损伤。患者应去枕或用一薄枕,解开领口以保持呼吸道通畅,有条件时给予吸氧。应注意保暖,适当加盖棉被、毛毯(但不宜用热水袋加温以免烫伤)。对高热者以采用物理降温为主,否则会引起出汗过多而加重休克。开通静脉通道以便及时补充血容量或给予相应药物,也可将患者双下肢稍抬高以增加回心血量,缓解休克症状。对处于兴奋状态者,应将输液肢体妥善固定。待病情稍稳定,即送医院进一步诊治。

二、创伤

创伤有广义和狭义之分。广义的创伤是指机体受到外界某些物理性、化学性或生物性致伤因素作用后所引起的组织结构的破坏。狭义的创伤是指机械致伤因子造成机体的结构完整性破坏。创伤作为社区急性事件的重要组成内容,常见的有颅脑创伤、胸腹部创伤和骨关节创伤等。

(一)颅脑创伤

1. 概述 颅脑创伤是常见的严重创伤,是暴力直接或间接作用于头部引起。平时多见闭合性损伤和少数开放性损伤,战时则主要为开放性火器伤。颅脑创伤可分为头皮损伤(头皮下血肿、头皮裂伤和头皮大面积撕脱伤)、颅骨损伤(颅盖骨折、颅底骨折)和脑损伤(脑震荡、脑挫伤、原发性脑干损伤和颅内血肿等)。主要临床表现包括意识障碍、瞳孔变化、偏瘫及生命体征的系列变化等。

2. 现场初步救护

(1)头位与体位　患者头部抬高15°,身体自然倾斜,避免颈部扭曲,以利颅内静脉回流,从而减轻脑水肿,降低颅内压。

(2)气道管理　保持呼吸道通畅,及时清除呼吸道分泌物;维持正常呼吸功能,有条件时行持续低流量吸氧;保持吸入空气的温度和湿度。

(3)对耳鼻流血或脑脊液漏者　保持局部清洁通畅,切勿堵塞或冲洗。

(4)严密观察病情变化　颅脑损伤患者应连续观察意识、瞳孔、生命体征、神经系统、颅内压变化,及时发现异常情况,采取相应措施,为临床进一步治疗提供条件。

(二)胸部创伤

1. 概述　胸部创伤常由于心、肺等重要脏器损伤而危及生命,是创伤死亡的主要原因之一。迅速正确的救护,是提高严重胸部创伤抢救成功率的关键。胸部创伤分为钝性伤和穿透伤。前者由于暴力如挤压、冲撞、坠落、减速伤、扭伤等造成心脏、大血管破裂,支气管断裂或膈肌破裂等,此类创伤属闭合性损伤。后者由于锐器、火器弹片等贯穿胸部,导致开放性气胸或血胸,严重影响呼吸和循环功能,属开放性损伤。胸部损伤的主要表现包括胸痛、呼吸困难、呼吸运动异常、咯血和休克等。

2. 现场初步救护　胸部创伤的现场救护是护理关键,主要应做到以下几点。

(1)保持气道通畅　让患者取半卧位,彻底清除口咽腔血液、异物、分泌物、紧急时行环甲膜切开,吸出气管内分泌物或血凝块,防止窒息。如出现心搏停止,应立即行心肺复苏术。

(2)开放性气胸　立即用急救包、衣物、毛巾或手掌堵住伤口,变开放性气胸为闭合性气胸,以待进一步处理。

(3)张力性气胸　立即排出胸腔积气,降低胸膜腔内压,可在伤侧锁骨中线第2肋间插入粗针头排气。转运时用活瓣排气法。

(4)浮动胸壁　呈反常呼吸者,立即用敷料、衣物等置于软化区。加压包扎或压一沙袋,控制反常呼吸。

(5)胸骨骨折伤员　应采用过伸仰卧位搬运,防止继发性损伤。

(6)有出血性休克者　应立即建立静脉通道,尽快补血补液。

(7)伤情未明之前　应暂时禁食禁水。

(8)其他　建立静脉通道,适当用药,以使患者保持镇静,减少并发症的发生,并及时送医院进一步治疗。

(三)腹部创伤

1. 概述　腹部创伤分为闭合性创伤和开放性创伤。前者系挤压、碰撞等暴力所致,导致腹腔内实质脏器或空腔脏器破裂;后者多见于火器、利器造成的穿透伤(有腹膜破损)或非穿透伤(无腹膜破损)。实质性脏器损伤时,引起腹腔内出血或腹膜后血肿。空腔脏器破裂,内容物外流可引起急性腹膜炎。腹部创伤的临床表现为生命体征的变化,腹痛、腹胀、恶心呕吐、呕血或便血、休克等;腹部创伤的特点常为多个脏器伤;休克发生率高;腹部闭合伤的漏诊、误诊率、死亡率均高,因此,及时的救护是腹部创伤救治成功的关键。

2. 现场初步救护

(1)观察生命体征的变化,积极处理威胁生命的合并伤,维持呼吸循环功能,保持气道通畅、充分给氧。

(2)患者应采用半卧位或斜坡卧位,合并休克者需采用抗休克卧位,如抬高双下肢等。

(3)建立静脉通道,以方便补液、用药。积极抗休克治疗,尽可能维持患者生命体征平稳,为临床进一步治疗争取时间。

(4)有条件时可放置胃管,持续胃肠减压。禁食、禁水,以免加重腹腔感染。

(5)诊断未明确者禁用镇痛药、泻药和灌肠,以免加重伤情。

(6)在进行初步处理的同时,及时送医院进一步治疗。

(四)骨关节损伤

1. 概述 在工业、交通高速发展的现代社会中,骨关节损伤发生率也较高,骨关节损伤日趋复杂,发生骨关节损伤的患者大多数有严重的骨折、脱位和软组织损伤。骨折是指骨结构连续性的中断。这包括明显的骨皮质断裂,也包括骨小梁的中断。骨折一般均伴有软组织——骨周围的骨膜、韧带、肌腱、肌肉、血管、神经、关节囊等的损伤。关节骨折的特性是关节的密合性遭到破坏,同时也损伤滑膜、关节软骨、韧带、关节囊和关节周围的肌腱与肌肉。骨关节损伤的临床表现有疼痛、压痛和传导痛,局部肿胀及瘀斑、功能障碍、畸形、异常活动和骨擦音等。

2. 现场初步救护

(1)首先要判明部位、性质(如开放性或闭合性,单纯性或复杂性)、移位程度等,然后依照不同的部位进行相应处理。

(2)判断有无危及生命的紧急情况,进行必要的紧急处理。优先处理危及生命的并发症(如大出血、休克)和颅脑及胸、腹、盆腔等的脏器损伤,骨折予以暂时性固定,待病情稳定后继续处理。

(3)开放性骨折应及时彻底清创,制止活动性出血。一般渗血可加压包扎,四肢的损伤一般可辅以临时固定及抬高患肢止血。必要时可采用止血带止血,但应注意其正确的使用方法,以防因阻断血流过久而缺血。

(4)观察损伤肢体的血运、感觉、肌力,有无骨折移位损伤或压迫大血管、神经或脊髓损伤的表现,做好相应的检查及处理。

(5)骨折的具体处理因部位不同而异。

1)颅骨骨折 多因头部受到碰撞、打击、碾压或从高处跌落时头先着地面引起,故应在可以搬运的前提下尽早送医院检查观察。

2)肋骨骨折 应先检查有无呼吸困难、皮下气肿及骨折部位情况,其次是镇痛。可服用镇痛药并用宽布带包扎胸部,以固定肋骨,可减轻胸部活动时的疼痛。

3）上臂骨折　可用小夹板或硬纸板加以固定。夹板长度:固定于内侧者,以自腋下到肘部为宜;固定于外侧者,以从肩部至肘部为宜。先将肘关节置于屈曲90°的功能位,使上臂紧靠胸廓侧面,将夹板分别放于上臂的内外侧,用宽布条或绷带分段包扎固定。再用长围巾将前臂悬挂于胸前。如无其他可用固定物,可将上臂直接用布带固定于胸廓侧面,前臂用长围巾将前臂悬挂于胸前。

4）前臂骨折　可用2块长度为从肘部至手,宽度与前臂相当的小木板或硬纸板,分别置于受伤前臂的掌侧和背侧,用布带分段固定后,用长围巾将前臂悬挂于胸前。

5）股骨骨折　用长度合适的2块木板或硬纸板,分别置于伤肢的内外侧,内侧从伤肢的会阴部至足跟,外侧从腋窝至足跟,用布带分段捆绑固定;或将木板或硬纸板置于伤肢外侧,并将健肢与伤肢用布带一起固定。

6）胫腓骨骨折　处理与股骨相仿,只是固定范围要求超过膝关节至大腿即可。

7）脊椎骨折　处理比较慎重。如怀疑为脊椎骨折,严禁坐起或直立,以免因前屈、后伸或负重而引起脊髓的损害,应平卧于原地。在受伤部位不明时,应将头部保持中位,在头颈两侧置枕头加以保护,腰背部突出部位垫以薄软枕。搬动时,采用多人搬运法:一人牵引头部,2~3人站在伤员同侧,双手及前臂伸入伤者身后托起腰部、背部、骶部和大腿,同时抬移于硬板上,并争取时间尽快送医院诊治。

（6）无论采用何种方法初步固定后均应尽快用救护车或担架送医院,及时做进一步检查,明确骨折情况及其他脏器有无损伤,并根据病情重新包扎。运送时要保护好受伤处,防止途中发生伤情加重。

三、中毒

中毒是指毒物进入人体后,通过生物化学或生物物理作用,使组织器官产生功能代谢紊乱或结构损害,引起的全身性疾病。毒物短时间内通过吞食、吸入、皮肤吸收或注射途径进入体内,24 h内引起中毒症状的称急性中毒。社区医疗机构的中毒事件常为急性中毒,包括一氧化碳中毒、食物和药物中毒等。

（一）一氧化碳中毒

1. 概述　在生产和生活中,含碳物质燃烧不完全可产生一氧化碳,如忽视煤气管道的密闭和环境的通风等预防措施,吸入过量的一氧化碳后可产生急性中毒。在可疑有一氧化碳或煤气溢出的环境下,发现有人昏倒或诉头昏、头部搏动性疼痛,检查发现皮肤和黏膜呈樱桃红色者,可初步判断为急性一氧化碳中毒。

2. 现场初步救护　立即打开门窗,迅速将患者移离中毒环境或移至通风良好处。松开衣领保持患者呼吸道通畅,但应注意保暖。有条件时给予吸氧,氧气可加速一氧化碳的排出和血中碳氧血红蛋白的解离。呼吸心搏骤停者,立即进行心肺脑复苏。轻度中毒者经上述处理后很快就能好转,如中毒较深出现昏迷时,应立即送医院。急性一氧化碳中毒存在迟发性脑病的可能性,患者在意识障碍恢复后,可能存在2~60天的"假愈期",因此在症状恢复后应送医院进一步诊治。

（二）食物中毒

1. 概述 凡进食被细菌及其毒素污染的食物或含有某些化学性物质的食物而引起的急性疾病，称为食物中毒。引起食物中毒的因素较复杂，但中毒表现则大同小异。轻者出现腹痛、腹泻、呕吐、发热等，重者可同时伴有生命体征的改变，如血压下降、四肢发凉、呼吸变慢变浅，部分患者出现神经系统症状，甚至危及生命。

2. 现场初步救护 对于病情较轻、腹痛不剧烈、腹泻次数不多、体温不高者，可口服解痉药、输液、卧床观察。如腹痛剧烈，水泻一日十多次，并有体温升高者，可加服抗生素。如患者病情较重出现生命体征如血压、体温、脉搏、呼吸节律、频率等的改变以及出现神经系统症状时，应及时洗胃以清除未被吸收的毒素并送医院进一步治疗。

（三）镇静安眠药中毒

1. 概述 镇静安眠药均具有脂溶性，易于通过血脑屏障作用于中枢神经系统，导致的疾病主要以中枢神经系统抑制为主要症状。

2. 现场初步救护 及时发现误服超量巴比妥类或安定类药物且清醒者，即令其饮服大量1∶5 000高锰酸钾溶液，一次饮入500 mL，总量为5 000～10 000 mL，直至反复呕吐。估计误服时间在3～5 h以内，且已出现中枢神经系统抑制的临床表现，瞳孔缩小者，应立即送医院进行洗胃、输液等急救处理。

（四）有机磷农药中毒

1. 概述 有机磷的毒性主要与胆碱酯酶结合后形成磷酰化胆碱酯酶，抑制了其活性作用，使乙酰胆碱在体内蓄积，导致胆碱能神经先兴奋后衰竭的症状，严重者可因昏迷和呼吸衰竭而死亡。该类药物可经胃肠道、呼吸道、皮肤黏膜吸收，并迅速分布到全身各组织器官。

2. 现场初步救护 对于有机磷农药中毒者应立即脱离现场，脱去污染衣服，用肥皂水清洗污染的皮肤、毛发和指甲；口服中毒者用清水、2% 碳酸氢钠溶液（美曲膦酯（俗称敌百虫）中毒忌用）或1∶5 000高锰酸钾溶液（对硫磷忌用）反复催吐。中毒早期，呼吸道有大量分泌物且常伴有肺水肿，因呼吸肌麻痹或呼吸中枢抑制致呼吸衰竭，故保持呼吸通畅、维持呼吸功能至关重要。因有机磷农药中毒者大多有中毒后"反跳"现象，故均应及时送医院进行治疗。

（五）灭鼠药中毒

1. 概述 急性灭鼠药中毒多由于口服或经皮肤吸收所致，大多数中毒者有消化道症状，如恶心呕吐、腹痛、腹泻等，严重的可出现重要器官功能衰竭或凝血功能障碍，危及生命。

2. 现场初步救护 误服灭鼠药后应立即服用大量1∶5 000高锰酸钾溶液或生理盐水反复催吐，并用硫酸镁导泻，以尽量减少毒药的吸收。严重者应立即送医院。

四、其他

（一）电击伤

1. 概述　电击伤是指一定强度的电流通过人体时,造成的机体损伤及功能障碍。电流通过人体可引起全身性损伤和局限性损伤。严重者可致呼吸和心搏停止。人体触电时出现的局部症状主要表现为电流通过的皮肤出现电烧伤。低压电引起的烧伤创面小,直径一般为0.5~2 cm,呈圆形或椭圆形,与健康皮肤分界清楚,边缘规则整齐,焦黄或灰白色,呈无痛的干燥创面,偶可见水疱。高压电引起的电烧伤,其特点为面积大,伤口深,可达肌肉、血管、神经和骨髓,可立即呈焦化或炭化状态。伤口多呈干性创面,由于电离子的强大穿透力,有时体表无明显伤口,而机体深层组织烧伤极为严重。

电击可对神经、呼吸、循环系统产生重要的损伤,引起严重症状。受伤当时可出现精神紧张、脸色苍白、表情滞呆、呼吸心搏增快,部分人可出现晕厥、短暂意识丧失。严重者则出现昏迷、抽搐、血压下降、呼吸由浅快转为不规则以至停止,心律失常甚至心脏停搏。

2. 现场初步救护

（1）迅速脱离电源　根据触电现场的情况,采用最安全、最迅速的办法,使触电者脱离电源。低压交流电可用干燥木棍移去电线,1 000 V以上的高压电需切断电源或用特殊的绝缘物移去电线。

（2）严密观察生命体征　定时测量呼吸、脉搏、血压及体温。复苏后伤者尤其应仔细检查心率和心律,每次心脏听诊应保持5 min以上,判断有无心律失常。注意呼吸频率,判断有无呼吸抑制及因喉部肌肉痉挛引起的窒息发生。

（3）注意患者的神志变化　对清醒患者应给予心理安慰,消除其恐惧心理,如出现电击后精神兴奋症状,应强迫患者休息。严密监测其行动,避免发生意外。对神志不清者,应防止跌床。

（4）注意区分严重程度　对轻型触电者,仅感心慌、乏力、四肢发麻,应给予就地观察及休息1~2 h,以减轻心脏负荷,促进恢复。对于重型触电者在脱离电源后应根据病情立即进行心肺复苏等抢救并尽快转运医院做进一步处理。

（5）保持呼吸道通畅　可吸入高浓度氧气或吸入含有二氧化碳的混合气体。

（6）注意患者有无其他合并伤存在　因患者触电后弹离电源或自高空跌下,常伴有颅脑伤,气胸、血胸、内脏破裂、四肢骨折、骨盆骨折等,应注意进行相应的护理工作,防止病情加重。

（二）烧烫伤

1. 概述　烧烫伤是由热力、化学物质和电力对人体所造成的损伤,其对人体的伤害不仅是皮肤及其深层组织,还会引起全身性病理变化和精神创伤。烧烫伤常伴有各种复合伤,在社区急性事件中经常会有成批患者急需抢救,平时我们所说的烧烫伤主要是指热力所致。因此,对烧烫伤的现场救护及初步处理极为重要。

烧烫伤的主要临床表现因烧伤程度不同而有差异,小面积轻度烧伤,仅是局部问题;而中到大面积烧伤,创面变化会影响全身,产生复杂的病理生理变化,在早期主要表现为烧伤休克。

烧伤休克属于低血容量性休克,主要与体液自血管床的大量外渗有关。

2. 现场初步救护

（1）脱离致伤源

1）火焰烧伤 尽快脱去燃着的衣裤,熄灭火焰。可用水浇、用被子等覆盖着火处,也可以就地滚动灭火或跳进清洁的水池、河沟灭火。不可奔跑,以免风助火势加重损伤;不得用手扑打灭火以免造成手的深度烧伤;切勿高声呼喊,以免造成呼吸道吸入性损伤。

2）热液烫伤 迅速脱去热液浸渍的衣裤,立即将灼伤的肢体浸泡在冷水中 0.5 ~ 1 h,以减轻疼痛,减轻损伤程度。烧伤早期,特别是热力烧伤早期,宜尽早冷疗,以阻止热力继续作用于创面使其加深,减轻疼痛,减少渗出和水肿。一般采用自来水淋洗或冷水浸泡或冷敷,水温以患者能耐受为准,为 15 ~ 20℃,时间 0.5 ~ 1 h。本法适用于中、小面积烧伤,特别是四肢烧伤。大面积烧伤应慎用。

3）化学烧伤 立即脱去化学物质浸渍的衣裤,迅速用大量清水冲洗,以达到稀释和除去残留化学物质的目的。眼部化学烧伤,尤应彻底冲洗,严禁揉搓,大量清水冲洗后涂抗生素眼膏予以保护。生石灰烧伤,宜先用干燥的清洁敷料拭去石灰粉末,再用水冲洗,防止残留生石灰遇水产热,加重创面损伤。

4）电烧伤 首先应关闭电源,或用不导电物品使患者脱离电源。

（2）处理危及生命的合并伤 对有危及患者生命的合并伤,如大出血、窒息、开放性气胸、急性中毒、骨折等均应在现场给予相应的救护。

（3）保持呼吸道通畅 因火焰或化学物质造成的吸入性损伤及因气道阻塞而发生呼吸困难者,应立即行气管切开或气管插管,如无此条件,为挽救伤员生命,必要时可行环甲膜穿刺、给氧等,并密切观察伤员呼吸情况。

（4）镇静镇痛 轻度烧伤患者,可口服镇痛片或肌内注射哌替啶以缓解病员紧张情绪,减少患者并发症及休克的发生率。但对年老体弱者、婴儿、合并吸入性损伤、颅脑损伤或面颈部肿胀较剧者应禁用吗啡和哌替啶等,以避免呼吸中枢受到抑制而增加死亡率。

（5）创面处理 可用自制式敷料或清洁的被单、衣服等保护创面防止创面污染和再损伤。创面忌涂任何药物,以防影响下一步对创面深度的判断,增加清创的难度。

（6）补充水分 对口渴者,一般可行口服补液,给予含盐的饮料,但不宜单纯饮用开水,以免发生水中毒。如条件许可,应尽快建立静脉通道补液,防止因水分过度丢失而增加休克的发生率。

在对伤员进行现场处理的同时,做好患者的心理护理工作及向就近医院转运伤员的准备工作,然后根据情况决定是否将伤员转入医疗单位治疗。

第三节　常见急性病和慢性病急性发作的社区防治

急性病或慢性病急性发作在社区中时有发生,成为社区卫生服务的重要组成部分,因此社区护理工作者应该熟练地掌握现场救护及其预防措施。下面将一些社区常见的急性病和慢性病急性发作的现场救护及其预防措施做一简单介绍。

一、急性心肌梗死

心肌梗死是冠心病的严重类型。急性心肌梗死是冠状动脉闭塞、血流中断,部分心肌因严重持久的缺血而发生坏死。临床上有剧烈而较持久的胸骨后疼痛、发热、白细胞增多、血清心肌酶增高及心电图系列变化等表现,可伴有心律失常、休克和(或)心力衰竭。心肌梗死的基本病因是冠状动脉粥样硬化(偶为冠状动脉栓塞、炎症、先天畸形、动脉口阻塞所致)造成的管腔狭窄和心肌供血不足。在此基础上,发生粥样斑块的破裂、冠状动脉痉挛或心肌耗氧量的急剧增加,均可导致心肌梗死急性发作。年龄、血脂异常、高血压、吸烟、糖尿病是心肌梗死发病的主要危险因素,次要危险因素有肥胖、体力活动少、西方的饮食方式、遗传因素等。大多无明显诱因,常于安静时发作。

(一)病情判断

急性心肌梗死患者半数以上在发病前有前驱症状,如乏力、气短、烦躁、频发心绞痛等,其中以新发性心绞痛或原有心绞痛加重最为突出。凡心绞痛发作频繁、程度加重、持续时间较久、休息或含硝酸甘油不能缓解,发作时伴有恶心、呕吐、大汗、急性心功能不全、心动过缓或严重心律失常、血压较大波动等,均可能是急性心肌梗死的先兆。如同时心电图示 ST 段明显抬高或压低、T 波倒置或增高,更应警惕近期内发生急性心肌梗死的可能。如处理及时,有可能使部分患者避免发生心肌梗死。如患者出现严重而持久的胸痛,部位位于胸骨体中下段或其邻近,呈压榨紧缩、压迫窒息、沉重的闷胀性疼痛,持续时间长达数小时或数天,休息或含服硝酸甘油片不能缓解,伴有烦躁不安、出汗、恐惧、濒死感等时则高度怀疑急性心肌梗死的发生,如条件允许有心电图的典型表现,则可明确诊断。此时,应对患者进行相应处理。

(二)现场救护

在发病初期,对确诊或高度怀疑有急性心肌梗死病情严重的患者,发病后宜就地救护,待病情稳定后转送医院进一步治疗。其救护要点如下。

1. 嘱患者绝对卧床休息,保持环境安静,防止不良刺激,解除患者焦虑。

2. 如条件许可,给予间断或持续低流量吸氧。

3. 心绞痛发作时应立即停止活动,坐下或躺下休息,舌下含服硝酸甘油或速效救心丸等。

4. 部分心肌梗死患者可在短时间内发生心搏骤停,最为可靠的判定标准是意识突然丧失,伴有大动脉搏动消失。心搏骤停一旦发生,应迅速、准确、熟练地进行现场抢救,进行现场心肺复苏,保证心、肺、脑复苏成功。

(1)循环支持(circulation,C) 立即行胸外心脏按压,在两乳头连线中点(胸骨中下 1/3 处),用左手掌跟紧贴病人的胸部,两手重叠,左手五指翘起,双臂伸直,用上身力量垂直向下用力按压 30 次(按压频率至少 100 次/min,按压深度至少 5 cm)

(2)开放气道(airway,A) 无颈椎损伤者采用仰头抬颏法。急救者去除病人口腔分泌物、义齿等,以一手小鱼际放于患者额部使头部后仰,并以另一手托起下颏,使下颌角与耳垂连线垂直地面,保持呼吸道通畅。

(3)人工呼吸(breath,B) 施救者用一手捏闭鼻孔(或口唇),然后深吸一口气,用力向患者口(或鼻)内吹气大于 1 s,然后放松鼻孔(或口唇)5 s,再吹一口气。

持续 2 min 高效率的心肺复苏,以心脏按压:人工呼吸 =30∶2的比例进行,操作 5 个周期。判断复苏是否有效,给予进一步生命支持。

(三)预防措施

1. 向社区人群普及冠心病的相关知识,预防动脉粥样硬化和冠心病的发生是防止发生心肌梗死的有效途径。

2. 对已有冠心病和心肌梗死病史者应着重对其进行以下指导。

(1)预防再次梗死或其他心血管事件 包括以 A、B、C、D、E 为符号的五个方面:A. (aspirin)抗血小板聚集,(anti-anginals)抗心绞痛,硝酸类制剂。B. (beta-blocker)预防心律失常,减轻心脏负荷等,(blood pressure control)控制好血压。C. (cholesterol lowing)控制好血脂水平,(cigarettes quoting)戒烟。D. (diet control)控制饮食,(diabetes treatment)治疗糖尿病。E. (education)普及有关冠心病的教育,(exercise)鼓励有计划的、适当的运动锻炼。

(2)避免过劳、情绪激动、寒冷刺激及用力排便,多食高纤维素食物避免过饱及暴饮暴食。

(3)保持心态平和,改变急躁易怒、争强好胜的性格,洗澡时水温勿过冷或过热,时间不宜过长。

(4)嘱患者随身携带硝酸甘油等急救药物。

(5)定期复诊。

二、高血压急症

(一)病情判断

高血压急症是指原发性或继发性高血压患者,在某些诱因作用下,血压突然和明显升高(一般超过 180/120 mmHg),伴有进行性心、脑、肾等重要靶器官功能不全的表现。高血压急症包括高血压脑病、颅内出血(脑出血和蛛网膜下腔出血)、脑梗死、急性心力衰竭、急性冠状动脉综合征(不稳定型心绞痛、急性非 ST 段抬高和 ST 段抬高心肌梗死)、主动脉夹层、子痫、急性肾小球肾炎、胶原血管病所致肾危象、嗜铬细胞瘤危象及围术期严重高血压等。少数患者病情急骤发展,舒张压≥130 mmHg,并有头痛,视物模糊,眼底出血、渗出和视盘水肿,肾损害突出,持续蛋白尿、血尿与管型尿,称为恶性高血压。因此,及时处理高血压急症十分重要,可在短时间内使病情缓解,预防进行性或不可逆性靶器官损害,降低死亡率。

(二)现场救护

1. 患者要绝对卧床休息,将床头抬高 30°可以起到体位性降压的作用。

2. 吸氧可以减少脑血流量,减少患者发生脑水肿的可能性。

3. 监测血压、脉搏、呼吸、神志及心肾功能变化,观察患者瞳孔大小及双侧对称情况,以了解患者疾病进展情况。

4. 做好心理和生活护理,以减少或避免诱发因素。

5. 高血压急症发生时,对有即刻危险的病人应使用注射剂治疗,如果病人神志清醒而无其他急迫症状,可用口服药物。几乎所有降压药物反复给药都能降低血压,目前常用硝苯地平10 mg口服或舌下含化。需要时可在30 min后重复给药。

（三）预防措施

详见第六章第二节。

三、急性上消化道出血

急性上消化道出血是指屈氏韧带以上消化道的急性出血,出血部位包括食管、胃、十二指肠、空肠上段、胰腺、胆管出血。呕血和黑便是上消化道出血的特征性表现,呕血一般都伴有黑便,而黑便不一定伴有呕血。临床上可以引起上消化道出血的原因很多,大多数为消化系统疾病,血液及造血系统疾病,以及其他一些全身性疾病。其中最常见的病因是消化性溃疡、食管胃底静脉曲张破裂、急性胃黏膜损害和胃癌等。食管贲门黏膜撕裂综合征引起的出血也不少见。

（一）病情判断

根据患者的既往病史、服药史以及临床表现,做出上消化道出血的确诊一般不困难,但应同时根据病人全身状况,判断失血量的多少。一旦做出明确诊断或高度怀疑为急性上消化道出血的患者应紧急处理。

1. 前驱症状　出血前,患者多有腹痛表现,其程度因人、因病而异。原有消化性溃疡病史者,疼痛节律消失,且服用抗酸药物不缓解。此外,患者还可有头晕、目眩、心悸或恶心症状。

2. 呕血与黑便　是最具有特征性的临床表现。上消化道出血后均有黑便,出血在幽门以上者常伴有呕血。呕血多为棕色,呈咖啡渣样,这是血液经胃酸作用形成正铁血红素所致。如果出血量大,未与胃酸充分混合即呕出,则为鲜红或有血块。黑便呈柏油样,黏稠而发亮,是血红蛋白的铁经肠内硫化物作用形成硫化铁所致。若出血量大,血液在肠内推进快,可呈暗红甚至鲜红色血便。

3. 周围循环衰竭　急性大量出血造成循环血容量迅速减少而导致周围循环衰竭,表现为面色苍白、脉搏细速、出冷汗等,严重者呈休克状态,若处理不当可导致死亡。

4. 发热　多数上消化道出血的患者会在24 h内出现低热,一般不会超过38.5℃,可持续3~5天。发热可能是因为循环血容量减少,周围循环衰竭,导致体温调节中枢功能障碍。

5. 氮质血症　上消化道大出血后,因血液进入肠道,蛋白消化产物被吸收,血中尿素氮浓度增高成为肠源性氮质血症,也可因肾血流量减少和肾小球滤过率减少,引起肾前性氮质血症,严重而持久的休克可造成急性肾衰竭。

6. 贫血　出血早期,血红蛋白浓度、红细胞计数以及血细胞比容可无变化,3~4 h呈现正细胞型正色素性贫血,其程度除取决于失血量外,还和出血前有无贫血、出血后液体平衡状况等因素有关。

（二）现场救护

1. 大出血者应绝对卧床休息，取平卧位并将下肢略抬高，以保证脑部的供血，呕吐时头偏向一侧，避免窒息或误吸，活动性出血期间禁食，口渴者可一点一点抿凉开水或吮冰棍。

2. 现场可口服止血药物如凝血酶、云南白药等。

3. 向患者说明休息有利于止血，关心安慰患者，及时清除血迹、污物以减少对患者的不良刺激。

4. 询问呕血和（或）黑粪发生的时间、次数、通过观察呕吐物，初步估计出血的量及速度。

5. 等待救援的同时询问患者及家属发病史，如溃疡史、服药史、肝病史、饮酒史等，估计此次出血的原因及诱因。

（三）预防措施

1. 上消化道出血的临床过程及预后因引起出血的病因而异，应帮助患者和家属掌握有关疾病的病因和诱因、预防、治疗和护理知识，以减少再度出血的危险。

2. 合理饮食是避免诱发上消化道出血的重要环节。应注意饮食卫生和饮食规律，进营养丰富、易消化的食物，进食时应细嚼慢咽，避免过急或暴饮暴食，避免粗糙、刺激性食物，或过冷、过热、产气多的食物、饮料等。

3. 生活起居要有规律，劳逸结合，保持乐观情绪，保证身心休息。应戒烟、戒酒，应在医生指导下用药，尤慎用引起消化系统疾病或不良反应的药物，如糖皮质激素、非甾体类抗炎药、引起肝损害的药物等。

4. 患者及家属应学会早期识别出血征象及应急措施。

5. 重视健康体检，当出现原因不明的腹痛、腹胀、消瘦、厌食和排便习惯改变等现象时，应及时就诊。

四、低血糖症

低血糖症是指因某种原因使血葡萄糖（简称血糖）低于 2.8 mmol/L（血浆真糖，葡萄糖氧化酶法测定）时的一种临床现象。常表现为交感神经兴奋和中枢神经系统功能障碍，但血糖低于 2.8 mmol/L 时是否一定出现临床症状，个体差异较大。在正常生理状态下，机体通过多种酶、激素和神经调控糖的消化、吸收和代谢，使血糖保持在相对稳定的正常范围内（3.3 ~ 8.3 mmol/L）。

（一）病情判断

1. 交感神经过度兴奋　常有心慌、心悸、心率加快、饥饿、软弱、手足发抖、皮肤苍白、出汗、血压轻度升高的症状和体征。这些常在饥饿或运动后出现，或多于清晨空腹或下半夜时发生，少数患者可发生于午饭后 3~4 h。

2. 中枢神经系统功能障碍　初始为大脑皮质受损的表现，如精力不集中、思维和语言迟钝、头晕、嗜睡、视觉障碍、幻觉、易怒、行为怪异等。病情发展可累及大脑皮质下功能，出现幼稚动作，肌肉颤动及运动障碍，癫痫样抽搐，瘫痪，肌张力低，腱反射减弱，病理征阳性，逐渐出现昏迷。

但患者发作时的症状与血糖下降的速度、程度和个人的反应性、耐受性有关。如血糖下降缓慢，可以无明显的交感神经兴奋的症状，只表现为脑功能障碍，甚至仅以精神行为异常、癫痫样发作、昏迷为首发症状。若血糖下降较快，则多先出现交感神经兴奋的表现，然后逐渐出现脑功能障碍。长期低血糖的患者血糖降低的程度与临床表现有时不相称，如有时血糖为1.1 mmol/L仍无症状，有时血糖不甚低却出现癫痫样抽搐或昏迷。

(二) 现场救护

当出现上述相应的临床症状，且具有容易引起低血糖症的相关因素，如糖尿病、组织能量消耗过度、供给糖异生的底物不足、口服降糖药物、抗组胺药、单胺氧化酶抑制剂、酒精中毒等，应高度怀疑低血糖症的可能并进行相应处理。

1. 绝对卧床休息，迅速补充葡萄糖是决定预后的关键。及时补糖将使症状完全缓解；而延误治疗则出现不可逆的脑损害。因此，应强调在低血糖发作的当时，立即给予任何含糖较高的物质，如饼干、果汁等。重症者应注意防止食物呛入气管，以致引起吸入性肺炎或肺不张。

2. 静脉推注50%葡萄糖溶液60~100 mL是低血糖抢救最常用和有效的方法。若病情不严重，尚未造成严重脑功能损害，则症状可迅速缓解，神志可立即清醒。

3. 昏迷患者按昏迷常规护理，意识恢复后要注意观察是否有出汗、嗜睡、意识蒙眬等再度低血糖状态，以便及时处理。

4. 抽搐者除补糖外，可酌情使用适量镇静剂，并注意保护患者，防止外伤。

(三) 预防措施

1. 避免过度劳累及剧烈运动。
2. 少量多餐，进食低糖、高蛋白、高纤维、高脂肪饮食，减少对胰岛素分泌的刺激。
3. 正在应用胰岛素的患者，应严格计算好普通胰岛素与长效胰岛素的用量比例。严密观察口服降糖药的作用，发现低血糖反应时，及时调整。
4. 糖尿病患者应随身携带一些水果糖，饼干等食品，已备急用。

第四节 灾难性事件的社区防治

灾难性事件通常是指任何自然或人为因素引起设施破坏、经济严重受损、人员伤亡、健康状况及卫生服务条件恶化，超出受影响社区现有资源承受能力的恶性事件。根据灾难的性质不同可将其分为气象灾难(如水旱灾、风灾)、海象灾难(如海啸、次声、冰山)、地质灾难(如地震、滑坡、泥石流和地面沉降)、疫病灾难(如霍乱、天花、流行性感冒、传染性肝炎、非典型性肺炎和艾滋病等)、环境灾难(空气污染、温室效应、水污染)、交通灾难(空难、海难、陆上交通事故)、社会灾难(如战争、骚乱)等，其主要危害及特点如下。

1. 发病急险 灾难性事件常为突发性，人群常无法或很少预见。
2. 受灾范围广 灾难突然发生后，伤病员常常同时大批出现，而且危重伤员居多，需要急救和复苏。

3. 伤情复杂 因灾难的原因和受灾条件的不同,对人的伤害也不一样,通常多发伤较多见。例如,地震伤员,平均每例有 3 处受伤。灾难伤员常因救治不及时,发生创伤感染,伤情变得更为复杂。在特殊情况下还可能出现一些特发病症,如挤压综合征、急性肾衰竭、化学烧伤等,尤其在化学和放射事故时,救护伤员除须有特殊技能外,还要采取自我防护。

4. 合并疾病多 多数灾难性事件后常有各种传染性疾病的发生,如肠道传染病、呼吸道传染病、病毒性肝炎、虫媒传染病等。

由于灾难常带来巨大的破坏性,导致大量的人员伤亡和巨额财产损失,因此,当灾难发生时,人群易由此而产生一系列心理变化,如濒死感、绝望、恐慌等,产生焦躁、抑郁、冷漠、敌意、精神分裂、甚至精神性休克等灾难应激疾病,加之灾难后常出现的传染病疾病,都将严重危害广大人民的生命安全和生活质量。因此,对灾难性事件的处理也是社区卫生机构面临的一个问题。

下面就常见的灾难性事件做一简单介绍。

一、水灾

水灾的发生可以分为洪水暴发和内涝性水灾。洪水暴发常来势凶猛,人群常因来不及逃避落水而被淹溺,尤其老人和儿童更易受害。溺水是水灾直接威胁人民生命的最严重灾害,一旦发生必须立即在现场进行抢救,切勿只顾运送而丧失宝贵的抢救时机。洪水暴发时常出现不同程度的机械性损伤,如洪水冲刷可使农舍、房屋等倒塌而致人损伤或在野外也可被山石、土方、树木等砸伤或发生泥石流等使伤员发生不同程度的窒息。内涝性水灾主要的健康危害是疾病,特别是传染病,应积极注意预防。

(一)溺水的处理

溺水是指人淹没于水中,呼吸道被水、泥沙、杂草等杂质堵塞、引起换气功能障碍、反射性喉头痉挛而缺氧、窒息造成血流动力学及生化改变的状态。严重者如抢救不及时可导致呼吸、心跳停止而死亡。溺水者因淹溺时间长短不一、溺水量的多少不同而出现程度不等的临床表现。一般表现为面部青紫肿胀、眼结膜充血、四肢厥冷、合并感染者体温可升高、寒战,严重者可出现烦躁不安或昏迷,伴有抽搐、肌张力增加、牙关紧闭等。其他表现有:呼吸浅快或不规则,剧烈咳嗽、胸痛、咳粉红色泡沫痰,两肺湿啰音、肺部叩诊浊音;脉细数或不能触及,心律不齐、心音低钝,血压不稳,心力衰竭,危重者出现房颤甚至心室停搏;因吞入大量水和空气,使胃扩张、腹部膨隆、膈肌上升及恶心呕吐等。

淹溺可在几分钟至十几分钟内导致死亡。因此,抢救工作必须分秒必争,给予及时恰当的处理,以保证抢救成功。

1. 迅速使淹溺者出水 以改善呼吸功能及尽量减少缺氧时间。

2. 保持呼吸道通畅 立即为淹溺者清除口鼻中的污泥、杂草以及口腔分泌物等,有义齿者取下义齿,以防坠入气道。将舌头拉出,牙关紧闭者应设法撬开,松解领口和紧裹的内衣、胸罩、腰带,确保呼吸道通畅。

3. 倒水处理 可选用下列方法迅速倒出淹溺者呼吸道、胃内积水。

(1)方法 ① 膝顶法:急救者取半蹲位,一腿跪地,另一腿屈膝将淹溺者腹部横置于急救者屈膝的大腿上,使头部下垂,并用手按压其背部,使呼吸道及消化道内的水倒出。② 肩顶法:急救者抱住淹溺者的双腿,将其腹部放在急救者的肩部,使淹溺者头胸下垂,急救者快步奔跑,使积水倒出。③ 抱腹法:急救者从淹水者背后双手抱住其腰腹部,使淹溺者背部在上,头胸部下垂,摇晃淹溺者,以利倒水。

（2）注意事项　应尽量避免因倒水时间过长而延误心肺复苏等措施的进行;倒水时注意使淹溺者头胸部保持下垂位置,以利积水流出。

4. 心肺复苏　是淹溺抢救工作中最重要的措施,清理呼吸道后应尽快实施。

5. 心理护理　要对患者进行心理护理以消除其焦虑与恐惧心理,以求配合治疗。

经现场初步处理后应迅速转运至附近医院进一步救治,并注意在转送途中仍需继续监护与救治。

（二）机械性损伤的处理

水灾发生时的机械性损伤多为多发创伤,部分患者可合并刺伤、撞伤、坠击伤、骨折等,均需进行现场急救。具体的处理方法详见有关章节,这里不再累述,需要强调的是对多发创伤的处理应有一定的条理性,这样可缩短抢救时间,提高效率。其护理要点如下。

1. 判断伤员的意识情况。若无意识,立即让伤员头后仰或偏向一侧,防止舌根后坠阻塞呼吸道。

2. 观察伤员的呼吸情况。如果呼吸已停止,立即保持呼吸道通畅,并用人工呼吸维持有效呼吸。

3. 检查伤员的脉搏及心跳。若心跳已停止,立即开始胸外心脏按压术。

4. 检查伤员是否有体表大出血。若有出血,应立即压住出血部位近端的大血管,或用加压包扎法止血,尽可能少用止血带。对于肢体出血,应抬高患肢以减少出血。

5. 若伤员存在脊椎损伤的可能性,则在搬动患者前,必须采取良好的保护措施,防止脊髓的继发损伤。

6. 四肢有骨折时,用夹板等物暂时做固定处理。

经过上述紧急处理后,将伤员送到就近医疗单位,进一步抢救治疗。

（三）现场自救

严重的水灾通常发生在江河湖溪沿岸及低洼地区,因此,生活在水灾多发地带的社区护理工作者应教会人们一些自救逃生的常识,以便遇到突如其来的水灾时,能将生命财产损失减到最低。

1. 如果人员来不及转移时,不必惊慌,可向高处(如结实的楼房顶、大树上)攀爬,等候救援人员营救。

2. 为防止洪水涌入屋内,首先要堵住大门下面所有空隙。最好在门槛外侧放上沙袋,可用麻袋、草袋或布袋、塑料袋,里面塞满沙子、泥土、碎石。如果预料洪水还会上涨,那么底层窗槛外也要堆上沙袋。

3. 如果洪水不断上涨,应在楼上储备一些食物、饮用水、保暖衣物以及烧开水的用具。

4. 如果水灾严重,水位不断上涨,就必须自制木筏逃生。任何入水能浮的东西,如床板、箱子及柜、门板等,都可用来制作木筏。如果一时找不到绳子,可用床单、被单等撕开来代替。

5. 在爬上木筏之前,一定要试试木筏能否漂浮。此外,收集食品、发信号用具(如哨子、手电筒、旗帜、鲜艳的床单)、划桨等是必不可少的。在离开房屋漂浮之前,要进食高热量的食物,如巧克力、糖、甜糕点等,并喝热饮料,以增强体力。

6. 在离开家门之前,还要把煤气阀、电源总开关等关掉,时间允许的话,将贵重物品用毛毯卷好,收藏在楼上的柜子里。出门时最好把房门关好,以免家产随水漂流掉。

(四) 疾病预防

发生内涝性水灾时,因为居住环境被破坏、饮用水污染、饮食条件差等原因,容易造成疾病流行,包括中暑、感冒、腹泻、皮肤病等。社区医护人员要注意加强巡视,搞好疾病预防工作。

二、火灾

火灾发生后最为常见的急性事件是可能有大批的人员发生不同程度的烧伤,包括被营救人员和消防人员。也有部分人员因抢救不及时发生窒息而危及生命。因此,在社区发生火灾时,社区医护人员应立即对窒息人员和烧伤患者进行现场救护,具体方法见烧烫伤部分。这里重点介绍火灾发生时的现场自救措施。

无论何处发生火灾,总的逃生原则是一要冷静,二要尽快离开火场。面对浓烟和烈火,迅速判断危险地点和安全地点,决定逃生的办法。需要注意的是,逃生时千万不要盲目地跟从人流和相互拥挤、乱冲乱窜,应该听从工作人员的指挥。离开火场时,不可乘坐电梯,尽量走楼梯。要尽可能蹲低身体沿墙壁向地面逃生,并用湿毛巾捂住口鼻。若楼梯已被火封锁,千万不要盲目跳楼,可利用疏散楼梯、阳台、落水管等逃生自救。也可利用绳子或把床单、被褥撕成条状连成绳索,紧拴在窗框、暖气管等固定物上,用毛巾、布条等保护手心,顺绳滑下,或下到未着火的楼层脱离危险。若所有逃生线路被大火封锁,要立即退回室内,选择火势、烟雾难以蔓延的房间,比如厕所、保安室等,用浸湿的被褥、衣物等堵塞门缝,并泼水降温,以防大火窜入室内。用打手电筒、挥舞衣物、呼叫等方式向窗外发送求救信号,等待救援。

如果家庭起火,火势不很大时,可用湿毛巾、湿围裙、湿抹布等,直接将火焰盖住,将火闷灭。家庭中常备的颗粒盐或细盐均是灭厨房火灾和固体燃料的灭火剂。电器设备发生火灾时,要首先切断电源,然后想法用沙土等灭火,切不可直接用水灭火,以免造成电击损伤等。酒精炉在加酒精过程中发生燃烧时,不要用嘴去吹,更不能把容器摔出去,应立即用茶杯盖或小碗碟盖在酒精盘上,使其窒息灭火。总之,当火灾发生而又没有灭火器的情况下,我们可以根据物质燃烧原理,利用周围的物品,把火灾消灭在初起阶段,防止恶性事件的发生。

三、地震

我国是地震灾难严重的国家,地震给人民生命财产带来极大的损失。地震灾害除了具有突发性、难以预知、成灾广泛、直接破坏严重等特点外,其次生灾难,诸如地震火灾、山体滑坡、泥石流、水灾等也会给人群造成极大的损伤,有时甚至超过直接灾难。因此,地震致伤范围较广、伤情复杂,以不同部位的骨折、挤压伤和挤压综合征、土埋窒息、淹溺、烧伤、冻伤、完全性饥饿、休克等为主。

地震时的现场救护主要是针对各种常见急症的现场救护,包括处理窒息、呼吸困难、创伤性休克、完全性饥饿以及各种创面的止血、包扎、各种类型骨折的固定等。完全性饥饿是指因伤病员长期被困,导致身体极度虚弱,血压下降,应予以及时抢救和转送。应紧急给予静脉输液,注射兴奋剂,给氧,保温,并可给予热饮料等处理。关于窒息、呼吸困难、休克、淹溺、烧伤、骨折等症状的现场处理,这里不再重复。下面主要介绍创口的止血、包扎方法。

（一）创口的止血、包扎法

1. 一般止血法　表浅伤口的出血用生理盐水冲洗局部,以1:1 000的苯扎氯铵消毒后撒上云南白药或其他局部止血药,盖上消毒纱布用绷带适当加压包扎。

2. 止血带止血法　动脉出血呈搏动性出血,应用止血带止血。可用橡皮管或毛巾等物作为止血带。捆扎时先抬高伤肢并垫以4~5层纱布或干净毛巾,在靠近出血部位近心端捆扎止血带,其压力以能阻断动脉血流为度,方法正确时肢端应为苍白色,并标明上止血带的日期和时间。止血带捆扎应定期放松,上肢每0.5~1 h、下肢每1~1.5 h放松1次,每次放松2~5 min,不得超过15 min。放松时,应该压迫伤口,以免失血过多。

3. 手指压迫止血法　可用于动脉出血,将伤口附近的动脉压迫临时止血。一般均先试做局部压迫止血,如出血不止,则需用止血带止血。

（1）头部出血　一手扶住伤员额部以固定头部,另一手压迫外耳前上方的颞浅动脉。

（2）面部出血　一手固定伤员头部,另一手的拇指压迫位于下颌角前下方的面动脉。

（3）头颈部出血　站在伤员面前,一手放于颈根部,拇指在前,2~5指在后。拇指触到颈总动脉搏动后即将颈总动脉压在第六颈椎横突上。但要注意,紧急时才能采用颈总动脉压迫法,只能压迫一侧,绝对禁止同时压迫两侧,以免引起脑缺血。

（4）肩部出血　用拇指摸到锁骨下动脉,用力向后向下将动脉压向第1肋骨。

（5）前臂出血　在肘窝尺侧（通常测血压处）摸到肱动脉搏动,用拇指压迫。

（6）手掌、手背出血　摸到桡动脉、尺动脉的搏动处,用双手拇指压迫止血。

（7）下肢出血　沿大腿根部腹股沟下摸到股动脉搏动处,用双手拇指重叠将股动脉往深部压迫。

（8）足部出血　摸到足背动脉或内外踝动脉搏动处,用拇指压迫。

4. 创口的包扎　现场及时包扎可保护伤口或创面,以避免或减少污染,起到固定伤肢、减轻疼痛、防止继发损伤、有利搬运的作用。包扎可与止血同时进行。包扎时尽量使用消毒敷料,亦可用干净毛巾、衣服、被单等包扎。包扎动作要轻柔、牢靠,范围应超出伤口边缘5~10 cm,从伤肢远端开始缠。包扎时遇外露骨折或内脏器官,不要随便还纳。

（二）及时转运

在经过现场救护后,伤员应及时送医院进一步治疗,以防并发症发生。

四、疫情

疫病灾难即所谓的疫情,主要是指各种人与人之间或动物与人之间传播的传染性疾病,可单独存在,有一定的季节性,如流行性感冒等,但多数烈性传染病的广泛传播发生在自然灾难之后,如水灾、地震、干旱等,也可由生物战争引起。无论何种疫情的发生,都将可能造成大量的人员伤亡,因此对疫情的积极防治意义至关重大。

对各种疫情的处理要严格按照国家的有关法律法规进行,发现疫情立即上报。要管理和控制传染源,做到"四早",即早发现、早诊断、早隔离、早报告。迅速切断传播途径,积极采取预防措施。做好易感人群的保护工作,采用人工自动免疫的方法增强人群免疫力,并做好患者的心理护理工作,鼓励患者增强其战胜疾病的意志和信心。

(一)现场处理

对疫病现场的正确处理,是及时扑灭疫情、减少疫病传播扩散的重要环节。医护人员进入疫病现场时要具备一定的专业知识和防范措施。

1. 进入现场前　检查备用品、药品、器械是否齐全;配制消毒液;穿防护服装及戴口罩、眼镜、手套;按程序做好个人安全防护及预防传播的措施;队员下车后,周身防护喷雾消毒。

2. 进入现场时　划定范围(警戒线);前进式全方位消毒进入疫区,逐步接近疑似传染源;流行病学调查要简要、快速、保持距离,对明确流行病史和已进入定点医院或留验站的疑似病例,可由主治医师间接提供情况;作出调查判断,填写现场调查处理意见书,并反馈给调查单位或个人;调查结束后,退式消毒。

3. 离开现场后　出疫区后,互相防护性喷雾消毒,翻脱防护衣,一次性防护用品装入回收袋;非一次性防护用品装入灭菌袋,放指定地点,胶靴直接投入消毒桶浸泡;将原始调查表装入密封塑料袋封存,每张一袋,消毒后再装入清洁密封袋带回,誊抄至新调查表,并将原始流调表连同密封袋一并销毁;互相防护性消毒更衣;整理(紫外线或熏蒸消毒后)调查记录;撰写处理报告。

(二)预防措施

1. 针对不同的季节可能发生的传染病,充分利用社区阅报栏、橱窗等宣传阵地开展传染病预防的科普宣传,使广大群众了解此类疾病的特征、预防方法,在避免群众讳疾忌医的同时也要避免乱投医、乱服药。

2. 倡导户外活动,呼吸新鲜空气,增强体质。组织开展多种形式的社区室外文娱和健身活动,提高社区居民的抗病能力。

3. 开展爱国卫生运动,提高社区环境卫生水平。

4. 教育群众养成并保持良好的个人卫生习惯。打喷嚏、咳嗽时应捂住口鼻,打喷嚏、咳嗽和清洁鼻子后要洗手,并用清洁的毛巾和纸巾擦干;不共用餐具、毛巾和盥洗用具;经常洗手,尽量避免用手触摸眼、口和鼻腔;一旦发病戴上口罩,立即就医。

5. 提醒群众注意均衡饮食、定期运动、充足休息、减轻压力和避免室内吸烟,根据天气变化增减衣服,增强身体的抵抗力。

6. 提醒居民在疫病流行期间尽量避免前往空气流通不畅、人口密集的公共场所,减少室内、密闭场所的大型集会。

7. 密切注意社区内居民的健康状况,做到疫情的早发现、早报告。

8. 积极配合疾病控制部门对已发生病例的家庭实施消毒隔离、密切接触者的医学观察和管理等措施。

9. 加强在出现病例较多的局部地区的卫生宣传,并在病家周围的居民中加强主动监测,全力避免疫情的扩散。

10. 发生各种自然灾害如水灾,地震等后,应及时组织人员进行疫情防治。如进行食物、水源管理以防胃肠道疾病的发生,也可减少蚊虫孳生的机会,防止蚊虫叮咬,减少流行病的传播;及时安置受灾人员,及时进行预防注射,防止流感、破伤风的发生;预防动物的威胁,减少动物导致的传染性疾病的发生。

【复习思考题】

1. 请列出社区急性事件的防治措施。

2. 社区护士在应对急性事件中应起到哪些作用?

3. 如何对冠心病患者做好预防知识的宣教? 当社区出现急性心肌梗死患者时,如何做好现场紧急救护?

4. 如何向社区群众宣传预防上消化道大量出血的知识?

5. 结合您所在社区的情况,列出 3~4 种常见的急性事件,并阐明其现场救护措施及预防知识。

第十一章选择题

（李红梅）

附　　录

附录一　生活饮用水卫生标准（GB 5749—2006）

（见附表 1 ~ 附表 4）

附表 1　水质常规指标及限值

指　　标	限　　值
1. 微生物指标[①]	
总大肠菌群（MPN/100 mL 或 CFU/100 mL）	不得检出
耐热大肠菌群（MPN/100 mL 或 CFU/100 mL）	不得检出
大肠埃希氏菌（MPN/100 mL 或 CFU/100 mL）	不得检出
菌落总数（CFU/mL）	100
2. 毒理指标	
砷（mg/L）	0.01
镉（mg/L）	0.005
铬（六价 mg/L）	0.05
铅（mg/L）	0.01
汞（mg/L）	0.001
硒（mg/L）	0.01
氰化物（mg/L）	0.05
氟化物（mg/L）	1.0
硝酸盐（以 N 计 mg/L）	10，水源限制时 20
三氯甲烷（mg/L）	0.06
四氯化碳（mg/L）	0.002
溴酸盐（使用臭氧时 mg/L）	0.01
甲醛（使用臭氧时 mg/L）	0.9
亚氯酸盐（使用二氧化氯消毒时 mg/L）	0.7
氯酸盐（使用复合二氧化氯消毒时 mg/L）	0.7
3. 感官性状和一般化学指标	
色度（铂钴色度单位）	15
浑浊度（NTU－散射浊度单位）	1，水源与净水技术条件限制时为 3
臭和味	无异臭、异味
肉眼可见物	无

指　　标	限　　值
pH（pH 单位）	大于 6.5；小于 8.5
铝（mg/L）	0.2
铁（mg/L）	0.3
锰（mg/L）	0.1
铜（mg/L）	1.0
锌（mg/L）	1.0
氯化物（mg/L）	250
硫酸盐（mg/L）	250
溶解性总固体（mg/L）	1 000
总硬度（以 $CaCO_3$ 计，mg/L）	450
耗氧量（COD_{Mn} 法，以 O_2 计，mg/L）	3（超过Ⅲ类水源，原水耗氧量 >6mg/L 时为 5）
挥发酚类（以苯酚计，mg/L）	0.002
阴离子合成洗涤剂（mg/L）	0.3
4. 放射性指标[②]	指导值
总 α 放射性（Bq/L）	0.5
总 β 放射性（Bq/L）	1

注：① MPN，最大可能数；CFU，菌落形成单位。当水样检出总大肠菌群时，应进一步检验大肠埃希菌或耐热大肠菌群；水样未检出总大肠菌群，不必检验大肠埃希菌或耐热大肠菌群。水样中检出大肠埃希菌或耐热大肠菌群表示该水体已受到人或动物粪便污染。

② 放射性指标超过指导值，应进行核素分析和评价，判定能否饮用。

附表 2　饮用水中消毒剂常规指标及要求

消毒剂名称	与水接触时间	出厂水中限值	出厂水中余量	管网末梢水中余量
氯气及游离氯制剂（游离氯 mg/L）	至少 30 min	4	≥0.3	≥0.05
氯胺（总氯 mg/L）	至少 120 min	4	≥0.5	≥0.05
臭氧（O_3 mg/L）	至少 12 min	0.3		0.02；如加氯，总氯 ≥0.05
二氧化氯（ClO_2 mg/L）	至少 30 min	0.8	≥0.1	≥0.02

附表 3　水质非常规指标及限值

指　　标	限　　值
1. 微生物指标	
贾第鞭毛虫（个/10L）	<1

续表

指　　标	限　　值
隐孢子虫(个/10L)	<1
2. 毒理指标	
锑(mg/L)	0.005
钡(mg/L)	0.7
铍(mg/L)	0.002
硼(mg/L)	0.5
钼(mg/L)	0.07
镍(mg/L)	0.02
银(mg/L)	0.05
铊(mg/L)	0.000 1
氯化氰(以 CN⁻ 计 mg/L)	0.07
三卤甲烷(三氯甲烷、一氯二溴甲烷、二氯一溴甲烷、三溴甲烷之总和)	该类化合物中每种化合物的实测浓度与其各自限值的比值之和不超过1
一氯二溴甲烷(mg/L)	0.1
二氯一溴甲烷(mg/L)	0.06
三溴甲烷(mg/L)	0.1
二氯甲烷(mg/L)	0.02
1,2 - 二氯乙烷(mg/L)	0.03
1,1,1 - 三氯乙烷(mg/L)	2
环氧氯丙烷(mg/L)	0.000 4
氯乙烯(mg/L)	0.005
1,1 - 二氯乙烯(mg/L)	0.03
1,2 - 二氯乙烯(mg/L)	0.05
三氯乙烯(mg/L)	0.07
四氯乙烯(mg/L)	0.04
六氯丁二烯(mg/L)	0.000 6
二氯乙酸(mg/L)	0.05
三氯乙酸(mg/L)	0.1
三氯乙醛(水合氯醛 mg/L)	0.01
苯(mg/L)	0.01
甲苯(mg/L)	0.7
二甲苯(mg/L)	0.5
乙苯(mg/L)	0.3
苯乙烯(mg/L)	0.02
2,4,6 三氯酚(mg/L)	0.2
苯并(α)芘(mg/L)	0.000 01
氯苯(mg/L)	0.3
1,2 - 二氯苯(mg/L)	1

续表

指　标	限　值
1,4 – 二氯苯（mg/L）	0.3
三氯苯（总量 mg/L）	0.02
邻苯二甲酸二（2 – 乙基己基）酯（mg/L）	0.008
丙烯酰胺（mg/L）	0.000 5
微囊藻毒素 – LR（mg/L）	0.001
甲草胺（mg/L）	0.02
灭草松（mg/L）	0.3
百菌清（mg/L）	0.01
滴滴涕（mg/L）	0.001
溴氰菊酯（mg/L）	0.02
乐果（mg/L）	0.08
2,4 – 滴（mg/L）	0.03
七氯（mg/L）	0.000 4
六氯苯（mg/L）	0.001
六六六（总量 mg/L）	0.005
林丹（γ – 六六六 mg/L）	0.002
马拉硫磷（mg/L）	0.25
对硫磷（mg/L）	0.003
甲基对硫磷（mg/L）	0.02
五氯酚（mg/L）	0.009
莠去津（mg/L）	0.002
呋喃丹（mg/L）	0.007
毒死蜱（mg/L）	0.03
敌敌畏（含敌百虫 mg/L）	0.001
草甘膦（mg/L）	0.7
3. 感官性状和一般化学指标	
氨氮（以 N 计 mg/L）	0.5
磷酸盐（只用于加磷酸盐类缓蚀阻垢剂,以 PO_4^{3-} 计 mg/L）	5
硫化物（mg/L）	0.02
钠（mg/L）	200

附表 4　农村小型集中式供水和分散式供水部分水质指标及限值

指　标	限　值
1. 微生物指标	
菌落总数（CFU/mL）	500

续表

指　　标	限　　值
2. 毒理指标	
砷（mg/L）	0.05
氟化物（mg/L）	1.2
硝酸盐（以 N 计 mg/L）	20
3. 感官性状和一般化学指标	
色度（铂钴色度单位）	用户可接受（参考值 20）
浑浊度（NTU – 散射浊度单位）	3，特殊情况时为 5，分散式供水者，用户可接受
臭和味	用户可接受
肉眼可见物	用户可接受
pH（pH 单位）	不小于 6.5；不大于 9.5
溶解性总固体（mg/L）	用户可接受（参考值 1 500）
总硬度（以 $CaCO_3$ 计，mg/L）	用户可接受（参考值 550）
耗氧量（COD_{Mn} 法，以 O_2 计 mg/L）	5
铁（mg/L）	用户可接受（参考值 0.5）
锰（mg/L）	用户可接受（参考值 0.3）
氯化物（mg/L）	用户可接受（参考值 300）
硫酸盐（mg/L）	用户可接受（参考值 300）

附录二　职业病分类和目录

2013 年，国家卫生计生委、安全监管总局、人力资源社会保障部和全国总工会联合组织对职业病的分类和目录进行了调整，根据《职业病分类和目录》，职业病名单如下。

一、职业性尘肺病及其他呼吸系统疾病

（一）尘肺病

1. 矽肺　2. 煤工尘肺　3. 石墨尘肺　4. 碳黑尘肺　5. 石棉肺　6. 滑石尘肺　7. 水泥尘肺　8. 云母尘肺　9. 陶工尘肺　10. 铝尘肺　11. 电焊工尘肺　12. 铸工尘肺　13. 根据《尘肺病诊断标准》和《尘肺病理诊断标准》可以诊断的其他尘肺病

（二）其他呼吸系统疾病

1. 过敏性肺炎　2. 棉尘病　3. 哮喘　4. 金属及其化合物粉尘肺沉着病（锡、铁、锑、钡及化合物等）　5. 刺激性化学物所致慢性阻塞性肺疾病　6. 硬金属肺病

二、职业性皮肤病

1. 接触性皮炎　2. 光敏性皮炎　3. 电光性皮炎　4. 黑变病　5. 痤疮　6. 溃疡　7. 化学性皮肤灼伤　8. 白斑　9. 根据《职业性皮肤病诊断标准（总则）》可以诊断的其他职业性皮肤病

三、职业性眼病

1. 化学性眼部灼伤　2. 电光性眼炎　3. 白内障(含放射性白内障、三硝基甲苯白内障)

四、职业性耳鼻喉口腔疾病

1. 噪声聋　2. 铬鼻病　3. 牙酸蚀病　4. 爆震聋

五、职业性化学中毒

1. 铅及其化合物中毒(不包括四乙基铅)　2. 汞及其化合物中毒　3. 锰及其化合物中毒　4. 镉及其化合物中毒　5. 铍病　6. 铊及其化合物中毒　7. 钡及其化合物中毒　8. 钒及其化合物中毒　9. 磷及其化合物中毒　10. 砷及其化合物中毒　11. 铀及其化合物中毒　12. 砷化氢中毒　13. 氯气中毒　14. 二氧化硫中毒　15. 光气中毒　16. 氨中毒　17. 偏二甲基肼中毒　18. 氮氧化合物中毒　19. 一氧化碳中毒　20. 二氧化碳中毒　21. 硫化氢中毒　22. 磷化氢、磷化锌、磷化铝中毒　23. 氟及其无机化合物中毒　24. 氰及腈类化合物中毒　25. 四乙基铅中毒　26. 有机锡中毒　27. 羰基镍中毒　28. 苯中毒　29. 甲苯中毒　30. 二甲苯中毒　31. 正己烷中毒　32. 汽油中毒　33. 一甲胺中毒　34. 有机氟聚合物单体及其热裂解物中毒　35. 二氯乙烷中毒　36. 四氯化碳中毒　37. 氯乙烯中毒　38. 三氯乙烯中毒　39. 氯丙烯中毒　40. 氯丁二烯中毒　41. 苯的氨基及硝基化合物(不包括三硝基甲苯)中毒　42. 三硝基甲苯中毒　43. 甲醇中毒　44. 酚中毒　45. 五氯酚(钠)中毒　46. 甲醛中毒　47. 硫酸二甲酯中毒　48. 丙烯酰胺中毒　49. 二甲基甲酰胺中毒　50. 有机磷中毒　51. 氨基甲酸酯类中毒　52. 杀虫脒中毒　53. 溴甲烷中毒　54. 拟除虫菊酯类中毒　55. 铟及其化合物中毒　56. 溴丙烷中毒　57. 碘甲烷中毒　58. 氯乙酸中毒　59. 环氧乙烷中毒　60. 上述条目未提及的与职业有害因素接触之间存在直接因果联系的其他化学中毒

六、物理因素所致职业病

1. 中暑　2. 减压病　3. 高原病　4. 航空病　5. 手臂振动病　6. 激光所致眼(角膜、晶状体、视网膜)损伤　7. 冻伤

七、职业性放射性疾病

1. 外照射急性放射病　2. 外照射亚急性放射病　3. 外照射慢性放射病　4. 内照射放射病　5. 放射性皮肤疾病　6. 放射性肿瘤(含矿工高氡暴露所致肺癌)　7. 放射性骨损伤　8. 放射性甲状腺疾病　9. 放射性性腺疾病　10. 放射复合伤　11. 根据《职业性放射性疾病诊断标准(总则)》可以诊断的其他放射性损伤

八、职业性传染病

1. 炭疽　2. 森林脑炎　3. 布鲁氏菌病　4. 艾滋病(限于医疗卫生人员及人民警察)　5. 莱姆病

九、职业性肿瘤

1. 石棉所致肺癌、间皮瘤　2. 联苯胺所致膀胱癌　3. 苯所致白血病　4. 氯甲醚、双氯甲醚所致肺癌　5. 砷及其化合物所致肺癌、皮肤癌　6. 氯乙烯所致肝血管肉瘤　7. 焦炉逸散物所致肺癌　8. 六价铬化合物所致肺癌　9. 毛沸石所致肺癌、胸膜间皮瘤　10. 煤焦油、煤焦油沥青、石油沥青所致皮肤癌　11. β-萘胺所致膀胱癌

十、其他职业病

1. 金属烟热　2. 滑囊炎（限于井下工人）　3. 股静脉血栓综合征、股动脉闭塞症或淋巴管闭塞症（限于刮研作业人员）

附录三　常用统计用表

一、标准正态分布曲线下的面积

[本表为自 $-\infty$ 到 $-u$ 的面积 $\Phi(-u)$，$\Phi(u)=1-\Phi(-u)$]

u	0.00	0.01	0.02	0.03	0.04	0.05	0.06	0.07	0.08	0.09
−3.0	0.0013	0.0013	0.0013	0.0012	0.0012	0.0011	0.0011	0.0011	0.0010	0.0010
−2.9	0.0019	0.0018	0.0018	0.0017	0.0016	0.0016	0.0015	0.0015	0.0014	0.0014
−2.8	0.0026	0.0025	0.0024	0.0023	0.0023	0.0022	0.0021	0.0021	0.0020	0.0019
−2.7	0.0035	0.0034	0.0033	0.0032	0.0031	0.0030	0.0029	0.0028	0.0027	0.0026
−2.6	0.0047	0.0045	0.0044	0.0043	0.0041	0.0040	0.0039	0.0038	0.0037	0.0036
−2.5	0.0062	0.0060	0.0059	0.0057	0.0055	0.0054	0.0052	0.0051	0.0049	0.0048
−2.4	0.0082	0.0080	0.0078	0.0075	0.0073	0.0071	0.0069	0.0068	0.0066	0.0064
−2.3	0.0107	0.0104	0.0102	0.0099	0.0096	0.0094	0.0091	0.0089	0.0087	0.0084
−2.2	0.0139	0.0136	0.0132	0.0129	0.0125	0.0122	0.0119	0.0116	0.0113	0.0110
−2.1	0.0179	0.0174	0.0170	0.0166	0.0162	0.0158	0.0154	0.0150	0.0146	0.0143
−2.0	0.0228	0.0222	0.0217	0.0212	0.0207	0.0202	0.0197	0.0192	0.0188	0.0183
−1.9	0.0287	0.0281	0.0274	0.0268	0.0262	0.0256	0.0250	0.0244	0.0239	0.0233
−1.8	0.0359	0.0351	0.0344	0.0336	0.0329	0.0322	0.0314	0.0307	0.0301	0.0294
−1.7	0.0446	0.0436	0.0427	0.0418	0.0409	0.0401	0.0392	0.0384	0.0375	0.0367
−1.6	0.0548	0.0537	0.0526	0.0516	0.0505	0.0495	0.0485	0.0475	0.0465	0.0455
−1.5	0.0668	0.0655	0.0643	0.0630	0.0618	0.0606	0.0594	0.0582	0.0571	0.0559
−1.4	0.0808	0.0793	0.0778	0.0764	0.0749	0.0735	0.0721	0.0708	0.0694	0.0681
−1.3	0.0968	0.0951	0.0934	0.0918	0.0901	0.0885	0.0869	0.0853	0.0838	0.0823
−1.2	0.1151	0.1131	0.1112	0.1093	0.1075	0.1056	0.1038	0.1020	0.1003	0.0985
−1.1	0.1357	0.1335	0.1314	0.1292	0.1271	0.1251	0.1230	0.1210	0.1190	0.1170

u	0.00	0.01	0.02	0.03	0.04	0.05	0.06	0.07	0.08	0.09
−1.0	0.158 7	0.156 2	0.153 9	0.151 5	0.149 2	0.146 9	0.144 6	0.142 3	0.140 1	0.137 9
−0.9	0.184 1	0.181 4	0.178 8	0.176 2	0.173 6	0.171 1	0.168 5	0.166 0	0.163 5	0.161 1
−0.8	0.211 9	0.209 0	0.206 1	0.203 3	0.200 5	0.197 7	0.194 9	0.192 2	0.189 4	0.186 7
−0.7	0.242 0	0.238 9	0.235 8	0.232 7	0.229 6	0.226 6	0.223 6	0.220 6	0.217 7	0.214 8
−0.6	0.274 3	0.270 9	0.267 6	0.264 3	0.261 1	0.257 8	0.254 6	0.251 4	0.248 3	0.245 1
−0.5	0.308 5	0.305 0	0.301 5	0.298 1	0.294 6	0.291 2	0.287 7	0.284 3	0.281 0	0.277 6
−0.4	0.344 6	0.340 9	0.337 2	0.333 6	0.330 0	0.326 4	0.322 8	0.319 2	0.315 6	0.312 1
−0.3	0.382 1	0.378 3	0.374 5	0.370 7	0.366 9	0.363 2	0.359 4	0.355 7	0.352 0	0.348 3
−0.2	0.420 7	0.418 6	0.412 9	0.409 0	0.405 2	0.401 3	0.397 4	0.393 6	0.389 7	0.385 9
−0.1	0.460 2	0.456 2	0.452 2	0.448 3	0.444 3	0.440 4	0.436 4	0.432 5	0.428 6	0.424 7
−0.0	0.500 0	0.496 0	0.492 0	0.488 0	0.484 0	0.480 1	0.476 1	0.472 1	0.468 1	0.464 1

二、t 值表

（上行是双侧的概率，下行是单侧的概率，ν 是自由度）

ν	0.50 0.25	0.20 0.10	0.10 0.05	0.05 0.025	0.02 0.01	0.01 0.005	0.005 0.0025	0.002 0.001	0.001 0.0005
1	1.000	3.078	6.314	12.706	31.821	63.657	127.321	318.309	636.619
2	0.816	1.886	2.920	4.303	6.965	9.925	14.089	22.327	31.599
3	0.765	1.638	2.353	3.182	4.541	5.841	7.453	10.215	12.924
4	0.741	1.533	2.132	2.776	3.747	4.604	5.598	7.173	8.610
5	0.727	1.476	2.015	2.571	3.365	4.032	4.773	5.893	6.869
6	0.718	1.440	1.943	2.447	3.143	3.707	4.317	5.208	5.959
7	0.711	1.415	1.895	2.365	2.998	3.499	4.029	4.785	5.408
8	0.706	1.397	1.860	2.306	2.896	3.355	3.833	4.501	5.041
9	0.703	1.383	1.833	2.262	2.821	3.250	3.690	4.297	4.781
10	0.700	1.372	1.812	2.228	2.764	3.169	3.581	4.144	4.587
11	0.697	1.363	1.796	2.201	2.718	3.106	3.497	4.025	4.437
12	0.695	1.356	1.782	2.179	2.681	3.055	3.428	3.930	4.318
13	0.694	1.350	1.771	2.160	2.650	3.012	3.372	3.852	4.221
14	0.692	1.345	1.761	2.145	2.624	2.977	3.326	3.787	4.140
15	0.691	1.341	1.753	2.131	2.602	2.947	3.286	3.733	4.073
16	0.690	1.337	1.746	2.120	2.583	2.921	3.252	3.686	4.015
17	0.689	1.333	1.740	2.110	2.567	2.898	3.222	3.646	3.965

续表

ν	0.50 0.25	0.20 0.10	0.10 0.05	0.05 0.025	0.02 0.01	0.01 0.005	0.005 0.0025	0.002 0.001	0.001 0.0005
18	0.688	1.330	1.734	2.101	2.552	2.878	3.197	3.610	3.922
19	0.688	1.328	1.729	2.093	2.539	2.861	3.174	3.579	3.883
20	0.687	1.325	1.725	2.086	2.528	2.845	3.153	3.552	3.850
21	0.686	1.323	1.721	2.080	2.518	2.831	3.135	3.527	3.819
22	0.686	1.321	1.717	2.074	2.508	2.819	3.119	3.505	3.792
23	0.685	1.319	1.714	2.069	2.500	2.807	3.104	3.485	3.768
24	0.685	1.318	1.711	2.064	2.492	2.797	3.091	3.467	3.745
25	0.684	1.316	1.708	2.060	2.485	2.787	3.078	3.450	3.725
26	0.684	1.315	1.706	2.056	2.479	2.779	3.067	3.435	3.707
27	0.684	1.314	1.703	2.052	2.473	2.771	3.057	3.421	3.690
28	0.683	1.313	1.701	2.048	2.467	2.763	3.047	3.408	3.674
29	0.683	1.311	1.699	2.045	2.462	2.756	3.038	3.396	3.659
30	0.683	1.310	1.697	2.042	2.457	2.750	3.030	3.385	3.646
31	0.682	1.309	1.696	2.040	2.453	2.744	3.022	3.375	3.633
32	0.682	1.309	1.694	2.037	2.449	2.738	3.015	3.365	3.622
33	0.682	1.308	1.692	2.035	2.445	2.733	3.008	3.356	3.611
34	0.682	1.307	1.691	2.032	2.441	2.728	3.002	3.348	3.601
35	0.682	1.306	1.690	2.030	2.438	2.724	2.996	3.340	3.591
36	0.681	1.306	1.688	2.028	2.434	2.719	2.990	3.333	3.582
37	0.681	1.305	1.687	2.026	2.431	2.715	2.985	3.326	3.574
38	0.681	1.304	1.686	2.024	2.429	2.712	2.980	3.319	3.566
39	0.681	1.304	1.685	2.023	2.426	2.708	2.976	3.313	3.558
40	0.681	1.303	1.684	2.021	2.423	2.704	2.971	3.307	3.551
50	0.679	1.299	1.676	2.009	2.403	2.678	2.937	3.261	3.496
60	0.679	1.296	1.671	2.000	2.390	2.660	2.915	3.232	3.460
70	0.678	1.294	1.667	1.994	2.381	2.648	2.899	3.211	3.436
80	0.678	1.292	1.664	1.990	2.374	2.639	2.887	3.195	3.416
90	0.677	1.291	1.662	1.987	2.368	2.632	2.878	3.183	3.402
100	0.677	1.290	1.660	1.984	2.364	2.626	2.871	3.174	3.390
200	0.676	1.286	1.653	1.972	2.345	2.601	2.839	3.131	3.340
500	0.675	1.283	1.648	1.965	2.334	2.586	2.820	3.107	3.310
1000	0.675	1.282	1.646	1.962	2.330	2.581	2.813	3.098	3.300
∞	0.674 5	1.281 6	1.644 9	1.960 0	2.326 3	2.575 8	2.807 0	3.090 2	3.290 5

三、χ^2 值表

ν	P								
	0.900	0.750	0.500	0.250	0.100	0.050	0.025	0.010	0.005
1	0.02	0.10	0.45	1.32	2.71	3.84	5.02	6.63	7.88
2	0.21	0.58	1.39	2.77	4.61	5.99	7.38	9.21	10.60
3	0.58	1.21	2.37	4.11	6.25	7.81	9.35	11.34	12.84
4	1.06	1.92	3.36	5.39	7.78	9.49	11.14	13.28	14.86
5	1.61	2.67	4.35	6.63	9.24	11.07	12.83	15.09	16.75
6	2.20	3.45	5.35	7.84	10.64	12.59	14.45	16.81	18.55
7	2.83	4.25	6.35	9.04	12.02	14.07	16.01	18.48	20.28
8	3.40	5.07	7.34	10.22	13.36	15.51	17.53	20.09	21.96
9	4.17	5.90	8.34	11.39	14.68	16.92	19.02	21.67	23.59
10	4.87	6.74	9.34	12.55	15.99	18.31	20.48	23.21	25.19
11	5.58	7.58	10.34	13.70	17.28	19.68	21.92	24.72	26.76
12	6.30	8.44	11.34	14.85	18.55	21.03	23.34	26.22	28.30
13	7.04	9.30	12.34	15.98	19.81	22.36	24.74	27.69	29.82
14	7.79	10.17	13.34	17.12	21.06	23.68	26.12	29.14	31.32
15	8.55	11.04	14.34	18.25	22.31	25.00	27.49	30.58	32.80
16	9.31	11.91	15.34	19.37	23.54	26.30	28.85	32.00	34.27
17	10.09	12.79	16.34	20.49	24.77	27.59	30.19	33.41	35.72
18	10.86	13.68	17.34	21.60	25.99	28.87	31.53	34.81	37.16
19	11.65	14.56	18.34	22.72	27.20	30.14	32.85	36.19	38.58
20	12.44	15.45	19.34	23.83	28.41	31.41	34.17	37.57	40.00
21	13.24	16.34	20.34	24.93	29.62	32.67	35.48	38.93	41.40
22	14.04	17.24	21.34	26.04	30.81	33.92	36.78	40.29	42.80
23	14.85	18.14	22.34	27.14	32.01	35.17	38.08	41.64	44.18
24	15.66	19.04	23.34	28.24	33.20	36.42	39.36	42.98	45.56
25	16.47	19.94	24.34	29.34	34.38	37.65	40.65	44.31	46.93
26	17.29	20.84	25.34	30.43	35.56	38.89	41.92	45.64	48.29
27	18.11	21.75	26.34	31.53	36.74	40.11	43.19	46.96	49.64
28	18.94	22.66	27.34	32.62	37.92	41.34	44.46	48.28	50.99
29	19.77	23.57	28.34	33.71	39.09	42.56	45.72	49.59	52.34
30	20.60	24.48	29.34	34.80	40.26	43.77	46.98	50.89	53.67
40	29.05	33.66	39.34	45.62	51.80	55.76	59.34	63.69	66.77

ν	P								
	0.900	0.750	0.500	0.250	0.100	0.050	0.025	0.010	0.005
50	37.69	42.94	49.33	56.33	63.17	67.50	71.42	76.15	79.49
60	46.46	52.29	59.33	66.98	74.40	79.08	83.30	88.38	91.95
70	55.33	61.70	69.33	77.58	85.53	90.53	95.02	100.42	104.22
80	64.28	71.14	79.33	88.13	96.58	101.88	106.63	112.33	116.32
90	73.29	80.62	89.33	98.64	107.56	113.14	118.14	124.12	128.30
100	82.36	90.13	99.33	109.14	118.50	124.34	129.56	135.81	140.17

附录四　统计练习题

一、计量资料的分析

通过实习掌握集中趋势、离散趋势的意义与计算方法；掌握正态分布的意义及特征和假设性检验的基本步骤。熟练应用计数器正确计算平均数、标准差、标准误、t 检验、u 检验。

（一）选择题（每小题只有一个最佳答案）

1. $\bar{x}$ 表示一组对称分布的变量值的_____。
   （1）平均水平　　（2）频数分布　　（3）离散情况　　（4）极差

2. 一组正态分布资料，理论上有_____。
   （1）$\bar{x} > M$　　（2）$\bar{x} < M$　　（3）$\bar{x} = M$　　（4）$\bar{x} \geqslant M$ 或 $\bar{x} \leqslant M$

3. 反映一组血清学滴度资料或效价资料平均水平采用_____。
   （1）$\bar{x}$　　　　（2）M　　　　（3）G　　　　（4）R

4. 原始数据同除以一个既不等于 0 也不等于 1 的常数后_____。
   （1）$\bar{x}$ 不变，M 变（M 为中位数）　　（2）$\bar{x}$ 变，M 不变
   （3）$\bar{x}$ 与 M 都不变　　（4）$\bar{x}$ 与 M 都变

5. 原始数据减去同一不等于 0 的常数后_____。
   （1）$\bar{x}$ 不变，s 变　　　　（2）$\bar{x}$ 变，s 不变
   （3）$\bar{x}$，s 都不变　　　　（4）$\bar{x}$，s 都变

6. $\bar{x}$ 和 s 中_____。
   （1）$\bar{x}$ 会是负数，s 不会　　（2）s 会是负数；$\bar{x}$ 不会
   （3）两者都不会　　　　（4）两者都会。

7. 变异系数 CV 的数值_____。
   （1）一定大于 1　　　　（2）一定小于 1

（3）可大于 1,也可小于 1　　　　　　（4）一定比 s 小

8. 调查某地高血压患病情况,以舒张压≥90 mmHg 为高血压,结果在 1 000 人中有 10 名高血压患者,990 名非患者,整理后的资料是＿＿＿＿＿＿。

（1）计量资料　　　（2）计数资料　　　（3）等级资料　　　（4）以上都不是

9. 调查某地 1 000 人的血糖值,这是＿＿＿＿＿＿。

（1）计量资料　　　（2）计数资料　　　（3）等级资料　　　（4）以上都不是

10. 频数表资料计算中位数时,要求＿＿＿＿＿＿。

（1）组距一定相等　　　　　　　　　（2）组距不相等

（3）组距可等可不等　　　　　　　　（4）频数分布对称

11. 根据正态分布的样本标准差,可用＿＿＿＿＿＿估计 95% 常值范围。

（1）$\bar{x} \pm 1.96s$　　　　　　　　（2）$\bar{x} \pm 2.58s$

（3）$\bar{x} \pm t_{0.05}(n')$　　　　　　（4）$\bar{x} \pm t_{0.05}(n')s$

12. 在 σ 未知且 n 较大时,估计 μ 的 95% 置信区间可用＿＿＿＿＿＿表示。

（1）$\bar{x} \pm 1.96s$　　　　　　　　（2）$\bar{x} \pm 2.58s$

（3）$\bar{x} \pm 2.58 S_{\bar{x}}$　　　　　　（4）$\bar{x} \pm 1.96 S_{\bar{x}}$

13. 来自同一总体中的两个样本,其中＿＿＿＿＿＿小的那个样本均数估计 μ 时更可靠。

（1）$S_{\bar{x}}$　　　　（2）S　　　　（3）S^2　　　　（4）CV

14. $\alpha = 0.05, t > t_{0.05}(\nu)$,统计上可认为＿＿＿＿＿＿。

（1）两总体均数差别无显著意义

（2）两样本均数差别无显著意义

（3）两总体均数差别有显著意义

（4）两样本均数差别有显著意义

15. 在均数为 μ,方差为 σ^2 的正态总体中随机抽样,每组样本含量 n 相等,$u = (X - \mu)/\sigma_{\bar{x}}$,则 $u \geq 1.96$ 的概率是＿＿＿＿＿＿。

（1）$P > 0.05$　　　（2）$P \leq 0.05$　　　（3）$P \geq 0.025$　　　（4）$P \leq 0.025$

16. 在均数为 μ,标准差为 σ 的正态总体中随机抽样,得 $| X - \mu | \geq$ ＿＿＿＿＿＿的概率为 0.05。

（1）1.96σ　　　（2）$1.96 \sigma_{\bar{x}}$　　　（3）$t_{0.05}S$　　　（4）$1.96 S_{\bar{x}}$

（二）计算与分析题

1. 测得 11 人的血红蛋白含量（g/L）为 121,118,130,120,118,116,124,127,129,125,132,请计算其均数、中位数、几何均数、极差、标准差和变异系数。

2. 今在西安市随机抽取 7 岁男童 102 人的坐高如下,单位为 cm。

64.4	63.8	64.5	66.8	66.5	66.3	68.3	67.2	68.0	67.9
63.2	64.6	64.8	66.2	68.0	66.7	67.4	68.6	66.8	66.9
63.2	61.1	65.0	65.0	66.4	69.1	66.8	66.4	67.5	68.1
69.7	62.5	64.3	66.3	66.6	67.8	65.9	67.9	65.9	69.8

71.1	70.1	64.9	66.1	67.3	66.8	65.0	65.7	68.4	67.6
69.5	67.5	62.4	62.6	66.5	67.2	64.5	65.7	67.0	65.1
70.0	69.6	64.7	65.8	64.2	67.3	65.0	65.0	67.2	70.2
68.0	68.2	63.2	64.6	64.2	64.5	65.9	66.6	69.2	71.2
68.3	70.8	65.3	64.2	68.0	66.7	65.6	66.8	67.9	67.6
70.4	68.4	64.3	66.0	67.3	65.6	66.0	66.9	67.4	68.5
68.3	69.7								

（1）编制频数分布表并绘制直方图，简述其分布特征。

（2）计算均数 $\bar{x}$，标准差 S，变异系数 CV。

（3）计算中位数 M，并与均数 $\bar{x}$ 比较。

（4）现测得一 7 岁男童的坐高为 69.8 cm，若按 95% 正常值范围估计，其坐高值是否正常？

3. 为了解某高原地区小学生血红蛋白含量的平均水平，某研究者随机抽取了该地区小学生 800 名，算得其血红蛋白均数为 105.0 g/L，标准差 10.0 g/L。试求该地区小学生血红蛋白均数的 95% 置信区间。

4. 随机抽样调查 129 名上海市区男孩出生体重，均数为 3.29 kg，标准差为 0.44 kg。

（1）估计该市男孩出生体重总体均数的 95% 置信区间。

（2）在该市郊区抽查 100 名男孩的出生体重，得均数 3.23 kg，标准差 0.47 kg，问市区和郊区男孩出生体重均数是否有不同？

（3）以前上海市区男孩平均出生体重为 3 kg，问现在出生的男孩是否更重些？

5. 将 20 名某病患者随机分为两组，分别用甲、乙两药治疗，测得治疗前后的红细胞沉降率（血沉）如下。

甲、乙两药治疗前后的血沉　　　　　　　　单位：mm·h^{-1}

甲药	病人号	1	2	3	4	5	6	7	8	9	10
	治疗前	10	13	6	11	10	7	8	8	5	9
	治疗后	6	9	3	10	10	4	2	5	3	3
乙药	病人号	1	2	3	4	5	6	7	8	9	10
	治疗前	9	10	9	13	8	6	10	11	10	10
	治疗后	6	3	5	3	3	5	8	2	7	4

问：甲、乙两药是否均有效？

6. 某医师测得 20 例慢性支气管炎患者及 18 例健康人的尿 17 酮类固醇排出量如下，试比较两组的均数有无不同？

慢性支气管炎患者：3.14　5.83　7.35　4.62　4.05　5.08　4.98　4.22　4.35　2.35　2.89　2.16　5.55　5.94　4.40　5.35　3.80　4.12　4.10　4.20

健康人：4.12　7.89　3.40　6.36　3.48　6.74　4.67　7.38　4.95　4.20　5.34　4.27　6.54　4.62　5.92　5.18　5.30　5.40

二、计数资料的分析

通过实习掌握相对数的意义与计算方法,χ^2检验的使用条件及结果判别。熟练应用计算器正确计算相对数,进行χ^2检验。

选择题(每小题只有一个最佳答案)

1. 四个百分率作比较,有 1 个理论值小于 5,大于 1,其余都大于 5,则_____。
   (1) 只能作校正 χ^2 检验　　　(2) 不能作 χ^2 检验
   (3) 作 χ^2 检验,不必校正　　(4) 先进行合理的合并
2. 某病发病率和患病率中,理论上可能超过 100% 的是_____。
   (1) 发病率　　　　　　　　(2) 患病率
   (3) 发病率和患病率都会　　(4) 发病率和患病率都不会
3. 两个四格表资料,一个 $\chi^2 > \chi^2_{0.01}$,另一个 $\chi^2 > \chi^2_{0.05}$,可认为_____。
   (1) 前者两个率相差较大　　(2) 后者两个率相差较大
   (3) 前者结论更可靠　　　　(4) 后者结论更可靠
4. 用 A、B 两药分别观察治疗某病疗效,各观察 15 人,欲比较两药疗效,宜采用_____。
   (1) 四格表 χ^2 检验　　　　(2) 四格表确切概率法
   (3) 四格表校正 χ^2 检验　　(4) 配对 χ^2 检验
5. 作单侧检验的前提是_____。
   (1) 已知新药优于旧药　　　(2) 不知新药好还是旧药好
   (3) 已知新药不比旧药差　　(4) 已知新旧药差不多好
6. 有 52 例可疑宫颈癌患者,分别用甲、乙两法进行诊断,其中甲法阳性 28 例,乙法阳性 25 例,两法均为阳性 20 例,欲比较两法阳性率有无差别,宜用_____。
   (1) 四格表 χ^2 检验　　　　(2) 配对设计 χ^2 检验
   (3) 行×列表 χ^2 检验　　　(4) t 检验

三、计算与分析题

1. 甲院收治肝癌 238 例,观察期间死亡 88 例;乙医院同期收治 54 例,死亡 18 例。欲比较两院肝癌病死率有无差别,可用何种假设检验方法?
2. 某作者根据以下资料认为乌鲁木齐缺铁性贫血患病率比贵阳低,是否正确? 说明理由。

住院病人缺铁性贫血的患病率

地　　区	住院人数	贫血例数	患病率/%
乌鲁木齐	2 0611	53	0.26
贵　　阳	31 860	137	0.43

3. 某地 1968 年与 1971 年几种主要急性传染病情况如下表。某医师根据此资料中痢疾与乙脑由 1968 年的 44.2% 与 3.4% 分别增加到 1971 年的 51.9% 和 5.2%，认为该地 1971 年痢疾与乙脑的发病率升高了，值得注意！你的看法如何？为什么？

某地 1968 年与 1971 年几种主要急性传染病情况

病　　种	1968 年		1971 年	
	病例数	发病率/%	病例数	发病率/%
痢疾	4 206	44.2	3 079	51.9
麻疹	2 813	29.6	1 465	24.7
流脑	1 650	17.3	824	13.9
乙脑	327	3.4	310	5.2
白喉	524	5.5	256	4.3
合　计	9 520	100.0	5 934	100.0

4. 某实验用两种探针平行检测 87 例乙肝患者血清 HBV – DNA，结果如下表。问：两种探针的阳性检出率有无差别？

某实验用两种探针平行检测结果

生物探针	P 探针		合　　计
	+	−	
+	40	5	45
−	3	39	42
合　　计	43	44	87

四、统计图与统计表

通过实习掌握统计图与统计表的结构、制作方法。熟练应用常见的统计图与统计表。

（一）选择题（每小题只有一个最佳答案）

1. 比较某地 10 年间麻疹、百日咳、结核病发病率的下降速度宜采用＿＿＿＿＿＿＿。
   （1）普通线图　　（2）半对数线图　　（3）直条图　　（4）构成比条图

2. 反映某地三种病的发病率的变动趋势，宜采用＿＿＿＿＿＿＿。
   （1）普通线图　　（2）饼图　　（3）直条图　　（4）直方图

3. 欲反映 100 名老年人血糖的分布，宜采用＿＿＿＿＿＿＿。
   （1）直方图　　（2）直条图　　（3）线图　　（4）构成比图

（二）分析题

下表为某医院用中药细辛治疗"阿弗他性口炎"疗效情况。

1. 请指出其错误，并加以改正。

2. 将修正后的统计表绘制成适当的统计图。

某医院用中药细辛治疗"阿弗他性口炎"106 例初步观察

疗效 \ 病例 性 别 数 类别	单纯型		复发型		总计	百分比/%	附注
	男	女	男	女	69	65.1	
显效	25	8	22	14			
进步	6	3	19	2	30	28.3	2 例有局部皮炎反应
无效			6	1	7	6.6	1 例有剧烈腹部反应

参考文献

［1］任光圆．全科医学．北京：高等教育出版社．2007.

［2］倪宗瓒．医学统计学．北京：高等教育出版社．2003.

［3］傅华．预防医学．北京：人民卫生出版社．2004.

［4］方积乾．卫生统计学．北京：人民卫生出版社．2006.

［5］沈毅,严日树．医学统计学．上海：复旦大学出版社．2006.

［6］左月燃,唐弋．社区护理．北京：高等教育出版社,2005.

［7］黄惟清,李春玉．社区护理学．北京：人民卫生出版社,2005.

［8］李梦东,王宇明．实用传染病学.3 版．北京：人民卫生出版社,2004.

［9］彭文伟．传染病学.6 版．北京：人民卫生出版社,2005.

［10］冯正仪．社区护理．上海：复旦大学出版社,2003.

［11］朱启星．预防医学．北京：人民卫生出版社．2002.

［12］王建华．流行病学．北京：人民卫生出版社．2004.

［13］陈灏珠．实用内科学．北京：人民卫生出版社,2005.

［14］李春玉．社区护理学.2 版.北京：人民卫生出版社,2007.

［15］赵秋利．社区护理.2 版.北京：人民卫生出版社,2007.

［16］徐国辉．社区护理学．北京：人民卫生出版社,2006.

［17］李明子．社区护理学．北京：北京大学医学出版社,2006.

［18］杨秉辉．全科医学概论.2 版.北京：人民卫生出版社,2004.

［19］姚蕴伍．社区护理学．杭州：浙江大学出版社,2008.

［20］何路明．社区护理学.上海：同济大学出版社,2007.

［21］陈先华．社区护理学.北京：高等教育出版社,2005.

［22］何　坪．社区护理.北京：高等教育出版社,2005.

［23］孙建萍．老年护理.北京：人民卫生出版社,2004.

［24］霍孝蓉．实用护理人文学,南京东南：大学出版社,2006.

［25］韦克强,沈光明．社会学概论．成都：四川人民出版社,2003.

［26］梁万年．全科医学概论.2 版．北京：人民卫生出版社,2006.

［27］马存根．医学心理学.2 版．北京：人民卫生出版社,2005.

［28］李秀美,曾岚．急症急治手册．北京：人民军医出版社,2004.

［29］罗和春．社区医疗丛书·精神卫生分册.北京：中国医药科技出版社,2004.

［30］郭念锋．心理咨询师基础知识．北京：民族出版社,2005.

［31］潘忠德,沈文龙,张国芳．社区精神卫生的发展概况与展望．中国民康医学杂志,2005,(17).

［32］沈渔邨．精神病学.4 版．北京：人民卫生出版社,2003.

［33］杨震．急危重症抢救技术．北京：中国医药科技出版社,2006.

［34］席淑华．实用急诊护理．上海：上海科学技术出版社,2005.

［35］江观玉．急诊护理学．北京：人民卫生出版社,2006.

［36］李秋萍．内科护理学．北京:人民卫生出版社,2006.

［37］林才经．灾害现场求生术——自救与救治．北京:人民卫生出版社,2006.

［38］王作元译．突发事件与灾害中的卫生对策．北京:人民卫生出版社,2005.

［39］卫生部.《国家基本公共卫生服务规范(2011 年版)》.

［40］世界卫生组织.《全球非传染性疾病现状报告》.2010.

［41］中华人民共和国卫生部,疾病预防控制局,中国疾病预防控制中心.《中国慢性病报告》.2006.

［42］陈万青.2004—2005 年中国恶性肿瘤发病与死亡的估计.中华肿瘤杂志.2009,9.

二维码索引

郑重声明

高等教育出版社依法对本书享有专有出版权。任何未经许可的复制、销售行为均违反《中华人民共和国著作权法》，其行为人将承担相应的民事责任和行政责任；构成犯罪的，将被依法追究刑事责任。为了维护市场秩序，保护读者的合法权益，避免读者误用盗版书造成不良后果，我社将配合行政执法部门和司法机关对违法犯罪的单位和个人进行严厉打击。社会各界人士如发现上述侵权行为，希望及时举报，本社将奖励举报有功人员。

反盗版举报电话　（010）58581897　58582371　58581879
反盗版举报传真　（010）82086060
反盗版举报邮箱　dd@hep.com.cn
通信地址　北京市西城区德外大街4号　高等教育出版社法务部
邮政编码　100120

护理微信教学平台

护理专业教材均配套建设基于微信的教学平台。您可以打开手机微信，查找公众号"护理专业资源库"，或者扫描教材封底的二维码添加关注。

该微信平台融医护最新信息推送与护理专业资源库教学内容于一身，对应护理专业多门主干课程，可直接查询各知识点、技能点对应的微课、图片、动画、视频、虚拟仿真等全媒体资源，并支持学生在线自测以及错题汇总，能有效服务于移动教学的需求。